现代医院管理理论与实践

李 飞 [等]◎著

吉林科学技术出版社

图书在版编目（CIP）数据

现代医院管理理论与实践 / 李飞等著. -- 长春：
吉林科学技术出版社，2022.12
ISBN 978-7-5744-0099-3

Ⅰ. ①现… Ⅱ. ①李… Ⅲ. ①医院－管理－研究
Ⅳ. ①R197.32

中国版本图书馆 CIP 数据核字（2022）第 243877 号

现代医院管理理论与实践
XIANDIA YIYUAN GUANLI LILUN YU SHIJIAN

作　　者　李　飞[等]著
出 版 人　宛　霞
责任编辑　李红梅
幅面尺寸　185 mm×260mm
开　　本　16
字　　数　351 千字
印　　张　15.25
版　　次　2024 年 7 月第 1 版
印　　次　2024 年 7 月第 1 次印刷

出　　版　吉林科学技术出版社
发　　行　吉林科学技术出版社
地　　址　长春市净月区福祉大路 5788 号
邮　　编　130118
发行部电话/传真　0431-81629529　81629530　81629531
　　　　　　　　　81629532　81629533　81629534

储运部电话　0431-86059116

编辑部电话　0431-81629518

印　　刷　北京四海锦诚印刷技术有限公司

书　　号　ISBN 978-7-5744-0099-3
定　　价　100.00 元

前　言

　　医院是我国医疗服务体系的重要组成部分，承担着医疗救治、医学教育、医学科研、人才培养等重要功能，是连接医和药的载体。医院的改革是人民群众看病就医的关键环节，在某种程度上，改革成果都需要通过医院服务水平、质量和效率的提高来体现。现阶段医疗卫生体制改革不断加剧，医院要想在改革的洪流中不被淘汰，不仅需要不断研发新的医学技术、引进新型医疗设备，更需要从医院的人力资源管理方面入手，推动医院健康均衡地发展。只有建立完善的、先进的、高效的人力资源管理系统，才能显著提升医院的核心竞争力，才能更好地适应经济市场的需求。

　　随着社会经济的发展和人民群众对医疗服务需求和期望的提高，医院的功能与任务随之发生了较大的变化，并由此带来了医院管理理论和实践的创新与变革。医院管理者必须关注医院管理的发展趋势与改革方向，主动调整医院的经营理念和发展战略。本书从现代医院绩效管理基础入手，针对现代医院全面预算管理、现代医院人才资源管理以及现代医院运营管理方法进行了分析研究；另外对现代医院病案管理及现代医院医疗保险管理做了一定的介绍；还对医院档案管理信息化建设做了简要分析；旨在摸索出一条适合现代医院管理工作创新的科学道路，帮助其工作者在应用中少走弯路，运用科学方法，提高效率。

　　医疗质量的高低关系着一家医院或一个地区的形象，当然，医疗质量的高低和医务人员的社会形象密切相关，同时医院的管理制度才是最重要的核心。本书参阅了大量的医院管理书籍，在此对所有的作者表示衷心的感谢！由于医院管理涉及管理的方方面面，可能会有疏忽的地方，还望读者多多指正！

目 录

第一章　现代医院绩效管理

第一节　现代医院绩效的含义

什么是绩效？仅从字面上来理解，"绩"是指业绩或成果，即工作的结果，用多少资源产生多少效益；"效"指效率或效果，即行为工作的过程，在规定的时间内取得效果。但至于绩效到底是什么，对绩效下一个确切的定义却非易事，不同学者在不同情景下有着不同的理解，归纳起来主要有三种观点：第一种观点认为绩效是工作结果；第二种观点认为绩效是行为过程和方式；第三种观点认为绩效不再是对历史的反映，而是说明员工潜能与绩效的关系，关注员工素质、关注未来发展。

从不同的学科领域出发认识绩效，由于观察和测量的角度不同，认识也不同。从管理学的角度看，绩效是组织期望的结果，是组织为实现其目标而展现在不同层面上的有效输出，包括个人绩效和组织绩效两个方面；从经济学角度看，绩效与薪酬是员工和组织之间的对等关系，绩效是员工对组织的承诺，而薪酬是组织对员工的承诺；从社会学的角度看，绩效意味着每个社会成员按照社会分工所确定的角色承担他的那一份职责，他的生存权利是由其他人的绩效保障的，而他的绩效又保障其他人的生存权利。

任何事物都是变化发展的，随着社会和经济的不断发展变化，对绩效的认识也不断提高和深化，进一步扩大了绩效的含义。

一、医院绩效的含义

医院绩效应结合医院行业的特殊性，从实务的角度来理解，医院绩效是指经过考核评价的工作行为、方式及既定目标的完成情况，可从以下几个方面增强对医院绩效的理解。

（一）医院绩效就是"完成任务"

对于员工而言，他们的绩效就是完成组织所分配的工作任务，但对于医院的大多数医务人员而言，"任务是什么"变得异常模糊，难以界定，如何设计他们的绩效标准，如何进行绩效考核、评价，是医院管理者的一大难题。因此，设计员工既定工作目标，需要针对医务人员工作特点，认真、细致地研究。

（二）医院绩效就是"工作结果"或"产出"

医院绩效包括员工绩效和组织绩效两个方面，组织绩效建立在个人绩效实现的基础上，但个人绩效的实现并不一定保证组织是有绩效的，因此医院绩效要按一定的层次逻辑关系，层层分解到每一个工作岗位及每一个员工，只要每个员工都达到了医院的要求，医院的绩效就能实现。医院绩效要与考核评价的过程相联系，即对责任、目标、指标、任务完成情况的评价，也就是指工作结果或产出。

（三）医院绩效就是"行为"或"过程"

有时工作结果或产出由于员工个人等不可控因素会受到影响，有时过分强调工作结果或产出，重视作为过程信息的收集，从而不能很好地进行指导与帮助，反而影响工作结果或产出，因此医院绩效是一个过程，医院工作结果或产出受行为原因的影响，但同时又是评价结论行为有效增长与否的一种重要方法。即根据所取得的结果来判断其行为的有效性。

（四）医院绩效是"结果"与"行为"的统一体

从实用的角度看，单纯地将医院绩效界定为结果或行为过程，都是不全面的，各有优缺点。注重结果产出的优点是鼓励大家重视产出，易营造"结果导向"的文化氛围；缺点是不能及时获取过程信息，不能及时进行指导和帮助，未形成结果前易产生不可控因素而使评价失效。注重行为的优点是能及时获得过程活动信息，有助于及时提供指导和帮助；缺点是过分强调工作的方法和步骤，忽视实际的工作结果。

（五）医院绩效即做了什么（实际结果）与能做什么（预期结果）

对属于知识密集行业的医院来说，不仅要看当前做了什么，更要关注长远能给医院和社会带来多大价值，比如技术创新就存在一定的风险，要消耗一定的人力、物力、财力，如果失败，医院遭受损失；如果成功，将会给医院和社会带来巨大的收益。

二、医院绩效的组成与分类

（一）医院绩效组成

从管理学的角度来看，把医院绩效分为员工绩效和组织绩效两个方面，两者既相互区别又密切联系。

1. 员工绩效

员工绩效是指员工在某一时期内的工作结果、工作作为和工作态度的总和。上至医院最高管理层，中间管理层，下至基层每个员工。

2. 组织绩效

组织绩效是指医院在某一时期内，组织任务完成的数量、质量、效率及财务状况等，包括社会效益和经济效益，既包括量的方面，又包括质的方面。

3. 两者之间的关系

两者之间既有联系又有区别，组织绩效建立在个人绩效实现的基础上，但个人绩效的实现并不能保证组织是有绩效的，因此，在研究员工的绩效问题时，必须考虑组织因素。

4. 医院绩效范畴扩展

医院应当遵循社会主义市场经济和医疗卫生事业发展的内在规律，始终把社会效益放在首位，履行社会责任和义务。加强科学、规范管理，建立良好的激励与约束机制，开源节流，加强成本核算，充分利用现有资源，不断提高医院的效率，保障人民健康。基本涵盖以下几个方面：工作效率、费用控制、服务满意度、医疗质量、服务的可及性、反应的及时性及尊重和鼓励病人的参与等多方因素。

医院绩效范畴更广泛。包括以下几点。临床效果：技术质量、循证医学、健康获得、个体和人群的健康结局。以病人为中心：关注病人的反应性（以病人为导向，即时关注，提供社会支持，选择提供者，良好的基本生活设施配置）、满意度、求医经历（尊重、保密、自主、交流）。效率：资源、财务、技术、人员结构。安全性：病人安全和员工的安全、结构、过程。员工：健康、福利、满意度、发展。反应性：可及性、持续性、健康促进、公平、对人群需要变化的调整适应能力。医院文化及其他。

（二）医院绩效的分类

1. 狭义医院绩效和广义医院绩效

狭义医院绩效指医院所提供的医疗保健服务的质量、效率和效果方面。

广义医院绩效指医院完成预期综合目标的情况。包括资源利用水平、病人满意度、医疗质量、反应性和公平性。

2. 综合医院绩效和单项医院绩效

综合医院绩效是指医院全面综合的绩效。

单项医院绩效是指医院某一方面或某一项目方面的绩效。

3. 卓越医院绩效

卓越医院绩效是通过综合的卓越绩效模式，使组织和个人得到进步和发展，提高组织的整体绩效和能力，为患者和其他相关方创造价值，并使组织持续获得成功。

卓越绩效管理准则的目标：向患者及其他顾客提供持续改进的价值，促进医疗质量的改进；提高医院的整体有效性和能力；组织和个人学习。

三、医院绩效的性质

（一）多因性

医院绩效的多因性主要是指一个员工绩效的优劣并不是由单一因素决定的，而是受制于主客观各种因素。主观因素一般是指员工的工作态度，工作积极主动应该取得较好的绩效，但光凭较高的工作热情，有时并不能产生较好的绩效，还要受到客观方面的多种因素的影响和制约。例如医院文化、管理水平、工作条件、薪酬待遇、激励措施等一系列因素，都可能影响和制约个人工作积极能动性的发挥。因此，研究医院绩效问题时，必须充分认识医院绩效的系统性，抓住影响医院绩效众多因素中的关键因素所在，对症下药，才能更有效地对绩效进行管理。

（二）系统性

医院绩效的系统性是指要从多个方面去分析与评价绩效。对医院组织绩效进行评价时，既要考虑社会效益又要考虑经济效益。对经济效益和员工绩效进行考核时，一般通过工作任务、数量、效率及费用节约等指标进行评价。但是根据不同的评价目的，我们可以选择不同的评价指标，而且根据不同的评价目的，设置各个考核的权重也不可能相同。因此，设计医院绩效评价体系时，要根据医院战略、目标、文化及岗位等诸多方面的情况，设计出一个由多重评价指标组成的评价指标体系。

（三）动态性

医院绩效的动态性是指医院绩效会随着时间的推移而发生变化，原来较差的绩效有可能好转，原来较好的绩效可能变差。如医院追求外延式增长时的一些指标体系，到转向内涵质量式增长时就可能不是较好的。因此，在对医院绩效进行评价时，必须充分考虑医院绩效的动态性。根据社会经济、环境变动对医院的影响，充分考虑医院绩效的动态性和特征，具体情况具体分析，制定与时俱进的医院绩效评价体系。

四、医院绩效指标与绩效标准

医院绩效既可以是过程，又可以是结果，也可以是过程与结果的组合。无论如何，医院绩效都应该是可以理解、衡量和控制的，否则，绩效就没有任何价值，因此，只有当医院绩效是可以衡量和控制的，才可以具体设计绩效指标和绩效标准，才可以对绩效进行考核与管理。

（一）指标与标准

一般情况下，指标指的是从哪些方面对工作产出进行衡量或评估，指标解决的是我们需要评估什么的问题；而标准指的是在各个指标上分别应该达到什么样的水平，标准解决的是要求被评估方做得"怎样"或完成"产出"的问题。

医院绩效指标与标准的制定，关键在于先要界定医院绩效的指标范畴，有了绩效指标之后，再设定绩效的评估标准，对于量化的绩效指标，通常将评估标准设定在一个合理的范围内，如果医院绩效表现超出了标准的上限（指正向指标），则说明医院取得了超出期望水平的较优的绩效表现；如果医院的绩效表现低于标准的下限，则表明医院存在绩效不足的问题，应加以改进。对于非量化的绩效指标，设计绩效标准时，需要回答"应做到什么程度"等问题。

（二）基本标准和优秀标准

基本标准是指对变化对象而言期望达到的水平，这种标准是经过努力都应能够达到的水平，而且对于一定的职位来说，可以有限度地描述出来，主要用于判断被评估方的绩效是否能够满足基本的要求，评估的结果主要用于一些非激励性的人事待遇，如基本薪酬待遇等。

优秀标准是指对被评估对象未做要求和期望但是可以达到的超越基本标准的绩效水平，由于优秀标准不是人人都能达到，只有一小部分被评估对象可以达到，优秀标准评估的结果可以决定一些激励性的待遇，如奖金等。

（三）设计绩效标准应适时适度

制定医院绩效考核标准，首先要考虑这样一个问题，标准应是大多数人经过努力可以达到的。如果定的标准过高，使人们可望而不可即，或定的标准过低，不用付出努力就可以实现，都是不可取的，只有适度，通过努力可以达到的，恰到好处地设计标准，才能起到应有的作用。

同时，制定绩效考核标准既要保持其相当的稳定性，以保证标准的权威性，还要考虑随着时间的推移，与时俱进地进行适当的修订，才能保证标准适时适度有效。

（四）绩效标准的衡量

医院绩效标准的衡量是对绩效指标完成程度状态的描述，一般采取量化和非量化的两种方式，量化的方式是用具体数值进行区分的，是最能够精确描述状态的考核指标，具备客观性，而非量化方式注重采取描述的方式来区分，是针对某一特定要素的，或针对整体职责的，缺乏客观性，主观性较多。

五、影响医院绩效的主要因素

由于医院绩效具有多因性，医院的工作绩效就受各类因素的影响，但影响医院绩效的主要因素有 SMEO 几个方面。

（一）技能（Skill）

技能指的是员工的工作技巧等能力水平，一般来说，影响员工技能的因素有天赋、智力、经历、教育、培训等方面，是由员工的主客观因素决定的，但员工的技能不是一成不变的，医院为了提高员工的整体技能水平，一方面，可以通过录用前的科学挑选；另一方面，可以通过对在职员工提供各种类型的培训或依靠员工主动自觉来提高其技能水平。

（二）激励（Motive）

激励作为影响工作绩效的因素，是通过改变员工的工作积极性来发挥的，主要取决于主观因素，但与医院的正确决策有密切关系，因此为了使激励手段能够发挥作用，医院应根据员工个人的需求结构、个性等因素，选择恰当的激励手段和方式。

（三）环境（Environment）

影响工作绩效的环境因素既包括医院内部的环境因素，又包括医院外部的环境因素。医院内部的客观环境因素一般包括工作条件、工作性质和任务、领导作用和管理水平、医院的组织结构与政策、薪酬福利待遇水平、培训机会、医院文化和组织氛围等。医院外部的客观环境因素包括社会政治、经济状况、法律法规、市场竞争制度等。无论内部环境还是外部环境，都可能直接或间接影响员工的工作能力与工作积极性的发挥，从而影响工作绩效，但是医院可以创造和争取较宽松的工作环境。

（四）机会（Opportunity）

机会是一种偶然性的因素。但是这种偶然性是相对的，机会是可以捕捉和把握的，抓住了机会，可以极大地提高工作绩效，能否抓准和把握可利用的机会，主要取决于对环境的应变能力。机会可以通过努力创造条件而获得。因此，可以通过自己的努力，影响或改变环境中的一些可控因素，为提高医院绩效创造出较好的发展机会。

第二节　现代医院绩效管理

随着市场经济的深入发展，医疗卫生体制改革的持续推进，医疗服务市场逐步开放，医院之间的竞争将日趋激烈，为了提高竞争能力和适应能力，医院必须加强科学管理水平，而医院精细化运营绩效管理就是其重要组成部分。

一、医院绩效管理的内涵

人们对绩效管理的认识和理解不同，出现了各种不同的观点。随着时代的发展，人们也将赋予绩效管理更多新的内涵。从目前情况来看，广义的绩效管理的含义主要有以下三种观点。

观点一：绩效管理是管理组织绩效的系统。

这种观点认为，绩效管理的核心在于决定目标战略以及通过组织结构、系统和程序等来加以实施。强调对组织结构、业务流程等方面的调整，实施组织战略目标，而个体员工因素虽然受到技术、结构、作业系统等复杂因素的影响，但不是重要的考虑对象。

观点二：绩效管理是管理员工绩效的系统。

这种观点认为，绩效管理的核心是以员工为核心的绩效管理。强调绩效管理是对一个员工关于工作成绩以及发展潜力的评估和奖惩，但是并不否认对员工的绩效管理必须在组织目标的框架内进行，只是在阐述其以员工为核心的绩效管理观点时假设组织的目标已经确定，并在向所涉及的人员传达之后得到了他们的认同。

观点三：绩效管理是综合管理组织和员工绩效的系统。

这种观点将绩效管理看作管理组织和员工绩效的综合体系，强调绩效管理的中心目标是挖掘员工的潜力，提高他们的绩效，并通过员工的个人目标与组织战略结合在一起来提高组织的绩效。

对医院绩效管理内涵的认识应遵循以上三种观点，全面综合理解医院绩效管理是对绩效实现过程各要素的管理，它是基于医院战略基础之上的管理活动，是整合医院各项管理的平台，是通过对医院战略目标的建立、目标分解、业绩评价，并将绩效成绩应用于医院日常管理活动中，以激励员工业绩持续改进并最终实现组织战略目标的一种正式管理活动，是实现医院绩效目标的有效管理工具。

医院绩效管理是通过识别、衡量和传达有关员工绩效水平的信息，从而使医院组织目标得以实现，由于组织与员工在实现既定目标的前提下本来就是一个可分解的有机体，为了实现更好的绩效管理，医院高层管理者必须能够准确、清晰、明确地展示医院的目标与战略，从而在医院绩效管理系统中向员工准确地传达信息，以保证绩效管理的目标得以实现，医院绩效管理系统中的每一个环节与组织目标的联系也正是绩效管理系统设计的关键。

医院绩效管理是指为了达到组织目标，通过持续的信息沟通，推动团队和个人做出有利于目标实现的行为，实现组织所预期的利益和产出。这是一个完整的系统，包括绩效目标的明确、绩效的实施、绩效的评价和诊断、绩效改进的措施等四个阶段。

二、医院绩效管理的特征

医院绩效管理是一个完整的系统，不是简单的任务管理，而是根据整个医院组织的战略目标，为了实现一系列中长期的目标而对工作绩效进行的管理，一般具有以下特征。

（一）医院绩效管理是管理活动

医院绩效管理不是什么特别的事物，其本身就是管理者日常管理的一部分，涵盖了管理的计划、组织、领导、协调、控制等所有职能。

（二）医院绩效管理是防止绩效不佳的有力工具

医院绩效管理最核心的是提高现有绩效水平，因此医院绩效管理的各个环节都要围绕这个目的来进行，从而促使医院组织的目标得以顺利实现。

（三）医院绩效管理特别强调沟通和员工能力的提高

医院绩效管理是一个持续不断的交流过程，各种方式的沟通贯穿于整个绩效管理系统之中，通过有效的沟通，使医院绩效管理系统得到各级管理者与普通员工的认同和支持。

（四）医院绩效管理是一个循环过程

在这个过程中，它不仅强调绩效的结果，而且重视达到绩效目标的过程，不是最后的评价，而是强调通过控制整个绩效同期中的绩效情况来达到绩效管理的目的。

三、医院绩效管理的目的

医院绩效管理是一个不断变化的过程，不是一成不变的，是医院根据不同的情况和所运用的绩效管理系统有不同的侧重点，归纳起来一般有三个方面的目的。

（一）绩效管理可以促使医院战略目标的实现

医院绩效管理系统将员工的工作活动与组织的战略目标联系在一起，通过提高员工的个人绩效提高组织的整体绩效，从而实现组织的战略目标，因此绩效管理与组织的战略密切相关，组织战略的实现离不开绩效管理系统发挥应有的作用，而绩效管理系统也必须与组织的战略目标密切联系才具有实际意义。

（二）绩效管理是提高绩效的有效途径

医院绩效管理可以帮助实现医院的持续发展，促进形成一个以绩效为导向的医院文化；激励员工，使他们的工作更加投入，促使员工开发自身的潜能，提高他们的工作满意感；增强团队凝聚力，改善团队绩效；通过不断的工作沟通和交流，发展员工与管理者之间建设性的、开放的关系；给员工提供表达自己的工作愿望和期望的机会。

（三）绩效管理可以促进质量管理

实际上，绩效管理过程可以加强全面质量管理。因为绩效管理可以给管理者提供"管理"的技能和工具，使管理者能够将全面质量管理看作组织文化的一个重要组成部分。可以说，设计科学的绩效管理过程本身就是一个追求"质量"的过程——达到或超过内部、外部客户的期望，使员工将精力放在质量目标上等。

（四）绩效管理能满足由于组织结构的调整而带来的管理变化

组织结构调整后，管理思想和风格也要相应地改变，如：给员工更多的自主权，以便更快、更好地满足客户的需求；给员工更多的参与管理的机会，促进他们对工作的投入，提高他们的工作满意感；给员工更多的支持和指导，不断提高他们的胜任能力等，绩效管理的过程能够发现工作中的不足之处，以便及时地进行修正，从而保证有效地完成工作。而所有这一切都必须通过建立绩效管理系统才能实现。

四、医院绩效管理的功能

医院绩效管理具有三个重要功能，即激励功能、沟通功能与评价功能，每一种功能在绩效管理中都有重要的作用和意义。

（一）激励功能

激励功能是绩效管理的核心功能，医疗行业的竞争根本上是人才竞争，拥有一支高素质的人才队伍是先决条件，以人为本，发挥人的最大潜力，是现代管理思想的基本理念，医务人员真正建立起责任感、荣誉感和使命感，全心全意地投入工作中去，感受工作的价值，才会懂得自己所做的工作会对医院组织目标的实现有多大的贡献，才会激励他们工作的斗志，这一方面取决于他们对医院战略目标的理解，另一方面取决于组织对他们工作成就的回报，因此，如何利用绩效管理的绩效考核评价结果，制定恰当的薪酬待遇，对提供学习培训、员工晋升的奖惩政策，具有重要意义。

（二）沟通功能

沟通功能的目的是为了更准确地进行绩效评价和绩效改进，是激励功能和评价功能的基础，是绩效管理的纽带和桥梁，通过上下级之间的沟通，可以促使绩效管理更加成功地发挥作用，更加完善。

（三）评价功能

评价功能是绩效管理的外在功能，也是最艺术的功能，一个良好的绩效管理系统，能够真实、准确、及时地反映组织中各个部分的运转情况，并且具有确定的关键点及可以量化的指标来衡量和控制，能够最准确、客观、真实地反映工作业绩，能让管理者及时获得各层员工的工作绩效，并进行信息反馈和信息沟通。通过评价，我们可以清晰地判断出一个医院的绩效水平，也可以及早地发现促使组织发展的因素，以便及时地调整工作重点及策略，通过业绩评估报告，找出医院绩效管理的优缺点，帮助寻找影响组织业绩的原因并加以改进，通过业绩评价还可以了解每一个员工对组织的贡献程度，为组织员工及考核员工提供参考资料。

五、医院绩效管理的原则

（一）以人为中心原则

在执行环节需要持续不断地沟通，在其他环节同样如此。计划需要管理者与员工共同参与，达成共识，形成承诺；评估需要就绩效进行讨论，形成评估结果，员工在对评估结果有不同意见时应有可以向更上层申述的通道；不论将结果用于薪酬、职位变动还是职业生涯发展，都应与员工进行明确的沟通。

（二）一把手工程原则

一家医院绩效管理能否取得成效，很重要的一点在于院长。如果院长的绩效管理思路不清晰，或者不支持，绩效管理就很难成功，所以领导作用至关重要。

（三）持续改进原则

绩效管理不是像传统绩效测评那样，告诉我们在实现目标的路上，我们已经到了什么位置，而是告诉我们如何改进以实现目标，同时继续做被认为是正确的事，并在其他方面做出改进。绩效管理本来就是持续改进的过程，是为实现组织发展战略和目标，采用科学的方法，通过对员工个人或群体的行为表现、劳动态度和工作业绩，以及综合素质的全面监测、考核、分析和评价，充分调动员工的积极性、主动性和创造性，不断改善员工和组织的行为，提高员工和组织的素质，挖掘其潜力的活动过程。

（四）绩效考核的指标要少而精原则

经实践验证：对员工个人设定 3～5 个方面的绩效指标，得到的绩效远比设定无所不包的绩效指标来得好。对科室考核指标也应尽可能少而精。

（五）绩效管理过程公开性原则

管理双方明确绩效管理的标准、程序、方法、时间等事宜，使绩效评估公开化和透明化，充分发动员工积极参与，增强员工对绩效管理的理解和认识，激发员工工作的激情，提高医院绩效。

（六）绩效指标设置合理实用性原则

绩效指标设置合理实用，表达方式简单易懂，数据来源易于采集，将局部评价与整体评价有机结合，并根据指标对实现评价目标的重要程度，对指标及其权重进行合理取舍，使评价指标既能突出重点，又能保持相对的均衡统一，便于进行比较分析评价。

六、医院绩效管理系统模型

医院绩效管理控制系统包括决策系统、决策支付系统和组织实施系统，这三个系统紧密联系在一起，共同作用，实现医院的战略目标，其中决策系统主要功能是控制医院的发展目标，计划和组织各方面资源实现医院的战略目标；决策支持系统向决策系统提供市场业务活动、人员和财务方面的各类信息；绩效管理系统通过分析组织实施系统的实施结果向决策系统提供有关信息支持，从而为实现医院控制系统的战略目标服务。

具体而言，医院的战略目标在绩效管理中体现为一系列的指标，绩效管理系统通过各系统构成的综合运作过程将这些指标和标准在医院内部进行交流和沟通，使每个部门和员工都能理解和接受，通过事前、事中和事后的各种管理控制手段起到引导的作用。有效的医院绩效管理系统必须具有以下几个构件。

（一）绩效计划

在绩效周期开始时，医院各级管理者和员工对该绩效周期内要做什么、要做到什么程度、为什么做、何时应做完、员工的决策权限等问题进行对论，促进相互理解并达成协议。绩效计划是绩效管理过程的起点，一般情况下，绩效周期都是一年期的。

绩效计划作为绩效管理的第一个环节，绝不像完成一份工作计划那么简单，计划绩效的过程更强调通过互动式的沟通手段，使管理者与员工在如何实现预期绩效的看法上达成共识，通过实现个人的绩效期望，促进组织目标的实现，因此，计划绩效必须在组织目标的大框架下进行。

（二）绩效监控

为了使员工能够在了解绩效计划之后就正确地执行计划，必须监督控制员工的绩效，促进绩效计划得以实现，对员工绩效的监控，处于整个绩效管理实施的全过程中，通过各种手段了解员工工作状况，与员工进行持续的绩效沟通，预防或解决绩效期间可能发生的各种问题，帮助员工更好地完成绩效计划，其中管理者与员工的双向沟通是实现绩效监控目的的一个重要的手段，通过沟通寻求支持与了解，找出绩效低下的原因，管理者帮助员工克服障碍，提高绩效。

（三）绩效评价

在绩效期间结束时，由考评者使用既定的合理的评价方法与衡量技术，对员工的工作绩效进行评价，这里所说的绩效评价不仅包括绩效期间结束时评价绩效的过程，还包括在绩效期间进行绩效观察，收集有关资料的过程，评价绩效不可能与监控绩效过程中的绩效沟通相分离，与绩效反馈的过程也是密切相关的。

（四）绩效反馈

绩效反馈是指绩效期间结束时，在考评者与被考评者之间进行绩效评价面谈，使双方了解和接受绩效评价的结果，实际上绩效反馈也贯穿于整个绩效管理，在绩效期间结束时进行的绩效反馈是一个正式的绩效沟通过程。

（五）绩效改进

绩效改进是绩效管理过程中的一个重要环节，绩效管理能否实现最初的目标，在很大程度上取决于管理者如何通过反馈绩效使员工充分了解如何对今后的绩效进行改进，但绩效改进也不是事后的事情，也同样高于绩效管理的全过程之中，通过绩效的改进为下期计划绩效提供决策依据参考。

七、医院绩效管理系统的评价标准

医院绩效管理系统的目标是实现医院的特定经营战略，进行医院绩效管理系统设计时要因院而异，但如何评价绩效管理系统的科学有效性，一般应注意以下几个方面的评价标准。

（一）战略一致性

战略一致性是指医院绩效管理系统与医院发展战略、医院目标和医院文化的一致性程度，绩效管理系统也应具有一定灵活性，应能够根据组织的战略目标的变化而相应地调整，以适应新的组织战略。

（二）明确性

绩效管理系统的明确性是指绩效管理系统在多大程度上能为员工提供一种指导，告诉员工组织对他们的期望是什么，并使他们了解如何才能实现这些期望和要求，为了实现医院绩效管理的战略目的和开发目的，应该让员工能够正确领会绩效管理系统要传达的信息，以指导他们更好地实现预期的绩效目标。

（三）可接受性

可接受性是运用绩效管理系统的人接受该系统的程度，医院绩效管理系统能否被人们所接受，关键在于绩效评价方法是否科学，应避免技术过于复杂而难以理解，或者是运行成本太高等，但大多数情况下，人们不接受的一种绩效评价方法是它的公平性欠佳。公平性包括：程序是否公平、人际是否公平、结果是否公平。

（四）效度

所谓效度即测量的正确性，包括内容效度，即评价项目对预测的内容或行为范围取样的适当程度；构想效度，即测验对理论上的构想或物质的测量程度；效标效度，即测验所做出的预测是否能够被证实。

（五）信度

所谓信度即测量结果的一致性程度，也是回答测量工具是否稳定的一个指标，可以用来回答医院绩效管理系统是否可靠、是否可依赖、标准化程度如何、是否有预定的步骤等问题，一般用评价者信度、评价方法信度两个方面考察绩效管理系统，评价者信度是指不同的绩效评价主体对相同客体做出的评价结果是否具有一致性，评价方法信度的方法有很多，一般使用再测信度法。

八、医院绩效管理的基本流程

（一）准备阶段

医院管理者的首要工作是深入了解医院绩效管理现状，医院组织机构设置及工作流程，部门设置及岗位责权分工，医院战略目标及医院目标管理，工作计划体系及医院数据化，相关部门或岗位过去 1~3 年的业绩表现，医院制度及薪酬系统，工作目标和计划实现周期，医院经营计划等资料。

（二）确定医院绩效目标

所有医院管理系统都是为实现医院战略目标服务的。没有目标、没有计划，也就谈不上绩效。因此，明确医院战略目标指向，将有助于实现目标、凝聚员工。确定医院绩效目标包括：战略目标、中长期计划、工作计划系统（项目计划、部门工作计划、个人工作计划等）制定与确认。

（三）制订绩效管理方案

必须根据每个科室或岗位的特点提炼出关键业绩指标（也就是 KPI），编制规范的考核基准书，作为考核的契约。设计绩效考核的流程，对考核的程序进行明确规定，同时要对考核结果的应用做出合理的安排，主要体现在与绩效奖金的挂钩。加强绩效管理组织建设，绩效管理实施计划，科室及岗位关键指标的权重，考核周期及管理考核或跨部门考核，指标数据化设计、绩效管理表单设计、绩效管理组织设计、绩效分析评估改善流程设计等。

(四) 实施阶段

实施阶段是在完成医院绩效管理系统设计的基础上，组织全体员工贯彻绩效管理制度的过程；实施绩效管理与考核，并依据绩效管理方案周期性分析评估，持续改进完善绩效管理及医院各方面管理。它是绩效管理的重心，关系到整体绩效管理系统运行的质量和效果。

(五) 总结提升阶段

它是绩效管理的一个重要阶段，也是绩效管理的终点，又是一个新的绩效管理工作循环的始点。

第三节　现代医院绩效管理的主要方式

医院绩效管理制度中主要有三种导向：以结余为导向、以工作量为导向和以工作质量为导向。在这三种导向的指导下，各个医院结合实际情况探索出了各自的绩效管理方式，归纳起来主要有以下七种方式。

一、按收入单项提成的绩效管理方式

方法比较简单，按直接医疗劳务收入的一定比例提取绩效工资，有的医院检查收入、药品收入也按照一定的比例提取，这种提取方法在公立医院基本上被限制使用，民营医院使用此方法的比较多。

单项提成法的优点：操作简单，通俗易懂，医务人员随时可以计算出自己的绩效工资，激励效果明显。

单项提成法的缺点：工资不得与收入直接挂钩，政策风险大，不考虑成本因素，成本控制的责任在管理层，单项提成很容易造成病人负担的增加。现在医院很少采用。

二、以结余提成为基础的绩效管理方式

以结余提成为基础的方式，按照收入－支出＝结余×a%的核算方式，支出在实际核算中，有的医院采取部分成本（或者可控成本）或全成本核算，根据结余提取绩效工资，基本的出发点是通过增加结余，增加医务人员个人的收入。

部分成本核算方式下，根据科室的收入，把科室的可控成本与之匹配，计算出结余，

然后按照一定的比例提取绩效奖励。

在全成本核算法下，根据科室的收入，把科室的全成本与之匹配，计算出结余，然后按照一定的比例提取绩效奖励。

由于单位成本受业务量的直接影响，业务量越大，单位成本越低，这样就能刺激医院提高增加服务量的积极性。但是采用全成本法计算出来的单位成本不仅不能反映医疗部门的真实业绩，反而会掩盖或夸大它们的工作业绩；在业务量不能满负荷的情况下，采用完全成本法计算，往往增加了单位成本；采用全成本法，不便于医院管理者进行预测分析、决策等经营决策。

（一）结余提成法的优点

第一，可有效激发科室增收节支积极性，保证医院收入和结余逐年增长，明显提高医院经济效益。

第二，便于收集核算数据。

第三，财务会计制度规定核算，容易操作。

（二）结余提成法的缺点

第一，未以医院发展目标为导向，体现公益性较差，容易导致医疗费用快速增长，加重病人负担，损害病人利益，也严重损害医院声誉，备受社会各界诟病。

第二，这种分配方式违反了客观经济规律，无法体现不同医疗服务项目技术和风险上的差异，各科室的规模水平、医院投入、技术水平、劳动强度、管理水平、激发潜力等都无法体现。

第三，以结余提成为导向的分配，导致了拜金主义，将医生的种种行为都和结余挂钩。制度本身将医生的行为逐步引至唯利是图的境地，而不关心病人的真正需要。

第四，成本控制效果不理想。在全成本核算绩效分配方式下，变动成本和固定成本都考虑到绩效分配当中。其中，变动成本随着工作量的变化而变化，科室控制能力较强。而固定成本不是科室通过主观努力能改变的，在实际核算过程中，因为无法控制成本分摊而导致管理冲突，影响了医务人员的积极性。

三、以工作量为基础的绩效管理方式

以工作量核算为基础的绩效管理方式，是以工作量核算为基础、以质量控制为重点、以综合评价为手段的绩效管理方法。将原来以收入为主导的核算，转变为以工作量为核算基础，将医师绩效费率和护理时数引入到量化考核中，以质量控制为重点，以综合评价为手段，逐步建立起一套以公益性为核心的较为科学先进的绩效考评模式。

以工作量为导向，基本出发点是通过增加患者的服务数量，达到个人收入的增加。典型的公式是：实际工作量−基本工作量＝分配基数，以工作量为导向本质上是将医院的发展目标分解成各个科室的发展目标，所以极大限度地调动了各个科室为医院发展承担责任的积极性，从而将各科室对结余的关心转变成对病人增加及医院发展的关心，这对医院发展将会产生极大的促进和推动作用。

（一）以工作量为基础的绩效管理方式的主要特征

①以工作量为基础核算奖金。

②建立绩效类别，确立绩效级差。

③将工作量标准化。

④完善的岗位与职位评价。

⑤建立综合考评体系。

⑥建立按效率分配的机制。

⑦明细的岗位评价体系。

⑧克服管理的困境。

⑨设立关键考核指标，并完善相应评价体系。

（二）以工作量为基础的绩效管理方式的优点

以工作量为导向，前提条件是医院工作量满负荷，医疗资源得到充分利用。考核的内容以工作质量为主，工作数量为辅。考核内容强调医德医风、医疗质量等方面，引导员工提高工作质量。其主要优点包括：

①能优化管理效能；

②能有效减少或杜绝医院乱收费现象；

③充分体现按劳分配原则，能极大地提高员工的积极性；

④可有效提高医院工作效率。

（三）以工作量为基础的绩效管理方式的缺点

①由于各家医院工作量基础不同，导致同工不同价，特别是前期测算工作量较大，需要专业的医院管理专家或医院管理咨询辅导，对医院信息化程度要求较高，人力、财力、物力投入较大，对医院管理人员管理水平要求较高。

②不利于全院的成本控制。

③医护人员的许多工作量化较困难。

④未体现高技术知识人才的价值，会严重挫伤员工提高知识、技术水平的积极性，从而影响医院整体技术水平的提升。

新医改明确提出公立医院改革的核心是正确处理国家、医院和人民群众之间的利益关系，既要维护公立医院的公益性，又要调动医院和医务人员的积极性，把主要精力投入到增加和改善医疗服务上来，实现多劳多得、优劳优得。绩效工资分配制度应改变以结余为导向的方式，转变成以工作量和工作质量为导向的分配方式。按照工作量为基础绩效工资的绩效管理模式应该成为未来的发展趋势。

四、工作量与成本核算混合的绩效管理方式

实行科室工资总额与科室经济效益和社会效益考核挂钩的绩效工资管理办法，即以科室成本核算为基础，以效益评价为手段，以质量控制为依据，以系数分配为原则的分配模式。采取工作量与成本核算相结合的混合绩效管理模式，兼顾效率和效益，有利于实现社会效益和经济效益的统一。

（一）工作量与成本核算混合绩效管理方式的优点

①考虑了工作效率，体现了社会效益。

②兼顾了成本核算，保证了医院经济效益。

③比较适合信息化水平和管理水平不是很高的中小型医院。

（二）工作量与成本核算混合绩效管理方式的缺点

①容易增加病人费用负担。

②很难平衡工作量与成本核算绩效差异。

③工作量化较困难。

五、以学科建设为基础的绩效管理方式

以学科建设为基础的绩效管理方式，国内主要以华西医院为代表，主要强调学科建设的重要性，注重医、教、研并行发展，注重岗位与职位评价的系统性、全面性，以及同医院发展目标的协调性，收入与成本的可比性。

（一）以学科建设为基础的绩效管理方式的主要特征

①以医疗小组为基础的奖金核算，由医院统一核算。

②医、护分开。

③强调核心层的构建。

④以工作量、科研、技术为依据分配奖金。

⑤完善的人事管理与考评体系。

⑥系统的质量管理体系。

（二）以学科建设为基础的绩效管理方式的优点

①有利于学科专业全面发展。

②比较适合信息化水平和管理水平很高的大型医院。

③有利于病种成本核算与管理。

（三）以学科建设为基础的绩效管理方式的缺点

①不利于整体护理管理。

②医护分开核算收入划分与成本匹配难度较大。

第四节　现代医院精细化运营绩效管理

现代医院进行精细化运营绩效管理，可以合理利用现有资源，并整合相关资源，实现资源利用最大化。制订有效的绩效方案，发挥每个人的主观能动性，实现效益最大化。精细化运营绩效管理对医院管理者提出了更高的要求，不能一味追求粗放型的经济数量，更需要质量。精细化运营绩效管理是医院科学管理的较高境界，可以通过各种管理方法和手段，将医院管理的每一个执行环节做到精确化、数据化、规范化，从而显著提高组织的执行力、效率以及效益，对加强医院管理、提高医疗质量、改善服务流程以及缓解当前较突出的医患矛盾具有重要意义。

一、现代医院精细化运营绩效管理的含义

鉴于民众对公立医院回归公益性的关注，随着新医改的继续深化，医学科学的发展，法制化进程的完善，对医院管理提出了新要求、新挑战，促使医院从经验型、粗放型、外延型的发展模式，向科学型、质量效益型、集约型的精细化运营绩效管理转变。

精细化运营绩效管理是一种管理理念和管理技术，是通过规则的系统化和细分化，使组织管理各单元精确、协同和高效运行。现代医院精细化运营绩效管理，就是将医院的管理或执行的过程严格按照规范化的要求，精益求精、细致周到，力求做到卓越的过程。最

基本特征就是重视细节、重视过程、重视基础、重视具体、重视落实、重视质量、重视结果，专注做好每件事，专心每个细节，工作精益求精，力求卓越。

现代医院精细化运营绩效管理是医院为以病人为中心，持续改进医疗质量，确保医疗安全，建立目标细分、标准细分、任务细分、流程细分，实施精确计划、精确决策、精确控制、精确考核的一种科学管理模式，是把管理对象逐一分解，量化为具体的数字、程序、责任，使每一项工作内容都能看得见、摸得着、说得准，使每一项工作都有专人负责，从而提高医疗服务质量，建立医院比较优势和核心竞争力的管理活动。

二、现代医院精细化运营绩效管理的实质

（一）精细化运营绩效管理是一种先进的管理理念

理念决定行为，医疗是一个严谨的过程，只有用精细化的管理理念指导严谨的医疗实践，以严谨、认真、精益求精的理念对待医疗服务的每一个环节和过程，对待医院管理和运营的每一个步骤，医院才会取得竞争优势和品牌发展。精细化运营绩效管理体现了医院领导者对管理的卓越追求，是医院管理严谨、认真、精益求精思想的贯彻，是一个自上而下而又自下而上循环往复的过程，是一个组织内领导者对员工与组织体系熏陶的潜移默化过程，只有在组织内畅行精细化的管理理念，精细化的管理才能成为领导者与员工们的习惯，逐步在医院组织内部形成一种文化氛围，这是一种理念的更新，更是一种管理的自我要求，是建立在精细化运营绩效管理基础上的主流文化氛围。

（二）精细化运营绩效管理是一个体系

医院任何一个部门都是一个多系统协作的组织，精细化运营绩效管理是对医院组织系统内不同部门、不同流程、不同环节之间统一协调管理，包括对每个诊疗服务流程从起始、中间、结束、后续等一整套的系统管理过程，以及在不同流程中，跟进不同部门及环节之间的配合和配套服务。在医院，由于对疾病的诊疗涉及多学科、多部门、多体系的分工配合，如医生、护士、医技检查人员、后勤服务人员、财务收费人员的相互配合；在治疗过程中，还涉及同一服务体系中不同班次人员之间的交接，以及由此而产生的各种交接班制度等，因此各种诊疗服务环节之间衔接的精细化运营绩效管理，是体现医院管理是否高效的重要标志之一。

（三）现代医院精细化运营绩效管理更重视细节

医院精细化运营绩效管理的落脚点是精、准、细、严，不是停留于空泛管理之上，而

是要求具体到医院组织内部的每一项管理，细化到每一个诊疗操作的步骤，要建立科学量化的标准和易执行的操作流程，以及基于操作流程的管理工具，要做到管理具体化、内容清晰化、过程明朗化，以实现医院精细化运营绩效管理的要求，比如十二项核心制度、护理的三查七对制度、检验报告的核对制度等管理中的各种规章制度，都应建立一整套可以量化的标准和操作流程，用精细化的管理，可以降低医疗风险、减少医疗差错的发生概率，提高医疗质量。

（四）现代医院精细化运营绩效管理是目标管理

在医院精细化运营绩效管理过程中，为组织内成员描绘一个共同愿景，让所有成员在可及的共同愿景下，为共同的目标而努力奋斗。这就要求医院的目标要可及，且有具体的实施步骤。精细化运营绩效管理，就是要让每个目标能分解成若干子指标，并有具体可实现的步骤，让组织成员明确实施步骤的岗位职责和具体工作。医院精细化运营绩效管理在目标管理过程中，就是要细化、明确目标的分解、组成，以达到最后实现医院共同目标和愿景的目的。

（五）现代医院精细化运营绩效管理是持续改进管理

医院管理要形成回路，是一个持续改进的过程。医院精细化运营绩效管理就是要求在管理的过程中，不断收集回馈医院管理的信息，以根据医院管理的实际不断做出修正和调整。事物的发展是一个动态变化的过程，因此医院精细化运营绩效管理就是要求医生和护士不断地根据新情况、新问题、新要求、病人病情的新变化做出适当的调整和反馈，形成医院管理的回路，以达到医院管理的实效。

三、现代医院精细化运营绩效管理原则

（一）人性化原则

医院管理就是对人的管理，只有坚持以人为本，才能取得管理的成功。坚持以人为本首先对员工的管理要人性化，提升员工满意度，只有满意的员工才会提供满意的服务，以病人为中心的理念才能落到实处，满意的医疗服务能让病人感觉更加亲切、更加贴心。

（二）专业化原则

现代医院精细化运营绩效管理必须坚持专业化原则，按照医院运行规律办事，提高系统化水平，善于数据分析，提高信息化建设，创建精细化管理文化。

（三）科学量化原则

医院要进行精细化管理，必须建立科学量化的标准和易执行的操作流程，是把管理的对象逐一分解，量化为具体的数字、程序、责任，使每一项工作内容都能看得见、摸得着、说得准，使每一项工作都有专人负责，从而提高医疗服务质量，建立医院比较优势和核心竞争力的管理活动。

四、现代医院精细化运营绩效管理的流程

医院精细化运营绩效管理是一个贯穿全程的管理模式，要求把精细化运营绩效管理的思想、作风、态度贯彻到整个医院的所有管理活动和操作过程中。主要包括精细化的操作、精细化的控制、精细化的核算、精细化的分析、精细化的规划五个基本方面。

（一）精细化的操作

精细化的操作是指医疗活动中的每一个行为都要严格按照医疗行业的操作规范和要求来完成。医院每一名员工都应遵守这种规范，从而让医院的各种医疗行为更加正规化、规范化和标准化。精细化的操作源于对各种标准的严格执行，减少偏差与偏离度。在医院管理中，严格按照医疗规范、医疗程序来工作，是有效保障患者安全和健康的根本举措，也是医疗活动救死扶伤的基本要求。

（二）精细化的控制

医院组织内部的运作要形成一个有计划、执行、考核和反馈的过程。加强对这个管理回路的流程控制，就能控制好医疗活动整个过程可能出现的系统错误和偶然错误，杜绝管理漏洞，增强整个医疗流程中参与人员的责任感和控制力。在医院管理中，加强医疗诊疗服务流程的控制，就是对每一个参与医疗活动的医务人员、工勤人员、管理人员加以流程控制，规范每一步诊疗操作和服务，同时强调操作的可复制性，以实现诊疗过程的规范化要求。

（三）精细化的核算

任何医院的长远发展都必须建立在良好的效益基础上。精细化的核算，是一个医院维持良好运营状态的重要手段，也是医院运营过程中反映成本的一个必要过程。同时，通过精细化核算，可以及时发现医院管理中的漏洞和弱点，利于减支节流。通过精细化核算，能让医院管理者及时发现医院运营的状况与优劣，及时调整发展规划和战略，有利于长期

发展。

（四）精细化的分析

精细化分析是一个医院取得核心竞争力的有力手段，是进行精细化规划的依据和前提。精细化分析主要是通过现代化的手段，将医院管理目标中的问题从多个角度去展现和从多个层次去跟踪。同时，还要通过精细化的分析去研究提高医院发展动力的方法。

（五）精细化的规划

精细化规划是医院管理者推动医院发展的一个基本任务。一个医院的规划包含两个方面：一方面，是医院领导层根据区域发展规划和医院自身发展的情况而制定的中远期目标，这个目标包括了医院的规模、重点、技术、管理模式和实现方式等；另一方面，是医院领导层根据上述目标而制订的具体实施计划。所谓医院精细化的规划则是指医院所制定的目标和计划都是科学合理、有规范、有依据、可操作和可检查的。

五、医院精细化运营绩效管理的主要内容

医院精细化管理工作是一项内涵深、外延广的系统工程，包含医院环境、医院效率、医院质量、医院成本、医院绩效。现代化医院必须首先改变原有的医院管理模式，从以往的常规管理向精细化管理转变。要以医院的效能为核心、以患者的需求和满意为目标，建立科学的组织架构、完善的管理制度、规范的业务流程，以规范的流程来驱动医院的各项业务。医院开展精细化运营绩效管理的主要内容包括以下几个方面：医院科室风险价值评价、工作分析及岗位价值评价、精细化运营绩效计划的制订、管理部门的精细化绩效管理实施、精细化绩效考核方法、精细化成本核算、精细化绩效薪酬激励、精细化绩效考核结果应用、绩效持续改进、运营绩效业绩计量报告与分析及运营绩效管理信息化。

第二章　现代医院全面预算管理

第一节　现代医院全面预算组织体系

医院全面预算管理是在医院战略目标的指引下，进行的预算编制、执行与控制、考评与激励等一系列活动。医院全面预算是一项综合性的工程，它既是一项非常严肃的管理制度，又是一种技术性很强的管理方法，同时也是医院的一种运营机制和责任权利安排。因此，推行全面预算管理必然涉及医院的方方面面，需要医院为全面预算管理的实施构建良好的运作平台，夯实各项基础性工作。建立健全预算管理的组织体系是保证医院推行全面预算管理的重要内容。

一、医院全面预算管理组织体系设置

（一）医院全面预算组织体系功能

在医院全面预算的管理要求下，建立预算组织结构体系显得尤为重要，一个良好、高效的组织体系是实现医院全面预算管理目标、提高管理效率的基本保障，在全面预算管理中占有举足轻重的地位，其功能主要体现在以下几个方面。

1. 整合功能

合理的组织结构具有很强的整合功能，它能对组织中物质及人员资源进行有效配置和安排。通过结构的整合，使组织中的各种要素形成一个相互依存、相互作用、相互补充、相互协调的有机整体，充分发挥组织中个体智慧，强化组织的各项管理功能，从而达到整体功能大于局部功能的效果，顺利实现医院的目标。

2. 沟通功能

组织结构是构成各管理部门沟通的主要渠道，合理的组织结构能够发挥组织沟通的功能，使管理信息渠道畅通，顺利进行上行沟通、下行沟通、平行沟通，有助于消除各种分歧、矛盾、冲突，使组织内人员、部门之间达成思想和行动的一致，从而进行密切合作，顺利实现医院目标。

3. 激励功能

合理的组织结构中，每个人员有明确的任务分工，有清晰的责任和权力，这样使组织人员既有归属感，又有明确的努力方向，能够人尽其才，有助于组织和人员安心工作，有助于工作人员之间合理的协调分工，激励人员努力工作，团结奋进。

4. 规划功能

组织的总体性质和功能是由结构的状态所决定的，结构可以把组织的性质和格局稳定下来，使组织形成静态的性质和规模。因此，组织结构具有规划的功能，它不仅能够通过结构的设计规划组织的目标和规模，而且能够通过结构的调整，规划组织的发展方向。组织最重要的意义在于规划确定组织的总体格局，明确组织的职能、职责及各组成要素之间的相互关系。通过组织结构的设置和调整，可以明确组织的功能和目标，变革组织的战略方针，在组织内部建立完善的权责机制。

（二）医院全面预算管理组织体系设计原则

预算管理通过对医院的决策目标以量化方式进行资源配置，使医院的整个经营活动得到协调运转。全面预算组织是预算运行的基础保障，预算目标的实现必须建立在完善的预算组织基础上。全面预算管理组织的设置应结合医院的规模、组织结构、内外环境等因素。在设计组织体系时应遵循如下基本原则。

1. 科学、规范性原则

科学、规范是指设置的全面预算管理组织体系要符合医院全面预算管理的内在规律，要有助于规范和加强各科室、职能部门预算行为，科学合理筹集、分配和使用医院预算资金，进一步促进医院事业的发展。同时，医院全面预算又要符合要求，要遵守医院"核定收支、定项补助、超支不补、结余按规定使用"的预算管理办法。并且应该按照国家的规定编制预算，按照规定的程序上报主管部门和财政部门审批并执行。

2. 效率原则

医院全面预算管理组织体系的设计要做到有利、执行坚决、反馈及时、富有效率，这是现代医院管理对组织的基本要求。设置预算管理组织体系的目的在于充分有效地实施预算管理职能，确保全面预算管理活动的顺利运行。因此，只有高效、有力的组织机构才能保证此目的的实现。

3. 经济性原则

医院的预算管理组织设计必须做到经济实用，预算管理组织机构如果设计过于庞大、臃肿，不仅会增加预算管理的成本，而且会降低管理效率，造成管理混乱。因此，在设计及实施医院全面预算管理过程中，应充分考虑到成本和效益，如果因为开展全面预算管理导致费用上升、效益下降，那将得不偿失。相反，过于简单的组织结构，又难以担当全面预算管理的重任，造成顾此失彼、挂一漏万，最终导致全面预算管理的失败。因此，简繁适度、经济适用地设置全面预算管理组织体系，对于医院而言是非常重要的。

4. 系统性原则

全面预算管理是以预算为标准，对医院的医疗活动、投资活动、筹资活动进行规划与控制、分析与考评的一系列管理活动。它涉及医院人、财、物各个方面，又涉及医院医疗、科研、教学各个环节，是一个全员参与、全过程控制的系统工程。因此，医院应本着全面、系统的原则构建全面预算管理组织体系，从整体出发，正确处理好整体与局部之间的关系，全面考虑问题，注意预算组织体系的各个环节、问题的各个方面，注意事物的相互联系，协调好总体与子系统之间、系统与系统之间的关系，以及系统与外部环境之间的关系，要坚持以系统思维、系统分析和系统工程的方法来实施医院全面预算管理。

5. 权责明确原则

全面预算是医院重要的管理控制活动，全面预算的各个组织机构必须有明确、清晰的管理权限和责任。只有做到权责明确、权责相当，才能在实施全面预算管理中减少或杜绝"扯皮"现象。

权责明确是指应根据全面预算管理组织机构所从事的具体活动，明确规定其应承担的责任，同时赋予其履行职责所必需的权力。权责相当是指有多大权力，就应该承担多大的责任，权责对应，只有将权责匹配，将权责有机结合起来，才能使全面预算管理活动有效实施。

(三) 医院全面预算管理组织体系设计

公共组织结构根据权力或职能的分配方式，可分为直线式结构、职能式结构、矩阵式结构、事业部式结构等几种类型。根据医院的特点，医院全面预算管理组织应采用扁平型事业部式组织结构，即由预算管理委员会统一领导的管理模式。

全面预算管理组织体系是由全面预算管理的决策机构、工作机构和执行机构三个层面组成的，承担着预算编制、审批、执行、控制、调整、监督、核算、分析、考评及奖惩等一系列预算管理活动的主体。通过预算管理，实现对医院的决策目标以量化方式进行资源配置，使医院的整个经营活动得到协调运转。

预算管理决策机构是指医院组织领导全面预算管理的最高权力组织；预算管理工作机

构是在预算管理委员会领导下主管预算编制、监控、协调、分析、反馈、考评等全面预算管理工作的机构，一般由预算管理常务机构、预算归口管理机构、预算监督控制机构及预算考评管理机构组成；预算执行机构是指负责预算执行的各个责任预算执行主体，即预算执行过程中的责任中心。

二、医院全面预算管理决策机构

全面预算管理机构是医院全面预算管理的最高权力机构，在全面预算管理组织体系中居于核心地位。构建完善的全面预算管理决策机构对于医院的预算管理具有重要的作用。

（一）主管及财政部门

医院编制的预算应经医院决策机构审议通过后上报主管部门和财政部门审核批准，批准后医院要严格按照批复的预算执行。因此，按照医院财务制度的规定，主管及财政部门是医院全面预算的审核及批复的权力机构。主管部门（或举办单位）的职能是根据行业发展规划，对医院预算的合法性、真实性、完整性、科学性、稳妥性等进行认真审核，汇总并综合平衡。财政部门的职能是根据宏观经济政策和预算管理的有关要求，对主管部门（或举办单位）申报的医院预算按照规定程序进行审核批复。主管部门（或举办单位）应会同财政部门制定绩效考核办法，对医院预算执行、成本控制以及业务工作等情况进行综合考核评价，并将结果作为对医院管理层进行综合考核、实行奖惩的重要依据。公立医院预算的编制与执行，必须按照主管及财政部门规定的预算编制要求科学合理编制预算，要严格预算约束，强化监督检查，严格预算执行，努力促进预算编制和执行质量的不断提高。

（二）预算管理委员会

预算管理委员会是医院专司全面预算管理事务的决策机构，它对于提高医院全面预算管理的科学性和权威性，保证全面预算管理的规范性和有效性具有十分重要的作用。医院全面预算管理涵盖医院的医疗、教学、科研等活动的全过程，需要各个部门及科室共同参与。医院本身是一个整体，在这个整体中，各职能部门及科室是相对独立的，它们各自承担着不同的工作任务，有可能在实际的执行过程中出现不协调及冲突，从而影响预算的执行。因此，必须设置一个专门的预算管理部门负责协调整个预算管理工作过程，以便发挥预算团体协调控制与考评的作用，充分调动各个部门的积极性。

预算管理委员会在医院全面预算管理组织体系中居于主导地位，预算管理委员会的主要负责人应由院长担任主任委员，否则会失去预算管理委员会的威信。委员会的成员一般由总会计师、分管院长和医院内各相关职能管理部门的负责人，如院长办公室负责人、财务处负责人、采购中心负责人、审计处负责人、设备管理中心负责人、总务处负责人等人员组成。其中，副主任委员一般由总会计师担任。

预算管理委员会的主要工作是负责预算的制定和审批，监督各部门对预算执行的实时情况，解决预算执行过程中出现的矛盾，随时发现医院活动与预算的偏差并及时做出调整。其主要职责是：

①审议通过预算管理的相关政策、规定、制度等；

②结合医院事业发展计划，组织相关部门预测医院年度预算目标；

③审议通过年度预算目标、编制方法和编制程序；

④审查预算管理办公室上报的医院预算方案并提出意见；

⑤审议通过预算管理办公室上报的医院预算草案，并提交院长办公会审批；

⑥将经过院长办公会审批的预算草案报送上级主管部门；

⑦将经过上级主管部门审批的预算正式下达；

⑧协调预算编制及执行过程中的问题；

⑨检查、监督和分析预算执行情况，提出改善措施；

⑩审查科室、职能部门预算调整申请，并按规定程序逐级上报；

⑪审定年度决算，并提出考核奖惩意见。

预算管理委员会的设立具有重要意义，其在全面预算管理组织体系中居于主导地位，从根本上说，预算管理委员会是预算方案的综合审定机构，是医院内部全面预算管理的最高权力机构，其审定后的预算将成为各责任中心的最终执行指标。预算管理委员会的主要工作方式是定期或不定期地召开预算工作会议，其制定、审议的有关全面预算管理的重大事项，如年度经营目标、年度预算计划、年度决算方案、预算奖惩方案等，必须经职代会及院长办公会批准执行。医院的预算经审定后报经主管部门及财政部门批准后方可实施。

在预算管理委员会下可设置预算管理办公室，作为专门的办事机构。也可设置相应的预算分委员会，如价格委员会、业绩考评委员会和内部审计委员会等。

三、医院全面预算管理工作机构

医院全面预算管理工作机构是在预算管理委员会领导下主管预算编制、监控、协调、分析、反馈、考评等全面预算管理工作的机构，一般由预算管理常务机构、预算归口管理机构、预算监督控制机构及预算考评管理机构组成，各部门在全面预算管理工作中相互配合、相互监督。

（一）预算管理常务机构

预算管理常务机构是医院行使日常全面预算管理工作的部门，一般可在医院预算管理委员会下设一个预算管理办公室，作为全面预算管理的常务机构。预算管理办公室既可以单独设立，也可以采用与财务部门"一班人马、两块牌子"的办法设立，还可以在财务部门下设立一个专门的预算管理机构。对于规模较大的医院，应尽量采取独立设置预算管理常务机构的形式。值得注意的是，若采取由财务部门管理或合署办公的形式，一定要注意财务部门是医院的独立的职能部门，其作用限于医院的财务管理方面，而全面预算常务机构是预算委员会的组成部分，其作用涵盖医院的经营活动、投资活动和筹资活动。预算常务机构的人员除了财务人员外，还应有医务、人事、科研、技术等专业人员参加。

预算管理办公室负责处理与预算相关的日常事务，包括预算事前、事中、事后相关日常事务，以确保预算机制的有效运作，是连接预算管理委员会与各个预算责任中心的桥梁。

预算常务机构的主要职责是：

①传达医院年度预算目标，具体指导科室、职能部门编制预算方案；

②初步审查、协调和平衡科室、职能部门的预算方案；

③汇总编制医院的预算方案，报送预算管理委员会审查；

④与科室、职能部门沟通预算管理委员会审查意见，形成医院预算草案；

⑤根据院长办公会审批意见，调整医院预算草案；

⑥根据上级主管部门审批后的预算，分解、细化到科室、职能部门，并按科室、职能部门下达正式预算；

⑦组织医院预算的执行，按照预算审批权限，监督、控制科室、职能部门的预算执行情况，控制无预算、超预算的支出；

⑧收集科室、职能部门预算调整申请，并报送预算管理委员会审查；

⑨定期分析预算执行进度情况，编写预算执行分析报告，对专项经费进行专题分析，对重大资金项目进行绩效评估，并向预算管理委员会提交报告。

（二）预算归口管理机构

预算归口管理即在组织开展全面预算管理工作时，将不同的预算项目根据关联程度和控制需要，赋予这个组织中有关主体（即相应职能部门）一定的管理权力。医院可以根据自身的组织结构、业务特点和管理需要，责成内部财务、设备、基建、人事等各预算归口管理部门负责相关预算的编制、执行监控、分析等工作，并配合预算管理委员会做好医院总预算的综合平衡、执行监控、分析、考核等工作。在预算计划和控制流程中，部门管理者发挥的职能非常重要，因为他们是连接行政管理部门的计划和部门员工的执行之间的桥梁。如果他们不能理解或接受预算的目标和任务，就不会把目标和任务正确地传达给部门职工，目标结果就无法实现。因此，部门管理者的积极合作和投入对预算项目的执行至关重要。通常医院设置的归口部门主要有财务部门、人事部门、采购部门、基建部门、总务部门、院长办公室等。

1. 财务部门

负责医院收入预算、支出预算及收支结余预算的编制。汇总各基层预算科室的收入支出预算，编制医院总收入预算及总支出预算。

2. 人事部门

根据医院发展目标及人员配置结构，汇总并综合确定各部门人员增减数据向财务处上报人员预算，包括今年各部门的拟招聘人员计划、部门间人员调动计划以及各部门离退休人员计划等，便于财务处编制下一年度人员支出预算，并与各科室协商确定各科室业务计划变化。

3. 采购部门

负责医院各科室固定资产预算的申报汇总，如各项医疗设备的采购预算、医疗设备的维修及升级预算等，需要综合考虑各科室设备使用率、现有设备使用年限、设备总量、科室业务增长趋势等因素。

4. 基建部门

组织医院各科室进行工程类预算项目申报，如改建项目、新建项目、扩建项目等，并将工程预算及经济合同报送相关领导审批。

5. 总务部门

负责医院预算期内各项后勤业务预算的申报汇总，结合各科室使用面积、人员数量、物价水平等变化趋势，汇总填报医院水费、电费、日常办公设备维修、公务用车等预算。

6. 院长办公室

负责医院预算期内各项管理费用的申报汇总，结合医院人员数量、活动情况等变化趋势，汇总填报医院出国经费、业务招待费、差旅费、大型活动经费、重大行政办公费等预算。

（三）预算监督控制机构

预算管理监控机构是对全面预算管理执行过程和结果进行监督、控制的部门。为保证全面预算管理的健康、正常运行，医院必须对各责任部门的预算执行及审议情况进行监控。控制方式一般分为事前控制、事中控制、事后控制。

一般情况下，医院全面预算管理的监控体系是医院的预算管理办公室、审计部门或财务部门，医院全面预算管理监督部门的主要职责有以下方面。

1. 预算管理办公室

①组织、协调预算管理的监控工作。

②对责任部门的人事、工作效率进行监控。

③对医疗、科研、教学的质量及安全进行监控。

④汇总监督结果，对出现的差异及时处理或召开协调会。

2. 审计部门

①在医院全面预算管理中，审计部门负责对医院全过程活动进行监督控制。

②评价预算管理机能的效率、效果，促进提高预算管理素质和水平，促进医院资源的合理分配，帮助改善预算管理，以提高预算管理的效率和效益。

③审计部门监督控制贯穿于预算执行的事前、事中、事后的全过程，主要包括预算制度审计、预算编制审计、预算执行审计、预算调整审计、预算考核审计等。

3. 财务部门

作为资金管控的直接职能部门，财务部门在医院全面预算管理过程中承担多种职能，监督控制职能为其重要职能之一。监控内容主要有资金监控、会计核算监控等。其主要职责为：

①财务部门必须制订完善的收入、支出和资金占用计划，强化对医院资金运动全过程的监控和管理。对预算执行过程的资金流动进行监控；

②监督控制医院各责任部门的预算执行情况和收支情况，并对执行进度进行控制；

③对设备、物资的购买、入库、库存、管理等进行监督，对使用效率进行评价与监督；

④对预算执行过程的会计核算进行监控，各项支出收入是否得到有效控制，有无违反财务法规和会计制度情况；

⑤预算外开支是否履行了有关批准手续。

（四）预算考评管理机构

预算考评是对医院全面预算管理实施过程和实施效果的考核和评价，是医院全面预算管理的一项重要职能，是对各预算责任中心的预算执行情况和执行结果的评价，并将考核结果与奖惩结合起来，确保全面预算管理的各项工作落到实处，使预算工作不断完善。考评方式一般分为事前考评、事中考评、事后考评。预算考评管理工作一般由财务部门和人事部门承担，其他预算工作职能部门配合完成。

一般情况下，医院预算考评机构是预算管理办公室、财务部门或人事部门，其主要职责有以下方面。

1. 预算管理办公室

①负责预算管理考评工作的组织领导工作。

②负责考评工作方案的实施。

2. 财务部门

①对各预算编制部门编制预算数据的准确性和预算编制及时性进行考核、评价，确保预算基础数据真实、可靠。

②定期对预算执行和预算标准之间的差异做出分析，及时发现预算执行中存在的预算偏差和问题，为纠正预算偏差或预算调整提供依据。

③在预算执行完成后，对预算执行情况实施综合考评，确定预算差异并分析差异原因。

3. 人事部门

①运用科学方法结合医院具体情况制订奖惩方案，确定考评指标。

②根据财务部门的执行分析情况，落实考评制度，将预算执行情况与奖惩挂钩。

四、医院全面预算管理的执行机构

财务预算必须具有可执行性，预算目标需要逐级分解到各责任主体，医院预算管理执行机构是各级预算责任的执行主体。各预算责任中心是以医院的组织结构为基础，本着高效、经济、权责分明的原则建立的，它们既可以是以医院总体为单位，也可以是部门及科室，如各临床服务类科室、医疗技术类科室、医疗辅助类科室、行政后勤类科室等，也可以是班组等，预算责任主体是医院预算目标实现的直接责任中心。

（一）医院预算责任中心的划分原则

医院预算责任中心拥有与医院总体管理目标相一致、与其管理职能相适应的管理决策权，并应承担与其决策权相适应的经济责任。各预算责任中心的局部利益必须与医院的整体利益相一致，不能为了其局部利益而影响医院的整体利益。

医院的责任中心建立除了应贯彻责、权、利相结合的原则和目标一致性原则，还必须做到与医院的组织结构设置相匹配。一般而言，责任中心的划分还应遵循如下原则：

①医院在运营过程中，各部门、科室、班组应具有相对独立的地位，能独立承担一定的经济责任；

②凡划为责任中心的部门、科室、班组应有一定的管理和控制权利及责任范围；

③凡被划分为责任中心的部门、科室、班组均能制定明确的控制目标，并具有达到控制目标的能力；

④在医院运营活动过程中，各责任中心都必须能独立执行和完成目标规定的任务。

责任中心的划分，既不在于级次，也不在大小，凡在经济管理上的责任是可以辨认的都可以作为单独的考核单位，从门诊部、药械科、制剂室、药房，到临床科室、医技科室、洗衣室、技工室、锅炉房、电工班组，甚至医院或某科室的某项设备，都可以划分为责任中心。

（二）医院责任中心构建

构建医院预算执行组织的主要工作就是由各种责任中心组成的医院预算责任网络，医院预算责任中心的结构是与其组织结构相对应的，组织结构的类型决定了预算责任网络的布局。根据医院组织结构及权责范围，医院的责任中心可分为院级责任中心、科室责任中心、单元责任中心三个层次。

1. 院级预算责任中心

院级责任中心是医院预算责任体系的最高层次，它控制医院整体的运营过程，它不仅能控制医院的成本和收入，而且能够控制投资。一般而言，医院战略层组织机构拥有经营决策权，决定医院的发展方向和重大经营决策，它实际上是全面预算的执行人。一般而言，一个独立的具有法人地位的医院就是院级责任中心。院级预算责任中心的具体责任人应该是以院长为代表的医院最高层，其预算的责任目标就是医院的总体预算。

院级预算责任中心的主要职责是负责制定医院总体预算，并负责全面地执行。对于公立医院而言，院级预算责任中心在预算编制过程中，要严格按照国家有关政策的规定和要求编制预算，要体现公立医院的公益性，资源的配置与使用也应体现公共服务产品的特征，要实现社会效益与经济效益的统一，要兼顾效率与公平的原则。院级预算责任中心对内应该承担预算的综合管理工作，对外则要接受上级主管部门及财政部门的监督和绩效考评。

2. 科室责任中心

科室责任中心处于预算执行网络的中间层次，也是执行医院预算的主体，科室责任中心不仅要执行院级责任中心制定的预算，同时，还要组织本部门所承担的预算工作的编制、分解、执行、控制等预算工作。

（1）科室责任中心的划分

根据医院财务制度规定，医院的科室按照其功能及职责的不同，可划分为四类科室。

①临床服务类，是指直接为病人提供医疗服务，并能体现最终医疗结果、完整反映医疗成本的科室，如内科、外科、妇科、儿科等。医疗服务类科室既有业务收入，又有成本支出，是医院实现预算的中坚力量，其预算目标能否完成，关系到医院总体目标能否实现。

②医疗技术类，是指为临床服务类科室及病人提供医疗技术服务类的科室，如放射、超生、检验、血库、手术麻醉、药剂科、营养、医疗实验室等科室。由于我国是按照项目收费，所以医疗技术类科室所提供的服务可以收费，因此，既有收入，也有成本支出。

③医疗辅助类，是服务于临床服务类和医疗技术类科室，为其提供动力、生产、加工、消毒等辅助服务的科室，如消毒供应、病案、门诊挂号收费和住院结算等核算科室。医疗辅助类科室所提供服务保障基本不允许收费，因此，不能形成收入，只能形成成本支出。

④行政后勤类，是指除临床服务、医疗技术和医疗辅助科室之外的、从事院内外行政后勤业务工作的科室，如人事、科研、教育、财务、后勤等科室。行政后勤类科室中的医院管理类科室，如人事、财务等形成成本支出，后勤、教育等科室可形成收入，也可发生成本支出，但其形成的收入属于其他收入。行政后勤类中的管理类科室既是预算的执行主体，又是预算的监督与控制主体，如财务、审计、人事等科室。

（2）科室责任中心的主要职能

第一，申报收入预算、支出预算，进行预算基础资料供给。全面预算是医院的全面性计划，涉及运营管理的各个部门，与每个科室都息息相关，因此需要各基层预算科室提供编制预算所需的各种基础资料，即各项收入预算和各项支出预算，支出预算如工程预算、业务预算及资本性支出等等，预算的金额、数量、具体项目描述以及其编制依据，均要求由各基层预算科室分别提供。

第二，严格执行年度内预算下达指标。医院预算执行机构主要由各基层预算科室组成。医院各科室应当在年度内严格执行已下达的预算指标，以完成医院整体战略发展目标。

第三，自觉监督本科室预算完成情况。各基层预算科室应该自觉定期总结预算完成情况，及时调整预算执行中的不当行为，采取必要措施保证预算执行顺利。

基层预算科室是指科室预算的编制和执行部门，包括全院所有科室，由科室负责人对其全面负责。

3. 单元责任中心

单元责任中心是医院预算责任体系的基础层次，医院的总体预算需要分解到科室，科室分解到相关单元，医院的预算只有通过层层分解，才能建立责任体系，才能体现预算的全员参与的原则，才能有效实施。按照权责对应原则，单元责任中心可以按照预算管理的实际需要来设计。对于医疗服务类科室可以分为护理单元、医疗单元，也可以按照亚专科、专病化来设置单元责任中心。对于医疗技术类科室可按服务项目、医疗设备、班组分别设置单元责任中心。对于医疗辅助类科室可按班组、个人、服务项目来设置单元责任中心。对于行政后勤类科室可按照承担的任务、职能、所提供的服务等来设置单元责任中心。

单元责任中心可按部门、科室、班组等责任者进行归类，并由责任者负责和进行核算其收入与成本。要求把能够分清责任的收入、成本数据，分解到医院各部门、科室、班组或个人，做到干什么管什么，干与管一致，干的要对一定的成本负责，经济责任清楚。单元责任中心的收入、成本是考核各中心工作业绩的依据，并应和奖惩制度挂钩。

划分单元责任中心应按照可控性原则，对于成本应分清楚"可控成本"和"不可控成本"两类。可控成本是指可由医院一个部门、科室、班组或个人对其发生额施加影响并可控制的成本。不可控成本是指不能由医院某一个部门、科室、班组或个人施加影响并控制的成本。责任成本的可控与不可控是相对的，一项成本对某责任中心来说是可控的，而对另一责任中心则可能是不可控的；对上级责任中心是可控的，而对下级责任中心则又可能是不可控的。例如，医院总收入的成本，对药品责任中心来说是不可控成本，药品责任中心直接发生的费用属于药品责任中心的可控成本，间接分配的费用又是不可控成本，因为责任中心无法控制，因此，药品责任中心对不可控成本也就不能负责。

在医院的预算执行过程中，对于科室及单元责任中心还应设置预算员，完善的组织体系设置是为全面预算管理的合理、顺利实施提供的组织保证，其功能及优越性必须通过优秀的预算员在组织中正确、及时地完成工作予以实现。在预算管理办公室和各归口预算管理部门均应当设置专门的预算员指导基层预算科室预算申报、执行、调整，对全面预算管理全程进行跟踪、控制。各基层预算组织也应当设置专门的预算员，负责本部门预算工作。预算员是全面预算管理组织体系中最基础也是必不可少的执行单元，预算中的很多缺陷都可能源于糟糕的人际关系或管理层的恶劣态度，因此在有效的预算管理中，人是最主要的因素，因为预算编制流程可以实现自动化，但预算编制流程中人员行动的自动化是无法实现的。

第二节　现代医院全面预算管理的目标

一、医院全面预算目标概述

（一）医院预算目标的含义

预算目标是预算期内医院运营活动所要达到的目标和结果。预算目标是医院战略发展目标在预算期内的具体体现，是医院在市场预测和分析医院内部医疗资源的基础上，经过医院管理者以及医院内部各个预算管理部门反复测算、协调确定的。预算目标是医院实施内部控制、进行绩效评估的依据，同时也是协调医院各责任部门利益关系、加强各部门间联系与协作、调动职工积极性的激励工具。从预算目标的阶段层面看，预算目标可以细化为每月的预算、每季的季度预算、每年的年度预算和中长期医院战略规划目标，体现出短期目标汇总达到医院长期目标的过程；反过来则体现医院阶段性、项目性的目标细分。从预算目标的范围层面看，通过预算目标的确定，不仅可以将医院的发展战略和经营目标具体化、数量化，使之成为预算期内医院从事各业务活动的指南，而且通过预算目标的层层分解和细化，使医院预算目标转化为各部门各层级以及每名职工的责任目标和工作目标，它不仅可以明确医院及各预算责任单位在预算期内的工作重点和方向，而且提供了评价各部门和职工工作绩效的标准。

预算目标的设置应充分考虑医院外部环境及内部资源状况，明确医院预算期间的发展方向和必需的竞争水平，并建立以预算为基础的激励制度。预算目标的合理与否在很大程度上影响医院预算编制的合理性、预算执行的可控性和预算评价的准确性，并最终决定医院预算管理的整体功效。预算目标的确立一方面可以起到引导医院各项业务活动按预定规划进行、防止出现或及时纠正偏差的作用；另一方面还可以最大限度地发挥医院职工的积极性，提高各预算责任单位的效益，进而提升医院的整体效益。

（二）医院预算目标确定的原则

预算是指医院按照国家有关规定，根据事业单位发展计划和目标编制的年度财务收支计划。医院应根据公立医院改革要求，逐步建立"预算编制有目标、预算执行有监控、预算完成有评价、评价结果有反馈、反馈结果有应用"的预算绩效管理机制，实现全过程绩效控制和管理。实现全面预算管理，首先要编制全面预算。而编制全面预算，最重要的前置工作是确定预算目标。预算目标既是编制全面预算的主线和方向，也是整个全面预算管理系统运行的依据和灵魂。

预算目标本身在不同性质的单位中是有区别的，企业通常以利润及企业价值最大化为预算目标，而医院则不同，公立医院本身具有的公益性决定了其预算目标特性。公立医院肩负着经济效益和社会效益的双重责任，要想达到经济效益和社会效益的统一，我们必须确立好医院预算目标的设定原则。一般来说，确定预算目标要遵循以下原则。

1. 可行性原则

医院各项目标的制定要以国家和上级单位的政策性规定、医院的发展战略和年度计划为前提，以历史资料为基础，根据对各科室具体情况的实际调研，进行科学合理的预测。通过分析科室的具体特点和新一年度科室的业务展开计划来进行预算编制。要用可靠翔实的数据为依据确定，不能脱离实际、任凭主观臆断确定预算目标。在制定的过程中，预算目标应能反映医院在预算期内可以实现的最佳水平，既先进又合理。应避免目标"定位太高"或"定位太低"两种倾向。定位太高，导致预算目标难以实现，使预算丧失可行性，极易打击各预算执行部门的工作热情和积极性；定位太低，不利于挖掘医院潜力，也违背了实施全面预算管理的初衷。因此，医院的预算目标应在科学合理的政策前提下，保证合理定位，既遵循客观条件，又积极主动地努力完成指标。

2. 系统性原则

首先，在预算全面性上主要可以分为三个层次。一是在预算目标的属性上，既包括财务指标，又包括非财务指标；既有绝对数指标，又有相对数指标；既有定量指标，又有定性指标。二是在预算目标的范围上，既包括了从横向各个环节流程上的指标，又包括了纵向结构上各个部门层级上的指标。预算管理方面也提出要求："医院的一切财务收支、经济业务等必须进行统一核算，所有收入和支出须纳入部门预算管理。"三是在预算目标的制定上，既要兼顾国家、上级领导、医院领导、科室领导和职工的各方利益要求，又要兼顾医院的发展情况和近期的经营效益和社会效益。

与此同时，预算目标之间具有深刻的内在联系和严密的逻辑关系，预算目标不仅要与医院的发展方向协调一致，各期预算目标要前后衔接，以确保医院能够按步骤、分阶段地落实预算目标；医院的整体总目标也要和内部各部门各层次的预算分目标协调一致，相互适配，共同构成医院整体的总预算指标体系。

3. 客观性原则

医院预算目标首先必须是客观的。目标的制定必须符合客观需求，关注各影响因素和外部环境变化，以科室业务量的合理预测为基础；考虑科室的资源配置情况、技术要求等内在环境因素。在保证客观的前提下，预算目标要以医院的计划为导向，为各预算执行责任单位预算期内的经营活动指明方向和重点。因此，医院的预算目标要根据内部各预算责任单位的具体特点和职能，有针对性地涉及预算项目和制定预算目标，引导各预算责任单位的工作重点和努力方向。例如，如果医院年度任务中除了要重视收支情况，还要突出重视医疗服务效率情况，在预算指标的制定上就要将病床使用率、平均住院日等作为一项重要的指标进行考虑；如果医院要求重视安全医疗，就要将门诊与出院诊断符合率、无菌手术"甲级"愈合率、院内感染率、手术并发症率等指标考虑进去。

4. 可控性原则

医院在向各预算执行责任单位分解落实预算目标时要遵循可控性原则，凡是出现某预算执行部门不能控制的指标，一定要将其变为可控制性指标。例如，成本指标是由消耗因素和价格因素构成的，对于耗材的采购权由专设部门（如采购中心）统一管理，科室没有采购权，物价是由物价部门按照统一的标准制定的，而对于耗材的领用和消耗部分科室是可以控制的，所以在落实预算目标时要全面考虑到各因素，对于可以控制的消耗因素如何确定预算目标，对于价格因素转变为可参考的合理的计划价格，可以适当地进行控制。

二、医院预算目标的影响因素

预算管理是医院管理机制之一，预算目标确定及其分解作为预算管理工作的起点，是预算机制发挥作用的关键。预算目标受到国家政策、经济、医疗行业、市场环境、医院内部资源条件等诸多因素的影响，它的最终确定是医院主管部门、财政部门、医院管理者及内部各预算管理部门反复协调与博弈的结果。

（一）医院外部影响因素

1. 宏观政治、法律及社会环境

医院的医疗、教学、科研活动是社会经济生活的组成部分，而社会经济活动会受到政治活动的影响。同时，医院的运营活动还受到法律、法规约束。医院向社会人群提供医疗服务，医院在运营时还必须分析社会人口状况及特征。因此，制定医院预算目标，必须了解政治、法律、社会环境，确定和判断它们对医院的现实和潜在的影响程度，这将有助于对医院的运营进行全面把握。

2. 卫生政策

医院是公益性事业单位，是卫生服务的提供者，我国从 2009 年启动的深化医药卫生体制改革，提出了"将基本医疗卫生制度作为公共产品向全民提供"的核心理念和总体思

路。国家对公立医院性质及任务的定位决定了医院总体预算的目标必须体现出公益性特征，切实履行公立医院的职能，向病人提供优质、安全、方便、价廉的医疗卫生服务。

3. 医院管理体制

我国《关于公立医院改革试点指导意见》明确提出公立医院改革的总体目标：构建公益目标明确、布局合理、规模适当、结构优化、层次分明、功能完善、富有效率的公立医院服务体系，探索建立与基层医疗卫生服务体系的分工协作机制，加快形成多元办医格局，形成比较科学规范的公立医院管理体制、补偿机制、运行机制和监管机制，加强公立医院内部管理，完善医院组织结构，推进医院管理的制度化、规范化和现代化。因此，医院在确定预算目标时必须符合公立医院改革目标的要求，通过实施预算管理，建立科学、规范的现代医院管理体制。

4. 医疗保险政策

医疗保障支付制度改革也是医院制定预算目标时必须考虑的重要因素，不同的支付制度影响医院的行为及其发展。目前，我国正在积极探索实行按病种付费、按人头付费、总额预付等方式；落实医疗救助、公益慈善事业的项目管理和支付制度，完善补充保险、商业保险支付方式，有效减轻群众医药费用负担；探索由医院（医院代表）和医疗保险经办机构谈判确定服务范围、支付方式、支付标准和服务质量要求。因此，医院在确定预算目标时必须认真研究、分析医疗保险政策，适应医疗保险政策的变化，科学、合理地制定医院的预算目标。

5. 财政补偿政策

我国《关于公立医院改革试点指导意见》明确提出推进医药分开、改革以药补医机制，逐步将公立医院补偿由服务收费、药品加成收入和政府财政补助三个渠道改为服务收费和政府补助两个渠道。服务收费和政府补助考虑医院功能定位、医疗保障基金承受能力、本地财政能力、城乡居民收入水平和对价格调整的承受能力等因素合理确定。同时政府还要加大投入，政府负责公立医院基本建设和大型设备购置、重点学科发展、符合国家规定的离退休人员费用和政策性亏损补贴等，对公立医院承担的公共卫生任务给予专项补助，保障政府指定的紧急救治、救灾、援外、支农、支边和支援社区等公共服务经费，对中医医院（民族医院）、传染病医院、职业病防治院、精神病医院、妇产医院和儿童医院等在投入政策上予以倾斜。政府的财政补偿政策对医院预算目标的影响最为直接和重要，医院在制定预算时必须认真研究政府财政补偿政策，其所确定的预算目标必须符合政府财政政策的规定。

6. 医疗市场

确定医院的预算目标时还必须分析市场环境因素的影响。根据迈克尔·波特的理论，产业竞争激烈与否取决于五种力量的影响：现有医院的竞争、潜在的进入者、可替代品的威胁、买方的议价能力、供应商的议价能力。这五种力量决定了医疗行业的竞争激烈与否，决定了医疗市场的发展潜力。因此，医院预算目标的确定必须分析医院所处的市场环境，通过综合分析与调研，制定符合医院发展需求的预算目标，以实现医院的可持续发展。

（二）医院内部影响因素

1. 医院战略

医院战略是在对医院宗旨和战略分析结果的基础上形成的，是医院制定预算目标的最重要的依据。医院的战略具有相对长期性、前瞻性，一般以定性描述方式出现，随着竞争环境的变化随时调整，因而具有柔性的特征，战略管理的关键在于执行。而预算管理具有短期性、现实性和可操作性，是一种定量表达，一旦颁布即成为"医院的基本游戏规则"，因而具有刚性的特征。预算目标应该体现医院战略目标，医院战略决定预算目标，预算目标是对医院战略目标与管理方针的基本描述，从这个意义上说预算目标应该具有整体性、长期性和相对稳定性的特征，没有战略意识的预算不可能增强医院的竞争优势。医院的预算以战略为导向，还应体现不同时期医院的发展思路与方针的差异，所以不同医院和同一医院不同时期预算管理目标与重点应该不一样，预算目标、指标选择必须适应和体现出这种变化。预算管理的战略性体现在它沟通了医院战略与具体运营活动的关系，使医院的战略意图得以具体贯彻，长短期预算得以衔接。

一般来说，医院战略是医院长期运营的总括方针，应该体现在年度预算中，而预算作为一种战略行动的安排，使日常的经营活动和医院的战略部署得以沟通，形成了具有良好循环的预算系统。预算管理是医院战略实施的保障与支持系统，战略虽然明确了未来的具体目标，但只有通过预算定量化的指标体系才能完成。因此，没有预算支持的医院战略是不具有可操作性的、空洞的战略，而没有战略引导的医院预算，是没有目标的预算，也就难以提升医院的竞争能力和可持续发展能力。

2. 医院管理架构

医院的组织管理体系及管理能力是制定医院预算目标以及构建医院预算管理体系的重要影响因素。医院预算目标的确定必须审视和诊断医院的管理框架体系，如医院是否建立了战略管理架构，医院的近期和远期目标是否可度量并得到了很好的宣传，所有层次的管理者是否都在有效地进行计划，管理者是否很好地进行授权，职工的士气如何，医院的奖励和控制机制是否有效，医院管理变革和创新能力如何。良好的医院管理是制定医院预算目标并能有效实施的重要保证和前提。

3. 医院规模

不同级别、不同规模的医院，其战略目标、内部组织架构、管理能力和资源条件存在巨大的差别。因此，医院在制定预算目标时必须依据自身的规模、管理等条件来量身定做，制定适合自身条件的预算目标。医院对预算目标的制定还应该考虑医院发展速度、市场规划、市场份额等因素，要从目标的现实性、可操作性方面对预算目标进行修正与调整。

4. 医院资源及技术条件

医院预算目标的制定涉及方方面面，要综合考虑诸多环境的影响因素。但是具体到每个医院来说，要制定科学、合理的预算管理目标，必须基于自身的资源与技术条件，必须根据具体情况做出具体的预算目标决策，并注意可操作性以及每项指标在整个目标体系中的权重。因此，医院确定预算目标时，必须认真分析、审查内部的资源与技术条件，具体包括：医院的财务资源、人力资源、设备房屋、市场营销、医疗状况、科研与技术开发、信息系统程序等。同时还要分析医院内部资源的动态变化及保证条件，充分挖掘资源优势因素，应做到物尽其用，避免资源的闲置浪费，只有这样，才能制定出适合医院发展的预算目标，才能达到预算管理的预期目标。

三、医院全面预算目标的确定方法

预算目标的确定和医院的预算管理模式密切相关。编制全面预算首先要确定预算总目标，然后对预算总目标进行综合分析，层层分解，落实到部门及科室。预算目标的确定可以以收入目标、成本目标、结余目标为起点，但无论采用何种顺序确定预算目标，最终目的都是为确定一个科学、客观、可行的结余目标。

（一）收入目标的确定

1. 基数加成法

基数加成法是指以上年完成的收入或前几年完成收入的平均数为基础，再结合预算期内单位投入、新业务开展、技术引进、价格调整等方面的情况，确定一个增长比率，以此确定医院的预算目标。

$$预算收入 = 上年收入 \times （1+计划年度收入增长百分比） \qquad (2-1)$$

2. 概率预算法

概率预算的编制，首先要预测各预算因素可能出现的具体数值，以变动的观点估计所列示的具体数值出现的可能性，再将各种预算因素出现的概率与预算因素之间的关系进行组合，得出在不同情况下的联合概率，最后以各种联合概率来测算出相应的期望数值，并汇总出不同情况下的可能预算，进行比较分析。

（二）成本目标的确定

1. 目标结余倒推法

目标结余倒推法是指医院在业务量与服务价格既定的前提下，从已确定的目标结余出发倒挤出目标成本。

$$目标成本 = 目标业务收入 - 目标结余 \qquad (2-2)$$

2. 预测汇总表法

预测汇总表法是指按费用或成本项目就其变动情况分别预测，然后加以汇总，从而得出目标成本的初步值的方法。

$$目标成本 = 基期成本 - \sum 每一要素增减变动值 \qquad (2-3)$$

（三）结余目标的确定

1. 基数加成法

基数加成法是指以上年完成的结余或前几年完成结余的平均数为基础，再结合其他因素，确定一个固定的加成比率，以此确定医院的预算目标。

$$目标结余 = 上年实际结余 \times （1+计划年度结余增长百分比） \qquad (2-4)$$

2. 效益系数法

效益系数法是指通过本医院或者与行业其他单位投入产出量相比，得出效益系数。

$$目标结余 = 计划业务收入 \times 预订业务收入结余率 \qquad (2-5)$$

3. 本量利分析法

$$目标结余 = \sum 预计业务量 \times （单价 - 单位变动成本） - 固定成本总额 \qquad (2-6)$$

四、医院全面预算目标的分解

预算目标的合理分解，可以使基层科室之间奋斗目标保持一致和平衡，使医院预算管

现代医院管理理论与实践

理具体化、精细化。各层次的责任目标以及各责任部门、责任人的行为能否依据医院预算目标加以明确分解和有效实施，不仅影响着医院各项经济资源潜能的充分发挥，而且影响着责任人的积极性、创造性和责任感，最终影响医院预算目标的实现程度和效果。

医院预算目标的分解可以按照预算的空间维度和预算的时间维度两种形式进行分解。

（一）按预算的空间维度将预算目标进行分解

目标分解可以按照各级科室或职能部门展开，也可以按照工作岗位展开。按空间维度进行的分解可以分为自上而下的层层分解及自下而上的层层分解。

1. 自上而下的预算目标分解

即由上级部门确定总体预算目标，然后将预算目标逐层分解到各下级部门。这种"自上而下"的分解流程能将医院目标直接体现在医院预算之中，体现了预算的整体性和权威性，但由于对基层的信息掌握有限，很容易让预算目标的分解脱离实际，使预算的可执行性降低，难以发挥其计划、协调、控制的作用。自上而下的预算目标分解方法主要包括：倒挤法、固定比例法、基数法、因素分析法和联合基数法。

（1）倒挤法

首先把不确定性因素较小的责任单位和个人的具体预算目标确定下来，然后在医院整体预算管理目标中逐一扣除，逐步倒挤出医院内部各级责任单位和个人的具体预算目标。

（2）固定比例法

固定比例法，指充分考虑医院内部各级责任单位和个人以往在实现医院整体预算管理目标中的贡献能力大小，合理确定一套固定的分配比例，据以将已经确定的医院整体预算管理目标按比例分解、落实。

（3）基数法

基数法，是以各级责任单位和个人上年完成预算目标或前几年完成预算目标的平均数为基础，预测预算期发展速度，在此基础上分解，确定预算目标的方法。这种方法简便易行，应用面广。

（4）因素分析法

因素分解法，指将有可能影响各级责任单位和个人预算期间预算目标完成情况的各有关因素综合起来，采用一定的分析方法进行分析，最终合理分解，落实医院整体预算管理目标，确定各级责任单位和个人的具体预算目标。这种方法需要分析影响医院的各种因素，看似准确，其实可靠性不强。原因在于：一方面，它的分析计算工作量大，程序烦琐，效率较低；另一方面，由于不可能面面俱到，往往顾此失彼或者抓不住主要矛盾，从而影响目标分解的准确性和合理性。

（5）联合基数法

联合基数法是指医院在确定各科室预算目标时，预算委员会（上级）每年根据医院战略目标，对行业进行分析和预期，结合医院的具体情况，提出各科室的年度目标。各科室（下级）在不低于上级提出的指标基础上，提出自己经充分努力可以完成的指标。然后，以上下级提出指标的算术平均数作为当年医院的基数指标。

年末，根据各科室实际指标的完成情况，计算出奖励系数和受罚系数。奖励系数是根据实际完成数与上级要求数之差再乘以一定比例；受罚系数是根据下级自报数与实际完成数之差再乘以一定比例。最后根据奖励系数与受罚系数之和计算出科室预算完成情况的净奖励系数。

在使用联合基数法确定医院各科室的收入预算时：

$$科室的年度收入=基本收入+风险收入 \tag{2-7}$$

其中，风险收入=科室超指标完成数额×奖励系数-科室少报数×受罚系数

$$\frac{1}{2}奖励系数<受罚系数<奖励系数 \tag{2-8}$$

运用联合基数法确定预算目标，有效地避免了科室在自行申报预算数时上报不真实、留有很大余地的情况，科室在申报预算时，不得不将真实的数据提供出来，因为只有下级科室自报预算目标与实际完成结果一致时，其所获得的净奖励才是最大的。这样，可以将医院和科室的利益最大限度地结合起来，同时，可以调动科室职工的工作积极性。

2. 自下而上的预算目标分解

"自下而上"的预算分解流程是由下级职能部门提供数据，预算编制委员会对这些数据进行汇总，确定预算目标总量，然后再分层分解到各个部门。这种编制流程虽然一定程度上解决了预算严重脱离实际的情况，但是上下级及职能部门的信息交流不顺畅和不完全，无法做到有效沟通，致使预算目标编制有所保留或夸大。其主要方法是自主申报法。

自主申报法，是指由医院预算管理委员会召集各级责任单位和个人（或代表），在说明预算期间医院整体预算管理目标和相关医院内外部环境的背景下，动员各级责任单位和个人根据自身实际能力大小与实际状况自主申报其各自在医院整体预算管理目标中愿意承担的份额，经过预算管理委员会的修正，据以进行分解的方法。

（二）按预算的时间维度将预算目标进行分解

将年度预算目标按照一定的流程方法评估、细化，编制到科室后可按照如下方法分解到月/季度。

1. 全年平均分摊法

全年平均分摊是指将年度预算目标按照预算期平均的方法均匀地分解到季/月度。

2. 参考历史经验分摊法

参考历史经验分摊法是指将年度预算参考往年的历史数据逐级、按时间顺序进行分摊，此种方法充分考虑到了各科室患者就诊的周期性、提供医疗服务业务的时间性差异等因素，使预算标准具有更强的可参考性。

第三节　现代医院全面预算的执行与控制

一、医院全面预算控制原则

医院预算是为了最有效地利用各项医疗资源，实现医疗服务的最大化，满足社会公众的需求。预算控制作为一种比较成熟的控制工具，经过不断总结提炼，形成了一套完善的原则。作为反映预算管理基本规律的预算控制原则，涵盖了从预算编制、预算执行到预算考核的全部环节。

（一）全面性原则

预算控制的对象是预算的执行过程，而预算执行过程又涉及医院各个环节、各个部门、全体成员，所以，有效的控制应该借助各部门、各成员的力量，它应该是预算执行者之间的自我监控和相互监控的结合，所以需要建立一个全方位、多层次及多元的预算执行控制责任主体。所谓全方位，是指预算控制必须贯穿到医院的各个业务过程、各个管理活动，覆盖医院所有的部门和岗位，不能出现任何遗漏。所谓多层次至少包括两方面：一是预算管理委员会对预算整体进行监控；二是按逐级负责制原则，由上级对下级的预算执行情况进行监控。所谓多元，是指既有事后的控制措施，又有事前、事中的控制手段；既有约束又有激励；既有财务上资金流量、存量预算指标的设定，会计报告反馈信息的跟踪，又有人事委派的策略。这样，医院的预算目标就可以渗透贯穿到决策、执行、监督、反馈等各个环节，各个责任单位能真正讲究工作效率，形成纵横交错、互控与自控相结合的责任体系，确保预算目标的实现。

（二）及时有效原则

预算控制应该能够为内部控制目标的实现提供合理保证，医院全体职工应当自觉维护预算的有效执行，控制程序具有可操作性，避免预算管理失效。在预算批准下达时，各预算执行单位必须认真组织实施，将预算指标层层分解，从横向和纵向落实到医院各部门、各环节和各岗位；在预算执行过程中应建立预算执行责任制度，对照已确定的责任指标，定期或不定期地对相关部门及人员责任指标完成情况进行检查，将发现的问题及时纠正处理，实施考评。

（三）成本效益原则

预算控制应当权衡实施成本与预期效益，以适当的成本实现有效控制。预算的执行与控制方案直接影响业务部门及管理部门的运作效率，因此应充分考虑成本效益原则。

（四）重要性原则

预算控制不需要面面俱到，而是要抓住重点，对重点预算项目严格管理；而对于其他项目则应尽量简化审批流程。对关键性指标要按月跟踪、检查，并对其发展趋势做出科学、合理的预算。

（五）适应性原则

预算控制应当合理体现医院的运营规模、业务范围、业务特点、风险状况以及所处具体环境等方面的要求，并随着医院外部环境的变化、运营业务的调整、管理要求的提高等不断改进和完善。

（六）归口控制原则

对于专业费用预算，财务部门可采取总量控制方法，由归口专业部门进行具体控制和调配，财务部门只审核总量是否在预算内。

二、医院全面预算控制内容

（一）预算控制概念

预算控制是预算管理中的核心步骤，控制是落实预算、保障预算实现的有效措施，它的实施效果最终决定着预算管理所发挥的作用。所谓预算控制系统是指在预算期间各业务采用一定的控制方法，对指定的预算责任单位的预算项目进行控制，并提供相应的预算控制报告。为保证预算的实现，就必须对预算进行必要的控制。预算控制是通过编制预算的形式，对医院未来运营活动发生的成本、费用、收入、结余等加以干预、协调和指导的过程。预算控制是一种目标控制、一种价值控制，同时也是一种制度控制。

（二）预算控制的分类

预算控制是按照一定的程序和方法，确保医院及各预算执行部门全面落实和实现全面预算的过程。根据不同的情况预算控制有不同的划分种类。

1. 根据预算控制的时间不同，预算控制分为事前控制、事中控制和事后控制

（1）预算的事前控制

预算的事前控制是医院开展全面预算管理的一个重要环节，也是医院进行全面预算管理信息化需要考虑的一个重要方面。通过预算控制系统，医院预算管理部门可以很方便地对各预算单位的预算进行有效的预警和控制。通过将预算控制和日常审批流程相结合，在业务活动发生前，通过相应的审批过程，达到事前控制的目标。它是对预算执行结果影响因素的控制，在偏差发生之前采取措施，因此控制效果是最理想的。

（2）预算的事中控制

事中控制是一个动态性的控制，通过事中控制可以有效抓住控制点，及时发现差异，衡量绩效，纠正偏差。预算的事中控制是指对费用、采购和资本性支出等涉及现金支出的预算，由预算执行审批相关人员按照医院内部控制流程中相关费用控制流程的执行进行逐级审核、控制的过程。医院应当建立预算执行责任制度，明确各预算执行部门、监督部门以及相关责任人员的责任，定期或不定期地对预算执行情况进行检查，实施考核，落实奖惩。医院必须依法取得收入，各职能管理部门按照收入预算目标，采取积极有效的措施，依据国家价格和收费管理政策合理组织收入。医疗机构的各项支出，必须按照国家规定的开支标准、严格的审批程序办理。支出管理部门应严格按照支出预算的项目、支出审批权限和审批程序合理安排支出；要严格控制无预算、超预算、不符合审批程序的各项开支。要努力降低成本费用，合理调节资金收付平衡，严格控制资金支付风险。它是在预算执行活动之中随时纠偏，从而保证预算活动的质量。控制的效果依赖于基层管理者，它要求管理者必须有较高的素质，医院领导层必须重视且提供一种良好的工作环境氛围。

（3）预算的事后控制

预算的事后控制是在预算执行之后进行的，主要目的在于总结规律，积累经验，为下次预算做准备，提高预算编制质量。其重点放在对发生的行动效果（被控结果）的经常监督和调整上，以通过核算和分析获得信息，并与控制标准进行比较，提出纠正偏差的行为措施，确保控制目标的实现。这种控制方法的主要特点：一是以执行结果中所获得的信息反馈为前提；二是有较完整准确的统计资料为依据；三是通过分析、比较、采取措施以达到控制效果为目的的。事后控制一般可采用严密有效的财务核算和分析报告系统，循环的定

时和不定时的资产检查，以及定期不定期的财务及经济业务审计。

2. 根据预算控制的方法不同

预算控制分为授权控制、反馈控制、调整控制、制度控制。

（1）授权控制

为了明确医院各级各部门负责人有关预算执行的责任，保证各级各部门负责人能通过预算有效控制其业务活动，提高预算执行效率，医院必须建立预算执行的分级授权审批制度。所谓授权是指有关单位和岗位在处理业务时必须得到相应的授权，经批准后才能进行。授权控制是在某项预算业务活动发生之前，按照既定的程序对其正确性、合理性、合法性加以核准并确定是否让其发生而进行的控制，这种控制方法是一种事前控制，能将一切不正确、不合理、不合法的经济行为制止在发生之前。预算是集权与分权的结合体，它以预算为界限来划分授权范围。为真正落实预算管理，医院内部必须明确预算审批权限和预算执行权限的划分规则，从而进一步落实各责任主体的管理责任。

授权分为一般授权和特别授权。一般授权是医院内部较低层次的管理人员在其权限之内，依照既定的预算、计划、制度等标准对正常的业务活动进行的授权。特别授权是对非经常业务活动行为进行专门研究做出的授权。按照规定的预算科目和批复的预算额度合理使用资金，定期向预算管理部门报送预算总表和明细表。各部门负责人对本部门预算执行情况的准确性、真实性和完整性负责。就预算控制而言，授权有四层含义：一是有限的资源运用权力；二是有限的资源批准权力；三是责任是授权的前提和代价；四是对权力的受托报告责任。

（2）反馈控制

预算反馈控制是指通过会议、报告、调度、分析等多种形式，及时掌握预算执行情况的预算控制活动。建立健全预算信息反馈系统是确保全面预算管理系统高效、协调运行的基础与保障，也是实施预算控制的重要工具。为保证预算目标的顺利实现，在预算执行过程中，各级预算执行部门要定期对照预算指标及时总结预算执行情况，对于发生的新情况、新问题及出现偏差较大的重大项目，应当及时查明原因，计算差异，提出改进措施和建议；财务部门应当利用各个责任中心的会计核算资料和财务报表监控预算的执行情况，及时提供预算的执行进度、执行差异及其对医院预算目标的影响等财务信息，促进医院各预算执行部门完成预算目标；医院预算管理部门要及时向医院预算管理委员会报告预算的执行情况，以便医院决策管理层能够及时、全面地了解情况，进行协调、监督和指导；医院预算管理委员会应定期召开预算执行分析会议，全面、系统地分析预算管理部门提交的预算执行情况报告，对存在的问题及出现偏差较大的重大项目，责成有关预算责任部门查找原因，提出改进运营管理的措施和建议。

预算反馈控制主要包括预算反馈例会和预算反馈报告两种形式。预算反馈例会是指为了保证预算目标的顺利实现，在预算执行过程中，预算管理部门和预算执行部门定期召开的各种预算例行会议。通过召开各种例会，可以对照预算指标及时掌握预算执行情况、掌握差异、分析原因、提出改进措施。预算反馈报告是指采用报表、报告、通报等书面或电子文档形式进行预算信息反馈的预算控制方式。预算反馈报告是预算反馈控制的重要内容，预算反馈报告反馈的各种信息是各级领导和预算管理部门实施预算控制的重要依据。

（3）调整控制

预算调整或修正是指当医院内外部环境发生变化，预算出现较大偏差，原有预算不再适宜时所进行的预算修改。由于医院外部运营环境和内部资源条件的变化，预算调整是预算实施过程中的必然问题和基本环节。但预算调整又应该是一个十分规范的过程，必须建立严格、规范的调整审批制度和程序，并按照规定的程序进行调整。预算调整范畴可分为三类：一是项目间调整，指预算单元在本部门已编制预算各项目之间的数据调整，该类调整不影响总资源的投入，属于预算内调整；二是追加调整，指在已有预算项目基础上由于运营规模、业务量等扩大导致的增加预算投入，影响总资源投入；三是新增调整，指在新的市场环境下增加新业务的预算项目，影响总资源投入。后两者均属于预算外调整。无论预算调整是追加、调减还是新增，都要实行逐项审批、逐级审批制度，统一由预算负责人员办理。

预算调整同预算的制定一样，是一个重要、严肃的环节，必须建立严格、规范的调整审批制度和程序。一般来说，预算调整规则中应该包括预算调整条件、预算调整程序和审批权限规定等。通常，只有下列情况发生且致使预算编制的基础不成立或导致预算执行结果产生严重偏差的时候，方能进行预算调整：第一，市场需求发生变化；第二，医院内部资源发生变化；第三，增补临时预算；第四，外部市场环境发生重大变化。在程序上，一般预算调整需要经过申请、审议、批准三个主要程序。调整申请应说明调整理由、初步方案、前后预算指标对比及调整后预算负责人等。调整审议决策时应遵循以下原则：预算调整事项不能偏离医院发展战略和年度财务预算目标，调整方案应在经济上实现最优化，调整重点应放在财务预算执行中出现的重要的、非正常的、不符合常规的关键性差异方面。预算调整不仅要在制度权限上进行控制，同时还要在技术层面上进行控制，对预算系统的操作、变更等项目、编码、口令等无法随意更改，力求设计严密，达到预算操作使用与控制的目的。

（4）制度控制

预算一经确定，在医院内部便具有"法律效力"。作为一种控制制度，预算本身不是目的，预算的目的是为了加强控制。而预算无论是作为目标控制或是程序控制，均是以规范、严格的制度方式实现的。预算控制制度主要包括预算系统设计控制制度、预算执行控制制度和预算结果考评控制制度，由此来实现预算的事前、事中、事后的系统控制职能。

首先，预算控制通过对预算系统设计的制度控制，明确了不同责任主体在预算管理系统中的责任，揭示了这种责任的目标形成、表现形式以及审校程序和方法等，使预算目标得以落实和细化，为目标控制提供良好的前提。

其次，预算控制通过一系列相应的制度来强调和实现执行过程中的控制。重点包括以下三点。①授权制度。授权制度是一切内部管理和控制制度的基础，是包括预算控制在内的所有制度的制度。通过授权，使各责任单位的权力得以明确体现，这既是一种分权，又是以不失去控制为底线的。授权制度是权力控制者采用合理的方式，在为实现整体利益的目标前提下，明确各单位的责任；在此范围内，各预算单位权力义务并存。这种激励与约束并存的制度控制极大地降低了控制成本。②重点预算执行控制。不管预算以何种形式进行控制均会消耗资源，均会导致成本支出：控制点越多，控制成本越大；控制面越广，控制程度可能越低。因此，控制必须有重点、有核心。在预算执行过程控制制度中，我们应特别注意医院战略、医院管理模式、医院行业特征等方面的情况不同，预算控制重点也不同，力求达到事半功倍的控制效果。③信息反馈与报告制度。执行过程控制的一个重要基础是必须有及时、相关的信息反馈作为支撑。没有有效的报告制度，预算控制乃至整个内部控制均变成空话，无法起到应有的作用。

最后，通过预算科学的考评制度来实现其结果控制，并进一步强化预算管理的激励和约束机制作用。

3. 根据预算控制的对象不同

预算控制分为资金控制、成本费用控制、采购控制、存货控制。

（1）资金控制

资金控制主要就是资金计划的平衡、协调，就是把好资金支出关。医院每天若干笔资金的支付，要弄清楚来源和出处。控制要点有以下四点。

第一，建立现金流管理制度。现金流管理制度是实行资金预算控制法的基本前提，比如收支两条线管理制度。各责任中心每月底向财务部提交下月费用、采购等资金计划，费用资金计划的来源就是年度预算费用的使用情况，采购资金计划的来源就是采购计划以及付款政策。

第二，预算委员会平衡批准后下发执行。财务处安排资金的使用，同时及时催收应收账款。

第三，建立严格的货币资金业务授权批准制度。明确被授权人的审批权限、审批程序、责任和相关控制措施，审批人员按照规定在授权范围内进行审批，不得超越权限。医院货币资金收支和管理必须统一由财务部门负责，对未经授权的部门和人员，严禁其办理货币资金业务或直接接触货币资金。

第四，及时分析现金流预算执行情况。跟踪、分析现金流预算执行情况达到如下目标：分析现金流的有效性，不断提高医院资源运营水平；分析现金流执行偏差，促进现金流预算精准度的提高；及时发现擅自改变资金用途等不良现象，降低财务风险，实现现金流预算控制法的目标。

（2）成本费用控制

成本费用控制的范围是指可控性的成本费用，在可控性费用中又分为变动性费用和固定性费用，对变动性费用的控制有三点。一是人员经费，各科室应根据工作需要合理配置人员，严格控制人员增长，实行竞聘上岗、推行全员聘用制，因事设岗，以岗定员，实行合理的减员增效，对转职、轮转、返聘等人员进行正确及时的划分，使人员达到有效的优化配置。同时，实行人员激励考核制，通过奖惩绩效等方式对个人、科室、医院从不同程度上起到控制成本、合理增效的目的。二是卫生材料费，医院成本中医疗卫生材料消耗占较大比重，而且属于可控变动成本范畴，各医疗相关科室应注意在领用时合理控制。各预算责任单元负责人应充分考虑本科室运营收入情况，制订合理的消耗定额和领用计划，避免无故大量领用、浪费或囤积的情况发生，做到各个期间收支合理。同时注意降低损耗率，提高卫生材料的可用性。三是公用成本费用，对医院所需消耗的水电费、燃气费、供暖费等，各科室人员应以身作则，提高节约意识，在保证医院正常运营的基础上尽量降低公用成本费用。固定性费用控制的要点主要是完善各种费用的标准，完善审批权限表和审批流程；对项目性的费用，必须先申请后使用。

（3）采购控制

采购活动可以根据采购内容的不同分为材料采购、设备及工程采购、办公资产采购。对采购活动的控制：一是制订合理的采购需求计划；二是选择合适的供应商。控制的要点如下：

第一，完善大额商品、固定资产集中采购、公开招标的制度；

第二，完善供应商及材料价格信息库，为采购价格分析及采购定价提供资料；

第三，建立严格的采购申请、审批及验收程序制度；

第四，财务部要进行付款的控制，定期与供货商进行核对往来账项，物资会计要定期盘点，加强成本控制。

（4）存货控制

存货的控制一个是存货额度的控制，即存货周转期的管理，另外是存货库龄的控制。医院存货包括各种药品、试剂、医疗物资、低值易耗品、办公用品、后勤物资等，其中药品、卫生器材、低值易耗品是医院存货的主要部分，是存货管理控制的重点。医院的存货管理要做好三项基本工作：第一，合理确定储备定额，选择一个存货最佳水平，保证尽可能少地占用资金、存货量满足医疗服务要求；第二，建立健全物资管理制度。对物资的收、领、退的操作程序及管理有相应的办法制度；第三，加强对库存物资的清查盘点工作，要做到账实相符，对于盘盈、盘亏的物资，应查明原因，分清责任，按规定程序报经批准后进行相应的账务处理；第四，要加强对低值易耗品的实物管理，对在用低值易耗品采用"定量配置、以旧换新"的管理办法。

存货管理的目标是：在保证医院医疗、教学、科研工作需要的前提下，使存货投资最小化，以减少资金占用，提高医院资金的利用效率。为此，在具体进行存货资金管理控制时必须做好以下两方面的工作：第一，做好存货资金的规划工作，合理确定存货资金的占用量，节约资金的使用；第二，加强存货的日常控制，使存货总量、存货品种和数量合理组合，加速存货周转。

存货控制的相关成本是指有关存货从市场订货购入、储存至出库整个过程所发生的一切费用，以及因缺货而造成的经济损失。一般而言，存货相关成本分为采购成本、订货成本、储存成本和缺货成本四种。

4. 根据控制的手段不同，预算控制分为手工控制和在线控制

（1）手工控制

手工控制是指按照医院内部控制流程和相应的审批权限，对相关资金支出的交易所进行手工流转并签字的过程。手工控制的特点：一是预算审批时以台账作为审批的重要依据；二是人工流转单据的工作效率较低，行政成本较大。

（2）在线控制

在线控制是依据专门的信息系统实现对重点预算事项的控制。在线控制的特点：①各科室在申请暂借资金、报销费用时，系统自动提供该预算项目的预算数、已发生数和可用数等信息；②使结果更丰富、有层次；③使流程更有效率；④使调整更具灵活性；⑤使分析更具全面性、系统性。

经过预算准备，将目标进行传达，通知各科室进行填报，各科室根据本科情况进行预算填报并提交预算，财务处关闭预算进行合并审核。其中，数据等相关指标无误，符合要求的完成预算编制；不符合要求的经与科室沟通，需要科室进行调整，重新提交预算，进行二次审核，无误后预算编制完成。

资金预算申报过程控制分为以下几个步骤。

第一，预算员申报。科室在暂借、报销时，预算员首先登录预算支出系统进行预算申请，根据科室需求和系统要求正确无误地填写预算申请内容。

第二，科主任、院领导审核。经科主任、院领导审核预算项目相关内容，确定正确无误，通过审核。

第三，财务处审核。财务处根据科室申报内容进行审核，规定内的进行支付操作，暂借的予以冻结，已支出的予以核销。

通过预算支出系统进行控制，逐级审核，确保预算支出项目、金额等无误。同时，科室相关负责人还能通过预算支出系统查询到本科室以前期间的预算支出项目，方便掌握本科室预算支出情况，为预算申报、批复、使用等提供了明晰的查询，有利于预算的控制。

三、医院全面预算的调整

医院应按照规定调整预算。财政部门核定的财政补助等资金预算及其他项目预算执行中一般不予调整。当事业发展计划有较大调整，或者根据国家有关政策需要增加或减少支出、对预算执行影响较大时，医院应当按照规定程序提出调整预算建议，经主管部门（或举办单位）审核后报财政部门按照规定程序调整预算。收入预算调整后，相应调增或调减支出预算。

（一）预算调整的概念

预算调整是指在预算执行时，由各责任中心根据运营管理要求、环境或政策变化，通过预算分析等资料提出预算目标，调整申请，经预算管理委员会审批后对预算进行的重新修订。因此，预算调整的实质是对预算目标的调整。

（二）预算调整的条件

当有下列情况之一，且严重影响预算执行时，可按规定程序申请预算调整：

①医院发展战略调整，重新制订运营计划；

②客观环境发生重大变化，如市场需求、行业发展、国家政策等方面，需要调整有关预算指标；

③医院内部条件发生重大变化；

④发生因不可抗力而导致的事件；

⑤发生预算委员会认为必须调整的其他事项。

各医院对于必须进行的预算调整，应由相关部门提出书面申请，详细说明调整的理由。

（三）预算调整的方式及审批

预算调整按照发起对象不同，分为自上而下和自下而上两种。

1. 自上而下的预算调整

自上而下的预算调整发起对象为高层管理人员，适合于当外部环境和内部条件等客观因素导致全局性重大变化的情况。其调整流程如下：

①由高层管理者提出预算调整意向；

②预算管理办公室编制预算调整申请表，提交预算执行情况分析报告，说明调整内容和原因；

③预算管理办公室上报预算管理委员会审议批准；

④预算管理委员会批准调整申请；

⑤预算管理办公室下达预算调整通知书。

2. 自下而上的预算调整

自下而上的预算调整发起对象为各责任中心，适合于当外部环境或内部条件等客观因素导致医院局部重大变化，且符合预算调整条件的情况。其调整流程如下：

①由预算调整申请部门填写预算调整申请表，并提交预算执行情况分析报告，说明调整内容和原因；

②预算调整申请部门交主管院领导审批；

③预算调整申请部门上报预算管理委员会审核；

④预算管理委员会审核后提出调整建议；

⑤预算管理委员会批准预算调整申请；

⑥由预算管理办公室下达预算调整通知书。

3. 具体调整方法

具体调整方法指经过批准的资金计划，在执行过程中因特殊情况需要增加或者减少收入支出的变更情况。计划调整的类别可区分为"超计划调整""计划外调整"和"其他调整"。

（1）超计划调整

为确保资金管理的刚性，原则上支出项目"可用额度"和"余额"不得为负数。如果某笔支出的发生将使该项目总支出突破年度计划额度，则审核不予通过。而应由开支部门提出申请、归口部门职能审核，并经医院相关部门审批同意后，补充资金计划后方可执行。

（2）计划外调整

当医院面临的外部环境发生变化，如发生应急医疗任务时，相关科室应及时增补工作计划及资金计划。

（3）其他调整

因特殊情况当年未执行完毕而需要下一年度继续完成的资金计划，按照规定程序审批后可直接转至下年度资金计划。

第三章　现代医院人才资源管理

第一节　现代医院人才招聘管理

一、医院人才招聘管理系统的优化

（一）招聘管理系统的优化设计

招聘管理系统结构上主要分为招聘信息管理、招聘考核管理及招聘考核评估三大平台。

1. 招聘信息管理平台

招聘信息管理平台主要为应聘者提供应聘工作的相关功能，包括用户管理和单位管理两个模块。

用户管理由账号管理、简历管理、查看招聘进度及打印准考证三个单元组成。在保留账号管理和简历管理两大传统模块的基础上，增加了查看招聘进度及打印准考证。应聘者登录个人账户后能及时查看招聘进度，通过简历筛选者可自行打印准考证。

单位管理由招聘信息发布、岗位信息管理及招聘考核通知三个单元组成。招聘信息发布后，招聘专员根据岗位要求在岗位信息管理模块中进行简历搜索和简历状态设定。完成简历筛选后，招聘专员可将简历状态设定为审核通过和审核不通过。通过简历筛选的，以短信和邮件告知应聘者自行登录系统打印准考证参加招聘考核；未能通过简历筛选的，则作为人才储备。

招聘信息管理平台的实施使医院与应聘者在招聘过程中始终保持顺畅的沟通状态，在一定程度上弥补了招聘信息不对称的问题，让招聘工作更加快捷、高效。

2. 招聘考核管理平台

招聘考核管理平台主要协助用人科室顺利完成招聘考核工作，包括制订招聘考核计划、招聘考核评价及招聘考核成绩管理三个模块。招聘专员根据各用人科室的应聘情况制订总体的招聘考核计划，包括面试、理论和技能考核时间安排，再以短信、邮件形式发送给科室负责人。负责人打开邮件进入考核管理平台后可查看考核时间安排及应聘人员简历信息。待负责人反馈时间安排后招聘专员按照计划启动招聘考核程序，招聘考核评价在面试考评单元基础上增加技能考核考评单元。招聘专员设计好技能考核评分表后发送至各科室负责人账号，由科室自行组织技能考核。招聘考核成绩管理单元主要实现考评分数汇总、计算功能。系统支持 Excel 格式的数据导入，招聘专员将理论考核成绩导入管理单元，自定义各项招聘考核环节分数系统会自动进行分数匹配、汇总、计算及排名，考核结果可以 Excel 表格呈现出来。

招聘考核管理平台的实施使人事部门和用人科室在考核过程中降低了内部沟通成本，全自动化的业务流程处理不仅有效缩短了招聘考核周期，更提高了考核结果的准确性。

3. 招聘考核评估平台

招聘考核评估平台主要通过分析招聘数据为医院提供招聘决策，包括报表分析和招聘效果评估两个模块。招聘专员可灵活订制不同类型的分析报表，如用数量指标分析应聘生源、应聘人数、初试人数、复试人数与录用人数；用效率指标分析招聘周期、初试通过率、复试通过率；用招聘成本指标分析招聘有效成本、人均招聘成本，即时生成自定义报表，开展招聘效果评估。利用分析报表的数据，对各项指标进行横向和纵向的对比分析，总结出同一年度不同岗位的招聘效果及不同年度同一岗位的招聘效果，检验招聘工作的有效性。招聘考核平台的实施有利于医院找出各招聘环节中的薄弱之处，有助于改善与优化后续招聘工作。

（二）招聘流程再造与优化

1. 细化工作分析

工作分析是对组织中某个特定工作职务的目的、任务或者职责、权利、隶属关系、工作条件、任职资格等相关信息进行收集与分析，以便对该职务的工作做出明确的规定，并确定完成该工作所需要的行为、条件、人员的过程。各医院在具体操作时可结合岗位内容、技能要求、综合素质等方面进行分析，编写岗位说明书。

2. 制订招聘计划

招聘计划的好坏直接影响医院招聘工作的成效，清晰明确的招聘计划是招聘工作有章可循、有序可行的前提。完整的招聘计划应包括：招聘人数、招聘渠道、招聘时间、考核方案、专家组成员、费用预算、招聘宣传等方面。招聘计划应以医院人才发展规划为指导，科室需求为参考。

3. 成立招聘专家组

专家组成员由院领导、医院专家评委、科室专家评委三方组成，这样可避免科主任"一言堂"，同时利于对应聘者进行横向比较。各场次面试专家成员应从该学科群的核心组成员中随机抽取，尽量避免人情关系，确保招聘工作的公平、公正。

4. 设计表格

科学设计应聘人员登记表、面试评价表和面试结果汇总表。应聘人员登记表主要反映求职者的基本情况，可补充简历中个人信息的不足。面试评价表主要对照岗位要求，对应聘者仪容仪表、教育背景、工作经历、人际沟通能力等方面进行百分制比重设置，以便面试专家进行结构化面试。面试结果汇总表用于面试评价信息记录汇总，方便人事部门对所有的应聘者进行总体评价，决定最终录用。

5. 信息发布与接收

发布招聘信息除利用好医院官网外，还应选择一些知名度高、影响力大、关注群体多的网站。此外，可充分利用新兴宣传工具如微博、微信等平台进行招聘信息发布，获得更多优秀人才的关注。招聘信息发布后就进入简历接收与筛选阶段。招聘系统的研发使用可节约时间，提升效率。

6. 考核招聘考核分笔试、面试和实操考核三个环节

随着招聘工作的专业化发展，在笔试前可增加心理测评环节。心理测评是一种比较先进的测试方法，是指通过一系列手段，将人的某些心理特征数量化，衡量个体心理因素水平和个体心理差异的一种科学测量方法，包含能力测试、人格测试和兴趣测试等。通过对应聘者的性格及职业兴趣测试，可将其作为能否胜任工作岗位的参考因素。

笔试试题的质量直接决定笔试环节的成败，笔试内容应经各科室专家撰写，教育处评估，专家建议修正调整等程序后予以确定。此外还须注意笔试题库的知识更新，每年组织科室专家撰写学科最新理论、技术相关题目。

根据结构化程度，可将面试分为混合式面试、结构化面试和非结构化面试三种。不同人员招聘，应采取不同的面试方式，从而达到事半功倍的效果。例如，对医师、护士和医技等专业人才的考评，可采取半结构化面试方式，既可通过结构化问题了解应聘者的基本情况，又可以通过开放性问答考查其他综合能力。

临床医技人员还应进行实操考核，实操考核可反映应聘者的临床操作能力。由于每个应聘者实习医院或毕业学校要求的差异，导致实操水平各有高低。

7. 背景调查

"用人德为先"，对于肩负救死扶伤职责的医务人员，良好的职业品德比医疗技术更为

重要，因此背景调查在医院招聘工作中应重视。背景调查是指通过从外部求职者提供的证明人或以前工作的单位搜集资料，核实求职者个人资料的行为，是一种能直接证明求职者情况的有效方法。应届毕业生通过加盖学校公章的就业推荐表，即可完成调查。对于有工作经历的应聘者，可从人事档案中进行核实。

8. 体检

体检目的是为了确定应聘者的身体是否健康，是否适合所应聘岗位及工作环境的要求，是人才招聘中的最后一个测评。新职工入职体检除常规检查外，还应对不同岗位人员进行有区别的检查，如从事影像放射工作人员，由于影像工作环境必然会受放射性的影响，就须进行特殊的检查。

9. 培训

新员工入职培训的内容应包含医院组织结构、规章制度、远景规划、福利报酬、学科专业发展等各方面，培训方式除讲座、授课、观看影片外，还可融合拓展训练等先进培训方式。通过拓展训练，可增进新职工间的相互了解，增强团队合作意识，产生医院文化认同感。

10. 信息储备库

人才信息储备库资料包含通过招聘系统接收的简历、招聘候选人的各项考核记录，以及由于各方原因导致未能成功应聘的优秀人才备案。构建人才信息储备库应把握三点：一是加强与医院高层的沟通，了解医院战略发展方向；二是加强与科主任的联系，及时获知科室人员需求；三是对医院当年的人员离职情况进行汇总分析，包括离职原因、离职时间、离职科室等。

11. 评估总结

招聘工作结束后，应对招聘工作的全过程进行活动评估、经验总结。招聘评估包括针对招聘费用的成本效益评估、针对录用人员质量的录用人员评估以及针对招聘合格率和新职工满意度的招聘工作评估。通过评估，总结优秀经验和教训，可促进招聘工作日臻完善。

二、医院人才的选拔

（一）转变传统招聘观念，理顺招聘工作思路

1. 积极沟通，保证人才引进工作的针对性和实效性

招聘工作作为人力资源系统的一部分，其作用在于选人，如何选择正确合适的人对医

院的影响是十分大的。结合医院实际和各大招聘专场的举行时间，人事科提前将《人才引进计划表》下发各科室，及时了解及汇总各科室的人才需求情况，包括需求人员类别、人数、学历、专业、工作经验要求等。汇总科室的需求后，人事科还根据医院的实际情况和发展趋势进行初步分析，并结合科室的编制情况和人才队伍梯队配置情况与各科室进行积极沟通，最后编制成详细的年度人才引进计划提交医院讨论。招聘工作不是人力资源部单个部门的工作，需要各个部门的通力协作才能顺利进行，人事科在工作中始终与各科室保持紧密的沟通，认真做好人事招聘与配置工作，保证了人才引进的针对性和实效性。

2. 工作细致，树立"为求职者服务"的思想

医院是提供医疗服务的场所，每一位应聘者不论能否成为医院的一员，都可以通过努力使他们成为医院的认同者或者宣传者。因此，必须在工作中树立"为求职者服务"的思想。对收到的每份求职简历，无论是电子邮件、信件或其他方式的简历，我们均第一时间进行分类整理并登记，在进行资料筛选与确定初试时间后，提前通知应聘者，便于其做好相应的准备。我们的初试一般是面试，由于种种客观原因，大部分应聘者都有在面试等候区长时间等待的可能。因此，我们尽可能在应聘者到达等候区时告知其面试的具体事项和时间安排，给应聘者简单介绍医院的情况、发展趋势，加深应聘者对医院的了解与印象。同时，对等待时间长的应聘者耐心地加以解释和关心，比如交流互动、提供茶水等。通过细致的工作、贴心的服务感染每一位应聘者，使他们受到充分的尊重，从而接受、认同医院的理念和文化。

（二）扩展招聘渠道，提高招聘效率

1. 有针对性地选择招聘渠道，吸引各层次人才

医院的招聘渠道主要是常规的网络招聘和现场招聘，并且逐步形成了"网络招聘宣传先行，现场招聘为主，人才推荐为辅"的招聘模式。将相关岗位的招聘信息适时地发布在专业的医学论坛上，尽量做到多渠道宣传。另外，根据年度的人才引进计划积极参加各大院校的医学专场和综合专场的招聘会、不定期大型人才中心组织的校园招聘会等，现场收集应聘简历，并与应聘者进行沟通交流，扩大对医院的宣传。对于一些急缺人才，医院主动联系专业对口的院校，请导师推荐，同时也接受本院或外院的专家或同学推荐，做到多渠道吸引人才。

2. 联系对口专业学校，建立长期合作关系

学校有培养学生并推荐就业的义务，医院因发展需要逐步扩大员工队伍，和学校保持长期合作关系是招聘工作的长远目标之一。医院应整理重点医学院校的名单，并与之

取得联系，在短时间内建立了良好的合作关系。通过到学校办招聘讲座和在校园网络发布招聘信息等方式扩大医院人才引进的宣传力度，为医院选拔高素质人才打下良好的基础。

（三）细化工作环节，确保招聘流程科学合理

1. 合理确定考官队伍

为了能对考生的综合素质进行考察了解和对考生专业知识和业务能力进行全面考核，面试考官组由医院分管领导、本院专家、人事部门领导、科主任组成，面试选拔事项包括人员基本素养、外语水平、专业知识、科研能力等方面的内容。考官队伍的合理确定保证了面试公平公正，使各环节高质量、高效率地完成。

2. 合理认定人才

基于胜任力的医院人才招聘与选拔体系是医院人力资源管理的重要环节。我们按每个岗位1：2~1：3的比例确定面试人选，筛选的时候从重点院校、专业对口、成绩突出和科研能力强等几个方面进行筛选，先由用人单位对简历进行筛选，再报人事部门。对于特别优秀的人才，在征得本人同意的情况下，可以同时参加多个岗位的面试；而对于没有达到比例要求或者没有合适人选的，我们宁缺毋滥，放弃面试，尽可能吸纳优秀人才。

3. 科学公平地面谈面试

医院的面试采取面谈的形式进行，包括"自我介绍、考官提问、互相交流"三个环节。考官提问要求提1~2个专业问题，也可就应聘者的个人情况进行了解。同时，应聘者对医院或科室，甚至工作岗位需要更多了解的也可以在面试过程中提出来。总而言之，面谈面试在一种轻松和谐的气氛中进行，能够较好地达到增强沟通、深入了解的目的，也可彰显医院吸纳人才的诚意。

4. 科学确定拟录取人员

面试结束后，每个考官进行无记名打分，由人事部门汇总面试情况并计算面试分数，经医院领导讨论研究后，确定拟试人员名单。试用期为两周，试用后由科室三名专家进行考核评分。人事部门汇总面试成绩和试用成绩，再交医院讨论研究以确定录取人选。

人才招聘是医院人力资源管理工作的基础，是促进人职匹配、人尽其才的关键。如何吸引更多的高层次人才，如何做好医院的人事招聘和配置工作，是我们今后的一项长期而艰巨的任务。

三、医院人才的培养

（一）人才效益性的认识

医院人才培养首先应该深刻认识投资与效益的关系。不难理解，医院人才的知识转化可给医院带来显著的经济收益与社会效益，但值得注意的是，这些效益的产生具有间接性与长期性的特点，加上医院管理者任期制影响，一些医院往往对人才培养存在短期效益的思想与行为，采取医院人才的"拿来主义""实用主义"。人才培养缺乏规划性、目标与延续性。这必然影响了医院人才培养工作的正常开展与医院远期目标的实现。所以医院人才培养应有规划性与目标性，建立完善的人才培养管理制度，并长期开展工作。

（二）实行点与面相结合的人才培养机制

点的培养，即指重点人才的培养，做法一般是从中级、高级职称的中青年人员选择重点人才苗子，其后定目标、给任务、加压力、重投资，强化品德与学术的造就。培养目标是专业学科带头人，培养目的是使其较好掌握新技术，跟上现代医学发展的步伐，使医院保持某方面的先进性。

面的培养是培养医院人才的基础，也是最重要的方面，其理由是：其一，医院人才结构是一种由高、中、初档次医学人才互补形成的合理、稳定的能级结构，只有各级人才的合理存在，功能互补，才能发挥医院人才的最佳效果；其二，由于现代医学专业分工的精细化与病人的疾病、心理、社会因素的复杂化，使得医院人才群体性特征更显重要。医疗工作的完成有赖医院各部门之间的协调合作与有序配合。所以，只有搞好面上的人才培养才能使医院功能得到正常发挥，才能提高医院总体服务水平与医疗技术水平。

（三）服务技术型人才的培养

医疗卫生工作突出的服务性要求人才培养必须改变重技术轻服务的传统观念与做法，培养相适应的具有专业技术素质与服务素质的服务技术型人才。服务技术型人才的培养必须注重两个"三基"的训练。第一，"技术三基"的训练，即通过医学专业基础、基本知识、基本技能的训练，提高专业技术素质。第二，"品德三基"的培养，这可概括为：首先，道德基础培养，培养其良好的公民道德意识与职业道德意识，培养其事业心与奉献精神，培养其集体意识，个体互补意识，勤奋钻研精神；其次，法制基础教育，当前医疗卫生、法规正在逐步建立与完善，通过法制教育，尽快提高医务人员法律观念与意识，使之能自觉地依法行医，规范医疗行为已成当务之急；最后，心理、社会基础知识教育，通过医学与社会人文知识的教育，使之懂得病人心理因素的作用，掌握与病人沟通的技巧，提高服务社会、服务病人的意识与水平。

（四）注重临床型医学人才的培养

医院人才培养应面向病人、面向临床，培养大批能解决临床实际的临床医学人才。由于临床医学是一门实践性很强的学科，其人才的成长周期较长，只有在临床第一线，与病人直接沟通，严密观察疾病的发生的全过程，并坚持在诊疗工作中长期实践，不断积累，才能培养出合格的或优秀的临床型医学人才。人才培养的重要性，具体可从以下几点来着手：第一，要想充分认识临床型人才培养的重要性，强调临床能力培养与科研能力培养并重，建立严格的规范的临床培养制度，以有利于临床型医学人才的培养；第二，改革人事有关制度，建立与临床人才培养相适应的新的人事体制；第三，设想建立临床医学人才培养的双轨道模式，即实行临床专业医师规范化临床培养与临床研究生培养同时并存的两种制度。临床研究生培养以临床科研为主要方向，临床专业医师规范化培养以临床技能与水平为主要方向，临床专业医师规范化培养并且与学位制相结合。

（五）注意医院管理人才的培养

观念上，对医院管理干部常看成"脱产干部""非专业人员""不产生效益的行政干部"；人事制度上，未得到专业技术人员的同等待遇，技术职称评定缺乏专门的科学的管理制度，从而产生了轻视医院管理、不安心医院管理的现象，影响了医院管理人才的正常培养。尤其在新的形势下，医院运行机制上明显的市场性与经营性，以及内涵建设上的质量效益的要求，使医院管理作用更显得重要。只有搞好医院管理人才的培养，搞好医院科学管理，才能使医院各系统功能放大，提高医院的医疗技术水平、医疗服务水平，才能给医院带来明显的社会效益，才能使医院正常经营与发展得到保障。

新时期医院管理人才培养工作应做到：第一，充分认识管理人才在医院经营与发展中的作用与地位，使管理人才培养工作的重要性成为共识；第二，把管理人才的培养纳入医院人才培养的规划之中，选择有医学专业基础、有管理素质的人员，进行有计划的目标培养；第三，改革人事管理制度，建立管理人员科学的技术职称评定制度，同时注意提高管理人员的生活待遇与经济待遇。

第二节　现代医院人力资源管理信息系统

一、医院人力资源管理信息系统的要素

（一）人力资源管理信息系统

人力资源管理信息系统从科学的人力资源管理角度出发，从岗位定员、岗位描述、培训、技能、个人信息、薪资和福利、各种假期到离职等与人员个人相关的信息，并以一种相容的、一致的、共享的、易访问和检取的方式储存到集中的数据库中，从而将人员的信息统一地管理起来。其灵活的报表生成功能和分析功能使得人力资源管理人员可以从烦琐的日常工作中解脱出来，将精力放到更富有挑战性和创造性的人力资源分析、规划、激励和战略等工作中去。完整的历史信息记载了人员从面试开始到离职整个周期的薪资、福利、岗位变迁等信息。同时由于这类系统可管理较全面的人力资源和薪资数据，因而还可以生成许多综合性的报表供企业决策人员参考，如生成按岗位、学历、职称构成图表，人员配备情况的分析图表，个人学历、技能、接受过的培训等关系的分析等。

（二）人力资源管理信息系统的技术特点

人力资源管理信息系统是运用 SQL Server 数据库、PowerBuilder 开发工具等技术在微机网络上开发的。本系统是本着起点要高、功能要强的要求而开发的，功能上不但覆盖了现行人员管理各方面的业务工作，大大提高了工作效率，还实现了目前人工管理难以完成或未进行的某些工作，从而使人员管理的综合管理职能及其作用得到更加充分的发挥。

1. 覆盖面广

人员管理是现代企业管理的核心内容，因此，人力资源管理信息系统按照现代企业"以人为本"的管理要求，以充分开发和利用人力资源调动劳动者的积极性、智慧和创造力为根本目的，将人员管理、绩效管理、工资管理、社保管理、干部管理和人工成本控制等方面的管理活动按照其内在的联系组成一个有机的整体。它涵盖人事、劳资、组织、培训等人员管理部门的人事、劳动、统计分析等工作内容，并能全面反映人员的培训、考核、使用、待遇等方面所需要的信息以及可保证数据的完整性、编码的统一性及标准性。本系统分为机构管理、人员调配、人才开发、培训管理、工资管理、组织管理、档案管

理、辅助决策等功能子系统。功能上各子系统又具有录入、修改、查询、统计、汇总、报表打印、数据导入、输出及维护等功能模块，各子系统划分界线分明，任务明确，且分级保密实行权限管理。

2. 实现了动态管理

作为信息管理系统只有采用动态管理技术对数据进行动态管理，才能及时、准确地反映事务，社会的实际参数。所以，数据的时效性是信息的生命，而流动的、不断更替地采集的信息源信息才有价值。为此，人力资源管理信息系统已部分实现了对人员各类信息动态管理的功能，以服务于人力资源的控制、管理、监督、反馈四个环节，形成实际、动态的人力资源管理信息系统。

3. 具有辅助决策功能

原来手工统计，周期长、处理慢，大部分统计是自下而上、封闭运转，使有的信息在加工过程中滞留、折耗，信息的价值降低。人力资源管理信息系统采用了计算机网络技术，借用通信技术加工信息，利用数据库技术、计算和统计方法，对人员信息进行专业加工，并可在局部范围内或限定范围内使统计的信息成为领导的决策依据。

4. 实用性与先进性相结合

人力资源管理信息系统在设计上坚持以实用为原则，避免人员对计算机管理不感兴趣或用计算机管理后仍不改变工作思路、工作方法而是"穿新鞋，走老路"的现象，从而逐步实现人力资源管理工作的现代化。

5. 具有网络共享功能

人力资源管理信息系统是一个综合性人员管理信息系统，已不再是一种"孤岛式"的管理系统，把人员管理的整个过程作为一个整体进行分析，从而实现数据一致，信息共享。

6. 可靠性强

人力资源管理信息系统犹如人员管理的神经中枢，它几乎管理、协调人员管理全过程，通过充分的调查、研究、论证等工作，在系统分析设计中客观、真实地反映了用户的需求，并选用了合适的开发方法和计算机系统软件去实现用户的需求，同时具备了必要的错误处理过程，尽可能地预防因用户的操作失误而产生系统的错误。

7. 易维护、修改且可扩充

由于管理信息系统和企业生存环境的多变性，任何管理信息系统都将随着其运行过程不断地要求进行维护，也包括修改和扩充功能。因此，为便于今后的维护，人力资源管理信息系统设计了大量的公用模块、公用函数等，各子系统均可通过继承公用模块来实现各自的功能，使开发的系统开发周期大大缩短且技术难度大大降低。同时，大量的系统维护工作可以在公用模块上进行，便于今后用户的维护、修改和扩充。

8. 界面友好，操作简单

人力资源管理信息系统的用户界面均采用 Windows 图形窗口界面方式，各图形界面的大小、风格及字体的大小、用户界面规范标准且风格一致，各功能窗口的顶部均有该窗口的功能标识，窗口及窗口中的内容布局合理，符合用户的工作习惯，为用户提供了非常友好的人机界面，使不具备任何计算机知识的用户经过短期的培训就可使用本系统。同时，多页的录入界面方便用户进行数据录入，树形结构显示单位列表，使单位人员情况直观清晰，方便用户的日常操作，即使是初次使用者也不会感到陌生。

9. 安全性好

人力资源管理信息系统是一个综合性的人员管理信息系统，根据本系统用户的特点，为确保各子系统的安全可靠，避免各子系统的数据被破坏，本系统具有一定的安全性，本系统可从如下两点保证数据的安全性：一是具备提供用户做数据备份的功能；二是实施操作权限控制。

10. 快速、高效

计算机具有计算速度快、存储量大等特点，人力资源管理信息系统充分利用了计算机这一优点，使开发的系统自动化程度高。所有计算统计、汇总、排序、报表打印等均由计算机自动完成，从而使用户在编制各类人员资料时不需要查找任何资料，也不需要进行任何计算，大大提高了工作效率，并且减少了人工统计过程中的人为差错，提高了人员管理的科学性及准确性。

二、医院人力资源管理信息系统的构建

（一）医院人力资源构建信息管理系统的必要性

随着我国医疗卫生事业的发展和进步，医疗卫生事业队伍不断扩大，职工身份呈现出一种多元化发展特征，医疗卫生事业人事制度改革不断深化，在这样的背景环境下，传统的人力资源管理模式已经无法满足当下需求。医院人力资源实现信息管理的必要性，具体表现为以下两点内容。

第一，人事工作效率需要进一步提升，更好地满足医院职工不断增加的现实状况。随

着医院职工的不断增加，如何实现人力资源管理效率，使每一个医院职工能够在医疗卫生事业发展中发挥作用，是医院人事部门必须考虑的一个重要问题。传统的人事档案信息管理无法满足信息量越来越大的人力资源管理要求，并且传统的人力资源管理模式导致效率低下，在很大程度上限制了现代化医疗卫生事业的发展。因此，构建人力资源信息管理系统成为当下医院发展过程中必须面临的一个选择。

第二，适应当下医疗卫生事业人事制度改革不断深化的发展形势。为了更好地适应社会经济发展，医疗卫生事业进行了机制体制改革，在这样的背景环境下，医院人事制度改革也在进一步加强。人事制度改革的不断深入，涉及了很多现实问题，例如绩效考核、人员聘用等问题。针对当下医院发展过程中出现的新问题，尤其是绩效考核这一方面，必须提供有效的信息支持，信息的采集与整理就显得尤为重要。传统的人事档案管理模式难以满足这一要求，建立人力资源信息管理系统，发挥人力资源管理优势，在当下医院发展过程中，是医院人力资源管理的一个必然选择。

（二）医院人力资源信息管理系统构建的思路

医院在构建人力资源信息管理系统时，要注重对医院职工相关信息的录入，并对人事部门工作的重点内容进行区分，将相关内容加入到医院人力资源信息管理系统构建当中。人力资源信息管理系统的建立，要注重把握以下几点内容。

第一，信息系统构建，必须坚持以实现工作效率为主。对现有人力资源管理系统主要内容进行分析，结合信息系统构建实际需要，将重要管理内容与信息管理相融合。

第二，注重对计算机网络技术的有效应用，建立专业化模块，实现信息资源共享。人力资源信息管理系统的构建，最为重要的内容就是对人力资源进行信息化管理，实现科学、高效的人力资源管理目标。

第三，人力资源信息管理系统应用过程中，要注重层级分明，并对人事档案进行有效管理，方便人事资料的查阅工作。信息管理系统要充分体现出自动化、智能化的管理效果，使人力资源信息管理系统更好地服务于医院发展需要。

医院人力资源信息管理系统设计时，还要注重以下几点设计原则：其一，稳定性原则，保证系统运行稳定，使人事资源信息管理系统更好地满足人事管理需要；其二，实用性原则，人力资源信息管理系统应采取友好型界面，更加方便对人力资源信息的查阅工作；其三，可扩展性原则，随着医院的发展和进步，人力资源部门将会不断扩大，对新信息的录入，就需要信息管理系统具有可扩展性功能。

三、医院人力资源管理信息系统的实施

（一）人力资源管理信息系统实施的主要内容

1. 人力资源管理信息系统实施方案选择

随着信息技术的飞速发展，医院人力资源管理信息系统的构建不论在技术研究方面还是在投资筹备方面，各方面条件基本成熟。医院在应用人力资源管理信息系统之前，必须做到实事求是，对医院自身实力情况做充分而客观的分析，这样才能正确确定人力资源管理信息系统应用的界限。医院清楚对系统的需求之后，选择一家具有技术实力的软件供应商，可以根据医院实力做到量体裁衣。医院人力资源管理信息系统对医院信息化管理起着很重要的作用。

单凭有一个好的人力资源管理信息系统来提高医院的管理水平是远远不够的。在强调系统功能的同时，我们应该清楚地认识到，人力资源信息管理系统只是辅助管理的一种软件工具，它只能帮助我们存储信息，通过看到有效信息可以帮助我们分析相关工作，但是绝大多数管理工作是不能依靠它来完成的。比如人力资源管理工作中的组织结构设计、职务职位评估、人力资源需求分析等问题，还需要和其他职能部门沟通协调。最终，人力资源管理信息系统的建设归功于七分管理、三分技术，是管理、软件、网络的综合。

2. 人力资源管理信息系统的测试

系统测试是系统开发周期中一个重要又漫长的阶段，是保证系统质量与可靠性的最后关口，是对整个系统开发过程包括系统分析、系统设计和系统实现的审查。如果没有在投入运行前的系统测试阶段发现并纠正遗留问题，而是在实际运行中问题才能暴露出来，就会付出更多的代价。测试的概念并不等同于调试，实际上，在系统实施过程中测试与调试的工作内容是不一样的。测试的目的是发现问题，而诊断错误、改正错误的过程则是调试，它是准确判定错误位置以及具体的出错情况，并进行改正以排除错误的过程。

3. 人力资源管理信息系统的转换

（1）准备工作

新系统转换工作是系统正式投入运行的过渡阶段，需要进行周密、细致的准备工作。人力资源管理信息系统的实施需要人力资源专业人士、各层级管理干部、技术人员和其他人员在不同层面上积极参与。要保证工作的准确度、程序化和可靠性，必须在组织系统中予以排除，医院人力资源部门和信息科应该团结协作，共同努力。系统转换意味着新系统即将正式投入使用，为此，必须进行有效的领先培训，保证操作者熟悉系统。同时，接受培训的人员应当及时总结操作过程中发现的问题，向开发单位及时反馈，以便充分挖掘人力资源信息管理系统的潜力，保证正式使用后发挥更大的作用。

（2）数据加工

数据加工是把旧系统的文件、数据加工成符合新系统要求的数据，包括历史数据的整理、数据口径的调整、数据资料的格式化、分类和编码，以及统计口径的变化、个别数据及项目的增删改等。

（3）系统初始化

系统初始化包括对系统运行环境和资源进行设置、对系统运行和控制参数进行设定、数据加载以及调整系统与业务工作同步等工作。

4. 人力资源管理信息系统的维护

系统维护就是保证系统中的各个要素随着环境的变化始终处于最新的、正确的工作状态，从而使系统正常而可靠地运行，并使系统功能不断得到改善，发挥更大的作用。随着系统应用的深入以及使用寿命的延长，系统维护工作量将逐步增大，维护费用高。系统维护是承接系统开发以后的工作，其工作成效难以显现。技术人员往往不重视这项工作，但系统运行的可靠保障离不开系统维护。因此，必须给予足够的重视。

系统维护是面向系统中各种构成因素的，按照维护对象的不同，维护内容可分为：第一，系统应用程序维护，即当程序发生问题或业务发生变化时，对程序进行修改调整；第二，数据维护，人力资源管理工作对数据的需求是不断变化的，除了主体业务的定期更新，例如工资发放、人员流动统计等，还有很多数据需要进行不定期更新，或随着业务和环境变化而进行调整，例如人均工作量统计等；第三，代码维护，随着系统应用范围扩大、环境变化，系统中各类代码都需要进行一定程度的增加、修改和删除，以及设置新的代码。

（二）人力资源管理信息系统实施的有关说明

1. 人力资源管理信息系统实施技术和管理问题

医院决定实施人力资源管理信息系统开发时，还需要注意技术和管理两方面相关问题的处理。

（1）技术上

第一，技术的解决方案要用长远的目光来看，要选择一个良好的技术开发平台，制定技术规范，以便日后信息系统的技术升级。

第二，人力资源管理信息系统会产生动态和静态的数据，应该有效地把这二者相互结合，对其进行分析，推进医院发展步伐。

第三，做好系统的实时维护。人力资源管理信息系统中的数据是动态的，每天因为医院人员流动都会变化。要保持系统始终实现数据更新，就要不间断地进行系统维护。如果不坚持进行系统维护，系统设计得再先进也只是摆样子，一无是处。因此要有正规的规定要求，每天对系统进行实时维护，更新数据库，准确可靠地反映医院的人力资源实力。

第四，子模块的设计和开发，与医院信息系统同时使用，达到医院预期的目标。一方面，缩短了从设计开发到应用的时间；另一方面，能更详细、更深入地考察每个模块，能及时发现问题，使人力资源管理信息系统更贴切医院实际。

（2）管理上

第一，要有坚强的组织保证，加强系统研发工作的支持和领导。人力资源管理信息系统的开发与应用是一项复杂的系统性工作，涉及面广、业务复杂，没有坚强的组织保障，高质量地实现人力资源信息化是非常困难的，领导的重视和支持是建设人力资源管理信息系统的前提。

第二，高度重视系统的规划和系统设计，同时还要考虑与医院其他子系统的链接。医院管理信息系统是一个庞大的工程，包括了医院信息系统（HIS）、物流管理、财务管理、人力资源管理等。人力资源管理信息系统只是一个子系统，做好系统的规划和设计工作，并兼顾其他子系统的互相链接，是确保系统正常运行和发展成功的关键。

第三，加强人力资源信息系统的技术培训。首先，加强医院高层、中层和基层管理人员的技术培训，提高他们对系统的认识和理解，发挥积极作用，并且培训他们的操作能力，熟练掌握系统；其次，对人力资源管理信息系统项目组成员的培训，主要是专业知识和系统设计等方面的培训。这样才能充分发挥管理信息系统的性能作用，对人力资源工作起到辅助作用。

2. 选择合适的人力资源信息管理系统

医院的资源是有限的，人力资源信息管理系统的实施肯定会减少医院其他资源，所以要尽量选择适合的人力资源信息管理系统项目，我们必须注意以下三点。一是不能片面追求完美。处于不同发展阶段的医院，必须根据其特点、能力发展，绝不能片面追求完美、一意孤行。我们要"计划全局，分步实施"。二是不能用"拿来主义"。医院应及时做自我分析、对人员状况了如指掌、对医院网络情况、通信布线情况、其他系统运行情况充分了解，制作一套适合自己、全面系统的方案，避免使用"拿来主义"、照搬照抄、脱离实际、束缚医院发展。三是避免过分依赖。人力资源管理信息系统的理念是：要求人力资源管理人员在系统执行的同时必须把握系统的本质内容，梳理优化业务流程，才能找到真正符合自己的需求报告，从而设计适合自己的人力资源管理信息系统。

3. 人力资源管理信息系统实施存在的问题

（1）操作培训不足

不少系统在投入使用前，只有少数人力资源专业人员接受了使用培训，使得系统在正常投入使用后，多数人员不能进行有效操作，医院不得不安排大量的补充培训。

（2）人员配置不合理

专业部门的系统操作需要一定的基础知识和规则意识，为此配备在年龄层次、学科层次以及求知欲望等方面合格的人员担任此项工作。

（3）初期设计与实际运行的效果落差较大

从需求方面来讲，存在初稿设计模糊而后期需求高涨的可能，这种情况下，如果将系统投入使用，就会带来较大的心理落差。

（4）费用缺乏控制

在系统投入使用后，进行综合评价，有可能出现总体费用超过初期预算的情况。

（5）知识产权认识不到位

缺乏对知识产权的认识，导致知识产权归属不确定，或对自身知识产权保护不够，引起纠纷。

第三节　现代医院人力资源管理策略

一、医院人力资源管理的原则

一般说来，我们从事的人力资源管理工作的原则有宏观和微观两个层面。从宏观来看，人力资源管理过程中一般都要坚持管理创新、制度创新、观念创新。营造一种公开、公平、公正的环境，建立一套充分发挥个人潜能的机制，在实现组织战略目标的同时，给员工提供充分实现自我价值的发展空间。从微观来看，由于人力资源管理具有不同的环节，具体到不同的流程，我们可以有不同的具体的原则。比如，招聘面试的 STAR 原则，所谓 STAR 原则，即 Situation（背景）、Task（任务）、Action（行动）和 Result（结果）四个英文单词的首字母组合。STAR 原则是面试过程中涉及实质性内容的谈话程序，任何有效的面试都必须遵循这个程序。在与应聘人员交谈时，首先了解应聘人员以前的工作背景，尽可能多了解他先前供职公司的经营管理状况、所在行业的特点、该行业的市场情况，即所谓的背景调查（Situation），然后着重了解该员工具体的工作任务（Task）都是哪些，每一项工作任务都是怎么做的，都采取了哪些行动（Action），所采取行动的结果如何（Result）。通过这样四个步骤，你基本可以控制整个面试的过程，通过策略性的交谈对应聘人员的工作经历与持有的知识和技能做出判断，招聘到更为合适的人才。

（一）以人力资源为医院的核心竞争力

随着国际交流的日渐频繁，医院受到冲击的首先是人才队伍，人才流失是受到冲击后的直接反映，医院面临第三波人才流失的冲击。改革开放初期的"弃医从药"热，形成第一波的冲击。当时流失的是一批低年资医师，造成我国卫生人才资源不小的浪费，但对具体医院的影响并不明显。第二波的冲击是"弃公从私"热，随着私营医疗机构的出现，使得国有医院一批技术骨干纷纷"跳槽"而去，但由于私营医疗机构规模有限，尚处于资本原始积累阶段，薪酬虽然普遍高于公立医院，但尚未形成较强的人才竞争力，对公立医院人才队伍的冲击和影响也有限。加入 WTO 后，医院的人才队伍将面临第三次冲击波。国外进入中国医院市场的"突破口"是首先获取高层次的医学人才，这样一来对人才的冲击是空前的，怎样才能留住人才并且最大限度地发挥其价值是新时期医院人力资源的核心。只有把人力资源看作是医院核心竞争力，在这样的大前提下来思索我国医院人力资源管理的出路才是科学的，符合实际情况的。

（二）以市场为导向

以市场为导向是现代市场经济条件下对社会上各种资源配置提出的基本要求。现代市场经济是主要依靠市场供求、竞争和价格等手段，组织与调节社会经济，达到资源优化配置的经济形式和机制。以市场为导向配置各种资源是 WTO 最核心和最高的原则。毋庸置疑，中国"入世"后，资本的流动扩张速度日益加快，资本投资的地域不断扩展，从而不可避免地促进国内经济结构的调整，进而要求重新调整劳动力在产业间、部门间和企业间的配置，这就会进一步消除国内残存的非市场导向的就业形式，加速形成以市场为导向的就业机制，极大地促进中国劳动力市场的建设。劳动力市场大环境的变化，这些变化包括以下方面。

1. 传统的劳动关系管理向劳资关系管理方向发展

在这里，劳资关系中的"劳"是指劳动力市场的供给方，"资"是指投资人从事生产经营活动所构成的劳动力市场的需求方。在劳动力市场日益完善、就业市场化的条件下，任何类型的企业、经济单位均属于劳动力需求一方。我们这里讨论的"劳资关系"不带有阶级、政治的含义，是纯经济的含义。

2. 传统的人事管理向现代人力资源管理转化

劳动关系本质上是一种经济利益关系，这种经济利益关系客观上要受国家宏观经济政策、产业政策和所有制结构变化的影响，随其变化而进行相应的调整。今天，人力资源管理与开发已成为企业劳动管理的核心，从战略的角度考虑人力资源管理问题，把它和企业的总体经营战略联系在一起是近年来企业管理的主要趋势。

3. 绩效薪酬激励成为人力资源管理的核心

"入世"后，为了在市场竞争中取胜，企业的人力资源管理，从招聘选拔、录用考核、任用调配、工作评价、职位分析、绩效考核、奖惩薪酬、员工培训等都将以人力资源开发为战略，其中的核心是针对激烈的人才市场竞争，把战略性的理念引入到薪酬领域中来，建立合理可行的绩效薪酬激励制度，使之成为劳动管理的核心，为吸纳、维系和激励优秀的员工提供支持。面对这种变化，只有迎难而上以市场为导向来思考我国医院人力资源的对策才是可行的，才是适应经济发展需要的。

二、医院人力资源管理的具体对策

现代医院管理是以人力资源为核心的管理。人力资源管理就是在医院管理中要坚持和贯彻"以人为本"，使"人"与"工作"和谐地融合起来，实现医院和员工"双赢"，达到利益最大化。人力资本理论告诉我们：人力资本比物质、货币等硬资本有更大的增值空间。特别是在当前知识经济时期，人力资本将有着更大的增值潜力。作为"活资本"的人力资源，具有创造性、创新性，具有有效配备资源，调整企业发展战略等市场应变能力。根据马斯洛的需求层次论：人的需求都是分层次的，每一层都是相互关联的，从低级向高级递增。因此，在人力资源管理中要满足员工的基本需求，使他们首先有生存的保障，然后随着发展逐级向更高级的需求迈进，否则就无法留住人才，医院的发展也没有后续的人才保障。再根据双因素理论，应建立科学的绩效评估体系，使每位员工人人有岗，不因人设岗；人人有职，各负其责，按劳分配，各有所得，多劳多得，少劳少得，尽可能做到公平和效率的和谐。

（一）充分认识人才内涵，重视人才培养成长

随着医疗体制改革的深入，医院医务人员的管理变得越来越重要。要管理好一个现代化的大型医院，必须树立医务人员是第一资源的观念。因为医务人员就是医院的竞争力，就是医院看不见的资产，一个医院的兴旺发达要靠医务人员。根据马斯洛的需求层次理论，应尽量满足医务人员高层次的需求，使其个人目标与医院管理发展目标相一致。

医院不仅面临激烈的医疗服务市场份额的竞争，也面临人才的竞争，而人才竞争又是竞争中至关重要的一部分。面对新时期的挑战，医院必须充分认识人才的内涵，健全一套引进人才、用好人才、留住人才的管理机制，提升医务人员的价值，营造一个有利于医务人员充分发挥潜能的环境，从而更好地实现医院的稳步发展。

医院应该首先充分认识到医务人员是医院的宝贵资源，营造融洽、和谐、积极向上的内部环境。用好医务人员不仅要靠优厚的物质待遇，更重要的是事业有无发展前景和吸引力。医院要积极为他们搭建施展才华的平台，添置先进的设备，营造良好的学术氛围，积极推荐、支持、鼓励他们参加国际国内学术交流。把医院发展目标同个人实现价值的目标有机结合起来，充分发挥他们的聪明才智，激活医务人员的活力，使他们在工作中做出更大贡献。

（二）实现医院管理层职业化，提高医院整体管理绩效

根据组织理论原理：组织的顶端人员在专业知识、管理能力、资历等方面与其职位相匹配。我国医院领导层对医院专业管理的知识尚不够系统，目前我国医院管理都是实行党委领导下的院长负责制，其实质是院长拥有医院人、财、物使用的决策权，院长人选基本上都是上级主管部门任命的医疗专业院长或从原来的科室主任提拔成院级领导。这样从专业技术来说有一定的好处，对专业和科室的发展有益。

医院的人力资源必须有专门人员来管理，他们必须经过专业严格的医院管理培训，通过国家法定部门的考核获得从业资格，受聘后不再从事临床工作而只从事医院人员管理工作，从事医院管理为其主要经济来源。医院管理队伍职业化包括工作专职化、职位序列化、技能专业化、管理意识现代化和管理人才市场化等多项内容。国外医院的院长以及管理队伍的知识结构大多是工商管理硕士（MBA）或公共管理硕士（MPA）出身，都比较注重管理的专业化。医院领导层实行专业化和职业化管理是一种必然趋势。

（三）完善绩效考核体系，激发员工自我实现

医院的绩效管理，是人力资源管理的重要内容，也是重要的人力资源管理激励措施，是医院在运行过程中，既要保证医院能够为广大患者提供优质、热情、便捷、廉价的医疗服务，同时也要保证医院的运行和发展，又能够充分调动广大医务人员的工作积极性的手段，它应以经济核算为基础，通过全面管理、业绩考核，权衡与决定职工个人的绩效工资多少。

绩效工资，又称绩效加薪、奖励工资或与评估挂钩的工资，是以职工被聘上岗的工作岗位为主，根据岗位技术含量、责任大小、劳动强度和环境优劣确定岗级，以企业经济效

益和劳动力价位确定工资总量，以职工的劳动成果为依据支付劳动报酬，是劳动制度、人事制度与工资制度密切结合的工资制度。绩效工资由四部分组成：基本工资、年龄工资、岗位工资以及奖励工资。

医院应建立分层次、分类考核标准。把门诊、急诊、住院、检查、手术等医疗工作量指标；把住院率、床位使用率、床位周转率、平均住院日、手术台数、诊断符合率、治愈率、抢救成功率等医疗质量和效率指标；把病人投诉率、就诊病人满意率、住院病人满意率、处方合格率、病历合格率等医德医风指标；把住院人数、住院人均收费、科室人均纯结余、人均收益等经济指标作为医院绩效考核的主要内容，从而将绩效考核和绩效工资达到最公平、最合理的程度。

绩效工资的实行，也是激励理论中的一种措施。根据现代组织学理论，激励的本质就是员工去做某事的意愿，这种意愿以满足员工的个人需要为条件。其核心在于对员工内在需求的把握与满足。因此，医院人事部门应做好每一个职位的责权分析，制定工作说明书，为绩效考评打好基础，防止绩效工资的发放不均。

绩效考核还要注重目标管理，即制定考核目标，以达到目标为诉求作为进行奖金调整、奖罚的依据，晋升或降级的指标，以便养成职工的竞争意识和危机意识，从而提高医院的服务水平。有效的激励机制不仅可以调动员工的积极性，激发他们的创造力，而且可以增强医院的凝聚力和竞争力，提高医院在市场中的整体竞争能力，进而促进医院的不断发展和效益增长。

（四）构建科学合理的绩效评估机制

人力资源管理的核心在于建立完善的激励机制。人才竞争的根本是机制竞争，一个好的机制不仅可以留得住人才，而且可以充分调动和发挥人才的积极性，并创造出巨大的财富。医院要围绕以下几个方面建立激励机制：建立公开、平等、竞争、择优的选人用人制度；建立职责明确、有效放权的岗位责任制；建立科学、公正、公开的绩效考核制度；建立公正、公平、合理的薪酬管理体系；建立员工能上能下、能进能出的动态竞争机制；建立完善的福利和社会保障制度；搞好员工的职业生涯设计，为员工个人提供良好的发展空间；推行"人本管理"，培育员工的认同感和团队精神等。

医院人力资源在运营过程中的使用效率或利用效果如何，是由许多复杂因素耦合作用的结果，比如良好的用人机制、先进的激励原则的运用等等。但通过制度设计和管理操作建立科学的绩效评估和薪酬结构体系来实现"激励相容"，无疑是实施有效的人力资源激励管理的最重要环节，也是构建科学的医院人力资源激励机制的核心渠道。

（五）完善选人用人机制，实现人岗有机对应

医院应把聘用合同作为医院人力资源管理的基本形式，把每一位聘用人员的岗位设置清楚，做好岗位职责说明书，实行岗位管理制度。实现按需设岗、竞聘上岗、按岗聘用、合理管理。适时引进末位淘汰制度、待岗制度、人员分流制度。实行合同聘用制，首先是选好人、用好人，这是合理优化人力资源的关键，应该把合适的人才放在合适的位置。医院人力资源部门要做到公开、平等、竞争、择优聘用原则，做好工作分析、岗位评价和岗位规范等工作。选人、用人，首先应该从内部挖潜，内部人员深知医院的发展过程，了解医院的发展思路，人事关系和谐，工作与同事协调。无论从内部选拔，还是从外部招聘，都应该挑选工作态度好、有敬业精神、与团队合作、学习能力强、可塑性高、专业能力强、稳定性高，能为医院长期工作的优秀人才。

（六）健全医务人员培训机制，提升诊疗服务技能

现在是知识爆炸的年代，知识的发展日新月异。尤其是在科学技术领域，时时刻刻都有新科技、新技术、新知识的创新和发现。因此，医务人员必须进行经常性的培训和拔高，不能因为工作繁忙，个人收入减少和医院开支增加而放弃继续学习。进修学习更应该走出国门，积极邀请知名专家进行学术交流。新技术的应用不仅是医院新的发展点，而且更是广大患者的福祉。不仅是医务人员，医院的其他工作人员也应该进行培训。进一步加大医院对员工培训的投入力度，对员工进行岗位教育、医院文化教育、全员礼仪培训、职业形象培训、技术技能培训等。员工的培训计划应该是医院人力资源管理的重要组成部分，持续的员工培训能为医院的发展提供源源不断的动力，从而提升医院的整体形象和综合效益。

员工培训要制订培训计划，这些培训包括五个方面内容：第一，岗位教育（工作任务说明书）；第二，工作核心技术培训；第三，员工自我进修、继续不断学习，掌握先进的知识和技术，开发潜能；第四，管理培训；第五，文化培训。

培训有四个层次：第一，员工层面，根据员工的行为差错记录，通过谈话及观察员工知识技能的缺陷，上级对照管理技术标准进行培训；第二，科室层面，分析科室或部门长短期需要，科室领导负责培训人员及内容；第三，医院层面，各科领导做医院培训需求计划，参考每个月的审计结果（包括服务质量、医院行为标准），注重所有员工的技能和知识培训，并报院领导批准，培训方式是在内部、外部或出国；第四，生涯规划，员工培训计划，要确定员工的发展方向，做好员工职业发展规划。

（七）完善医务人员准入管理，奠定医院发展基础

医院在人员准入方面，必须严格执行规范，保证进入医院的每一个医务工作人员具有相应的资格和必备条件。根据医院人力资源管理的特征及其管理的特殊要求，在员工招录时一定要注意以下要求：知识与技能、身体与年龄、工作经验，尤其是道德情操。医务人员在道德情操方面应做到六点：一是必须高尚正直，立志保持较高水平的医疗道德；二是仁心仁术，以人民的福利保健为己任，同情遭受疾病折磨之患者，竭尽全力为其解除疾苦；三是精益求精，在业务上全力以赴，止于至善；四是诚信正直，以诚待人，公正廉洁；五是齐心协力，创造交流分享、相互尊重的环境，鼓励成员之间合作、参与，相互信任，不断进步成长；六是关心社会，造福社会，尽职尽忠。

（八）恪守"以人为本"理念，促进医院和谐发展

医院要实行人性化管理，充分发挥人力资源的能动性。人性化管理着眼点是人，终结点也是人，必须确定人在管理中的主导地位，医院的员工是医院人力资源管理中主客体的有机统一。人性化管理要求各级领导层必须尊重职工、关心职工、理解职工、信任职工，把员工的潜能和专长有效地发挥到极致。医院的领导应该给全院的员工创造出一个和谐、团结、协作、健康、向上的工作环境，让员工体会到工作的快乐和工作的成就感。医院的管理者要"以人为中心"，热爱他们，把他们看成是医院的财富，看成大家庭的成员，与员工加强沟通，提倡参与医院的决策，让所有员工形成一个利益的整体。医院领导层应该知人善任、唯才是举、适才适用、适用适所，更应该以功归人、以奖励人、以法治人、以宽容人、以理服人、以信取人、以诚待人、以情感人。用信任换取员工对医院的忠诚。这样全体人员才能珍惜工作、乐于工作，达到自我实现的需求。

第四章 现代医院运营管理方法

第一节 医院运营预测

一、医院运营预测分析的含义

医院运营预测是指根据医院现有的经济条件和掌握的历史资料以及客观事物的内在联系，运用一定的科学预测方法，对未来经济活动可能产生的经济效益和发展趋势做出科学的预计和推测的过程。医院要想在竞争中立于不败之地，就必须对医疗市场的发展趋势做出准确的预计和推测。医院必须在准确的运营预测的基础上进一步进行决策和规划。运营预测是医院制订发展规划时进行决策的依据。只有通过预测，掌握大量的第一手市场动态和发展的数据资料，才能做出正确的决策。医院运营预测分析，就是预测人员对不同的预测对象、目标，依据过去、现在的信息，选取适当的预测方法进行预测的过程。不同的预测对象需要采取相应的预测方法、预测手段，才能取得人们期望的结果。管理会计重点研究的是医院医疗服务活动中的运营预测。

二、医院运营预测分析的意义和特点

（一）医院运营预测分析的意义

医院运营预测分析是对未来事件的陈述，即在一定的条件下，估计将要发生什么变化，采取或不采取哪些行动。计划是对未来事件的部署，即应当采取什么措施和行动来改变现有条件，以达到预期目的。医院开展运营预测分析，是运营决策的主要依据，是医院进行全面预算管理、编制医院预算的基础，是适应社会外部环境变化的保证。

（二）医院运营预测的特点

医院运营预测分析，是指按照一定的原则和程序，运用专门的方法进行运营预测的过程。运营预测分析具有以下特点。

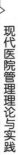
1. 预见性

预见性是从现实事物的发展规律中把握未来发展趋势，对复杂的问题做出科学的预测，取得工作的主动权，对新情况、新问题、新事物做出较为实际的判断，能够提高决策和领导能力。为了降低经济活动的盲目性，医院运营管理必将不断加强经济预测，提高预见性。提高对于未来经济的预见性是提高未来经济计划性和创造性的基础。通过经济预测可以有效降低不确定性对经济活动的影响。经济预测不是靠经验和凭直觉对未来经济所做的预言或猜测，而是以科学的理论和方法、可靠的资料、精密的计算对未来经济所做出的系统分析和精确预见。

2. 明确性

所谓明确，即明白、确定，预测的事件必须是非常明确的，是客观存在的事件，不是模糊不清的。

3. 相对性

相对性即衡量一样事物时得有一个标准，而且这个标准是会变的，使衡量事物时呈相对性，随着环境的变化，预测时使用的标准也会随之变动。

4. 可验证性

预测的结果是可以检验的，并且可以得到验证。

5. 灵活性

预测方法灵活多样，不是千篇一律的，要针对预测的事件选择比较合适的预测方法。

三、医院运营预测的方法

经济规律的客观性及其可认识性是运营预测分析方法的基础；系统、准确的会计信息及其他有关资料，是开展运营预测分析工作的必要条件。至于进行运营预测分析所采用的专门方法，种类繁多，随分析对象和预测期限的不同而各有所异。但其基本方法大体上可归纳为定量分析法和定性分析法两大类。

（一）定量分析法

定量分析法亦称"数量分析法"。它主要是应用现代数学方法（包括运筹学、概率论和微积分等）和各种现代化计算工具对与预测对象有关的各种经济信息进行科学的加工处理，并建立运营预测分析的数学模型，充分揭示各有关变量之间的规律性联系，最终还要对计算结果做出结论。定量分析法按照具体做法不同，又可分为以下两种类型。

1. 趋势运营预测分析法

趋势运营预测分析法即根据预测对象过去的、按时间顺序排列的一系列数据，应用一定的数学方法进行加工、计算，借以预测其未来发展趋势的分析方法，亦称"时间序列分析法"或"外推分析法"。它的实质就是遵循事物发展的"延续性原则"，并采用数理统计的方法来预测事物发展的趋势。例如，算术平均法、移动加权平均法、指数平滑法、回归分析法、二次曲线法等都属于这种类型。

2. 因果运营预测分析法

因果运营预测分析法即根据预测对象与其他相关指标之间相互依存、相互制约的规律性联系来建立相应的因果数学模型所进行的运营预测分析方法。它的实质就是遵循事物发展的相关性原则来推测事物发展的趋势。

（二）定性分析法

定性分析法亦称非数量分析法，它是一种直观性的预测方法。主要是依靠预测人员的丰富实践经验以及主观的判断和分析能力（必须建立在预测者的智慧和广博的科学知识的基础上），在不用或少量应用计算的情况下，就能推断事物的性质和发展趋势的分析方法。当然，这种方法在量的方面不易准确，一般是在医院缺乏完备、准确的历史资料的情况下，首先邀请熟悉该行业经济业务的专家，根据他们过去所积累的经验进行分析判断，提出预测的初步意见；然后再通过召开调查会或座谈会，对上述初步意见进行修正补充，并作为提出预测结论的依据。

（三）两类方法的关系

定性分析法和定量分析法在实际应用中并非相互排斥的，而是相互补充、相辅相成的。定量分析法虽然较精确，但许多非计量因素无法考虑，这就需要通过定性分析法将一些非计量因素考虑进去，但定性分析法受主观因素的影响，因此在实际工作中常常将两种方法结合应用，相互取长补短，以提高实用性。

四、医院运营预测的内容

医院运营预测的内容主要包括：业务量预测、收入预测、成本预测、结余预测和资金预测等方面。

（一）业务量预测

医院工作计划的中心任务之一就是业务量预测，无论医院的规模大小、员工多少，业务量预测包括计划、预算和收入的各方面工作。业务量预测是指在未来特定时间内，医院医疗业务量与业务收入的估计。业务量预测是在充分考虑未来各种影响因素的基础上，结合本医院的业务量实际情况，通过一定的分析方法提出切实可行的业务量目标。

在医院管理工作中，一项重要的内容就是制订工作计划，要使计划具有科学性和实践性，就要认真收集分析医院各项业务指标，用科学的统计方法，研究其变化规律，预测其发展趋势。用统计预测数据制订工作计划，避免了主观盲目性，具有较强的可操作性。业务量预测是医院在一定的工作计划下，对该医院在一定期间内的业务量或业务收入期望值的预计和测算。

市场预测就是在市场分析的基础上，利用各种信息和资料，通过科学的方法和手段，对市场的未来因素、条件及其发展趋势进行估计和判断，从而为运营决策提供依据。医疗服务市场的预测过程由输入、处理、输出三个环节构成。

1. 市场预测的步骤

第一步，确定目标。明确规定预期达到的目标、预测期限以及预测的数量单位。

第二步，收集信息资料。包括：资源方面的信息，如人才、资金、设备；政策方面的信息，如物价政策、技术政策、预算拨款、引进技术政策等；市场方面的信息，如患者来源、某种服务在市场上的占有率、医疗消费行为的变化趋势等；有关竞争的信息，如竞争对手的服务质量、运营状况等。收集信息时要注意信息来源的多渠道，使信息具有广泛性、完整性。

第三步，提出预测模型，选定预测方法，进行市场预测。提出预测模型，是指选择一种或几种适用的科学预测方法。对定量预测可建立教学模型，对定性预测可建立设想性的逻辑思维模型。当证实了所选定的预测方法有效时，可进行预测。

第四步，分析评价。分析预测与事实之间可能产生的误差、误差的大小以及产生这一误差的原因。

第五步，修正预测值。如果经过分析，发现预测没有达到预期的目标，或者预测结果不理想，应回到前面的程序，重新选择预测目标或选择其他预测方法。这样往复多次，直至取得理想结果为止。

2. 市场预测的方法

（1）定性预测法

定性预测法是指预测人员依据信息资料进行主观判断和推测，又可分为集体判断法和专家意见法。集体判断法就是围绕某一预测课题，召集有关人员开展集体讨论，进行判断预测。专家意见法就是聘请一批专家各自写出判断意见，然后请另一批专家对这些意见进行评价，也分别写出自己的意见，再反馈给第一批专家，以此往复。后一种方法更能避免集体判断法的主观误差。

（2）定量预测法

定量预测法是依据信息资料，建立一定的数学模型进行预测。常用的数学模型有：平均数法、时间序列法、回归分析法等。

（二）收入预测

业务收入预测是医院根据过去的收入情况，结合对市场未来需求的调查，对预测期业务收入所进行的预计和测算，用以指导医院运营决策管理活动。通过收入预测可以加强计划性，减少盲目性，取得较好的经济效益。

预测和预算是两个性质不同但是存在密切联系的范畴，预测的结果是得到预测值，预算的目的是得到预算表，前者是一个数学范畴，后者是财务范畴。前者给后者提供技术支持，为后者目标的实现提供基本素材。

要做好业务收入预测，首先须做好相关的基础工作。业务收入预测的基础工作主要包括以下几个方面。

1. 确定预测对象

预测对象即预测的具体要素。业务收入的预测对象主要有业务量、收入结构和单位单价等。由于预测对象不同，其所需资料以及运用的具体方法也不尽相同。因此，为使预测工作能够有效进行，首先须确定预测对象。

2. 明确预测时间

预测时间包括实施预测的时间和预测期涵盖的时间两个方面。一般而言，实施预测的时间通常应安排在编制计划之前，以便能为计划编制提供依据。预测期涵盖时间则须根据预测目的确定，若预测的目的在于编制年度计划和年度结余预测，则预测期的涵盖时间通常为一年；若预测的目的在于评估医院的发展趋势，则预测期的涵盖时间应相对较长，如3年、5年等。此外，在确定预测期的涵盖期间时，还应考虑环境的稳定性和资料的充分性。若环境稳定、资料充分，则涵盖期间可相对较多，反之则不宜太多，以确保预测的相对准确性和可靠性。

3. 搜集相关资料

第一，历史资料，即医院的历史业务量、收入水平、收入结构、收入价格等。

第二，潜力资料，主要包括医院的内部能力及外部开拓能力两个方面。

第三，环境变化预测资料，包括医院内部环境的变化预测和外部环境的变化预测两个方面。

4. 业务收入预测的方法

（1）时间序列法

时间序列法是按照时间的顺序，通过对过去几期实际数据的计算分析，确定预测期业务收入的预测值。由于计算程序的不同，这种方法又可分为历史同期（季）平均法、滚动（或加权）平均法、基数加权平均变动趋势法。

（2）因果（相关）分析法

因果（相关）分析法，是利用事物内部发展因果关系，并着重研究影响事物发展变化外因的作用来预测计划期事物发展变化的趋势。这种方法一般适用于业务量直线上升的医院。

（3）本量利分析法

本量利分析法，是在成本划分为变动成本和固定成本的基础上，根据变动成本、业务量与结余三者之间的内在联系，假定已知其中两个因素来推测另一个因素，以寻求最佳方案。运用这种方法，既可以预测保本点业务量和业务收入，也可以预测为实现目标结余需要达到的业务量和业务收入。

（三）成本预测

成本预测是指运用一定的科学方法，对未来成本水平及其变化趋势做出科学的估计。通过成本预测，掌握未来的成本水平及其变动趋势，有助于降低决策的盲目性，使运营管理者易于选择最优方案，做出正确决策。

成本预测是根据成本构成要素及影响成本变动的各因素之间的依存关系，结合医院未来可能发生的外部环境和内部条件的变化，采用特定的技术方法，对未来的成本水平及其变化趋势进行科学预计的过程。

成本预测的步骤：

第一步，根据医院的运营总目标，确定成本预测目标；

第二步，收集和分析相关的资料和数据；

第三步，建立成本预测模型进行预测；

第四步，测算预测误差；

第五步，提出各种降低成本方案进行对比分析；

第六步，选择最佳方案并确定目标成本。

（四）结余预测

结余预测是对医院未来某一时期可实现结余的预计和测算。它是按影响医院结余变动的各种因素预测医院将来所能达到的结余水平，或按实现目标结余的要求预测需要达到的业务量或收入金额。

目标结余就是指医院计划期内要求达到的结余水平。它既是医院运营管理的一项重要目标，又是确定医院计划收入和目标成本的主要依据。正确、恰当的目标结余预测可促使医院为实现目标而有效地进行医疗业务活动，并可对运营效果进行考核。

结余预测是在业务收入预测和成本预测的基础上进行的，主要采用因素分析法对目标结余进行运营预测分析。即医院在业务收入预测的基础上通过对业务量或业务成本管理费用以及其他对结余发生影响的因素进行分析与研究进而对医院在未来某一时期内可以实现的结余预期数进行预计和测算。

（五）资金预测

资金预测是指在收入预测、成本预测、结余预测的基础上，根据医院未来发展目标并考虑影响资金的各项因素，推测出医院在未来一定时期内所需要的资金数额、来源渠道、运用方向及其效果的过程，又称资金需要量预测。具体包括流动资金需要量和固定资产项目投资需要量、资金追加需要量等内容。

资金需要量的预测是医院进行运营决策的主要依据和提高经济效益的有效手段，也是编制资金预算的前提。资金需求量预测是以预测期医院生产运营规模的发展和资金利用效果的提高为依据，在分析历史资料、技术经济条件发展规划的基础上，运用数学方法，对预测期资金需求量进行科学的预计和推测。

五、运营预测分析的原则

（一）延续性原则

是指医院运营活动中，过去和现在的某种发展规律将会延续下去，并假设决定过去和现在发展的条件同样适用于未来。医院运营预测根据这条原则，就可以把未来视作历史的延伸进行推测。

（二）相关性原则

是指医院运营活动过程中一些经济变量之间存在着相互依存、相互制约的关系。医院运营预测根据这条原则，就可以利用对某些经济变量的分析研究来推测受它们影响的另一个（或另一些）经济变量发展的规律。

（三）相似性原则

是指医院在运营活动过程中不同的（一般是无关的）经济变量所遵循的发展规律有时会出现相似的情况。可以利用已知变量的发展规律类推出未知变量的发展趋势。

（四）统计规律性原则

是指医院在运营活动过程中对于某个经济变量所做出的一次观测结果，往往是随机的；但多次观测的结果，却会出现某种统计规律性的情况。运营预测分析根据这条原则，就可以利用概率分析及数理统计的方法进行推测。

六、运营预测的步骤

（一）确定预测目标

确定预测目标就是确定对什么进行预测，并达到什么目的。例如，是预测医院的业务量还是预测医院的成本，这是根据医院运营的总体目标来设计和选择的。确定预测目标是做好运营预测的前提，是制订运营预测分析计划、确定信息资料来源、选择预测方法及组织预测人员的依据。

（二）收集、整理和分析资料

预测目标确定后，应着手搜集有关经济、技术的工作计划资料和实际资料。这是开展运营预测的前提条件。在收集资料的过程中要尽量保证资料的完整全面。在占有大量资料的基础上，对资料进行加工、整理、归集、鉴别、去伪存真、去粗取精，找出各因素之间的相互依存、相互制约的关系，从中发现事物发展的规律，作为预测的依据。

（三）选择预测方法

不同的预测方法能达到不同的目的，所以对于不同的对象和内容，应采用不同的预测方法，不能一成不变。对于那些资料齐全、可以建立数学模型的预测对象，应在定量预测方法中选择合适的方法；对于那些缺乏定量资料的预测对象，应当结合以往的经验选择最佳的定性预测方法。

（四）实际预测过程

根据预测模型及掌握的未来信息，进行定性、定量的运营预测分析和判断，揭示事物的变化趋势，提出医院需要的符合实际的预测结果。为医院的运营管理提供信息。

（五）检查验证

经过一段时间的实际操作，对上一阶段的预测结果需要进行验证和分析评价。即以实际数与预测数进行比较，检查预测的结果是否准确，并找出误差原因，以便及时对原选择的预测方法加以修正。这是个反复进行信息数据处理和选择判断的过程，也是多次进行反馈的过程，目的是保证预测的正确性。

（六）修正预测结果

对于原用定量方法进行的预测，常常由于某些因素的数据不充分或无法定量而影响预测的精度，这就需要用定性方法考虑这些因素，并修正定量预测的结果。对于原用定性方法预测的结果，往往也须用定量方法加以修正补充，使预测结果更接近实际。总之，这个过程是一个定性和定量相结合的过程。

（七）报告预测结论

将修正补充过的预测结论向医院的有关领导报告。

第二节　医院运营决策

一、运营决策的概念

运营决策，就是利用各种相关的数据和资料，运用专门的方法，针对各种运营方案的经济效益，进行测算、分析和比较，权衡利弊得失，从中选出最佳方案的过程。

（一）运营决策是从业务量、成本、结余的角度所做的一种管理决策

医院面对未来事项，该做什么，不该做什么，以及该如何去做等，都需要做出一种管理决策，然而管理决策的做出需要考虑诸多因素的影响，从各个不同的角度进行。既包括既定因素的考虑，也包括未来变动因素的考虑；既包括医院内部因素的考虑，也包括医院外部因素的考虑；既要求从技术质量的角度考虑，也要从收入成本的角度考虑。因此，正确做好运营决策，在实际工作中，有助于把握决策的全面性、合理性和可行性，避免单纯决策观。

（二）运营决策应以预测为前提

运营决策面对的是未来事件，然而，未来事件的发生是具有多变性和可选择性的，因而，事先应对事件发生的情形有充分的考虑，并对各种情形下可能引发的业务量、成本水平进行科学的预测，基于预测的结果，基于多个被选的决策方案所做出的决策才是谨慎有效的。

（三）运营决策是编制成本计划的前提

运营决策的结果是确定目标，目标是从总体上对一个事件或一项活动或其系列因素所提出的总要求，而计划则是对相关具体细节方面的成本所提出的具体要求，总要求对各方面具体要求起统驭作用，具体要求应与总体要求保持一致。因此，计划指标应是目标指标的具体化和对象化，编制计划应以决策为前提。

运营决策是管理会计的一项重要内容，其所确定的目标是编制计划的前提，也是实施监督控制的依据。此外，对决策的理解，也不应仅仅理解为最后确定一个指标，它还包括利用指标参与医院运营管理决策的过程。

二、运营决策分析的原则

一是最优化决策原则。以较少的劳动耗费和资源消耗获得最大的社会效益和经济效益；同时，具有可行性和较小的风险。

二是机会成本原则。分析备选方案时，以舍弃原方案的"潜在利益"衡量所选用方案是否最佳。其"潜在利益"就是选定方案的机会成本。

三是历史成本原则。是既成事实和无法补救的成本，存在于会计账目中。在运营决策分析时，可作为未来期望成本的对照参数，并考虑选定方案可能形成的成本。

四是稳健原则。就是要留有余地，以应付不可预见情况的发生和各方面的不确定性问题。

五是资源限制性原则。就是要充分估计所需资源及实有资源的限量，实事求是，量力决策。

六是决策授权原则。要按能级管理原则，由各决策层次授权下级自行决策，而不是事无巨细一律集权决策。

三、运营决策与投资决策的区别

凡是决策行为的影响期间在一年（或一个营业年度）之内，仅对日常业务运营活动产生影响的决策称运营决策；凡是决策行为的影响期间在一年（或一个营业年度）以上，对医院长远发展有重大影响（如医院运营方向的改变、重大的投资活动等）的决策称投资决策。运营决策与投资决策的区别有以下方面。

一是目的不同。运营决策旨在解决运营资金的有效使用问题，而投资决策则在于解决医院长远目标的实现及投资使用效益的问题。

二是应用的概念及方法不同。运营决策采用固定成本、变动成本、边际贡献等概念及本量利分析法；而投资决策则采用资金时间价值、风险价值、资本成本等概念及净现值法、现值指数法等决策方法。当然，运营决策和投资决策也采用某些相同的概念和方法，如机会成本、相关成本、差量成本、差量分析法、概率分析法等。

三是决策者不同。运营决策涉及医院日常运营的各个方面，其决策者一般处于医院中层管理；而投资决策往往涉及医院长远运营目标的主要方面，对医院未来影响甚大，因而往往由医院较高层次的管理者（甚至主管部门最高管理层）做出。

四、运营决策的程序

（一）确定决策目标

对医院所处的环境和内部条件进行调查研究，特别是要对市场形势进行调查、研究和预测，收集和分析有关市场动态的信息，以及对医疗水平服务供求情况的影响，根据获得的信息和有关资料，进行综合分析，弄清当前与未来医院在市场竞争中的地位，掌握医院医疗服务的实际情况，找出与应当达到或者希望达到的状况之间存在的差距。决策分析是为了解决医院未来发生的问题，进行运营决策就要在预测的基础上确定决策目标，决策目标是决策分析的出发点和归宿点，要确定决策目标，就要把目标建立在可能达到的基础上，同时，还要分清必须达到的目标与希望达到的目标。

（二）拟订备选方案

所谓可行，必须是技术上先进，经济上合理，与单位实际情况相适应，这就要求成本管理人员要开阔思路，从不同方面提出几个可供选择的备选方案。

（三）搜集、整理和加工相关资料与数据

收集尽可能多的与选择方案有关的各种可计量的因素，以便于决策人员去评价分析，如有关方案的各项预测的数据，没有确切的数据，尽可能请专家估计。收集的资料要善于鉴别，要去粗取精、去伪存真。

（四）分析、评价备选方案

评价分析决策方案，是对可行性方案所进行的全面详尽的评价与分析。分析评价备选方案，一般先将各备选方案编制比较分析表，通过对备选方案成本的高低、作用的大小、效果的好坏进行比较分析，从中选出最优决策方案，并提出落实最优决策方案的措施，以保证其付诸实施。

（五）确定最佳方案

通过分析评价，确定最佳运营决策方案，并组织实施。在实际工作中，以上的决策程序是通过预测组织实施的，决策的结果要变成预测体现出来，然后用预测与实际比较，发生的差异与存在的问题及时反馈出来，以便及时采取改进措施，使决策目标得以实现。

六、医院运营决策中的三大因素

运营决策所面向的是未来事项，为了便于决策方案的评价，必须正确认识和理解相关因素的概念，影响成本决策的三大因素为相关业务量、相关收入和相关成本。

（一）相关业务量

所谓相关业务量是指在决策中须予以认真考虑的，与特定决策方案相联系的业务量。对相关业务量的错误判断，会使相关收入与相关成本计算出错，造成决策失误。

（二）相关收入

所谓相关收入是指与特定决策方案相联系的，能对决策产生重大影响的，在决策中必须予以考虑的收入。如果某项收入只属于某个运营决策方案，即若有这个方案存在，就会发生这项收入，若该方案不存在，就不会发生这项收入，那么，这项收入就是相关收入。

与相关收入相对应的概念是无关收入，某项收入的发生与某决策方案的存在与否无关，即某方案无论是否存在，这项收入均会发生，那么该项收入是某方案的无关收入。

（三）相关成本

所谓相关成本是指与特定决策方案相联系的，能对决策产生重大影响的，在决策过程中必须考虑的成本。如果某项成本只属于某个决策方案，即这个方案存在，就会发生这项成本，若这个方案不存在，就不会发生这项成本，那么这项成本就是相关成本。

第三节 医院长期投资决策

长期投资决策是指拟订长期投资方案，为了改变或扩大医院的业务能力，而将资金投放于涉及医院未来较长时期（一般为一年以上）的业务活动（如固定资产的新建、扩建、改建，以及对原有固定资产的更新改造等），用科学的方法对长期投资方案进行分析、评价、选择最佳长期投资方案的过程。长期投资决策是涉及医院生产运营全面性和战略性问题的决策，其最终目的是为了提高医院总体运营能力和获利能力。因此，长期投资决策的正确进行，有助于医院生产运营长远规划的实现。

一、长期投资决策概述

（一）长期投资决策的特点

长期投资决策占用资金庞大；从内容方面来看，长期投资决策主要是对医院固定资产方面进行的投资决策；长期投资决策的效用是长期的；长期投资决策具有不易逆转性，如果投资正确，形成的优势可以在较长时期内保持。

（二）长期投资决策的类型

一是按运营的范围，可分为战略性的投资决策和战术性的投资决策。战略性投资决策是指对整个医院的业务运营发生重大影响的投资决策（如上新生产线，开发新产品）。战术性投资决策是指对整个医院的业务、运营方面并不发生重大影响的投资决策。

二是按内容的不同，可分为固定资产的投资决策和有价证券的投资。

三是按投资目的的不同，长期投资项目可分为资产更新项目、扩大运营项目、法定投资项目。

四是按项目之间的关系不同可分为独立项目、互斥项目和关联项目。独立项目即某一项目的决策不会对其他项目产生影响。互斥项目即某一项目的决策将对其他项目产生相反影响。关联项目即某一项目的存在必须依赖于其他项目的实施。

（三）长期投资决策的意义

长期投资决策直接影响医院未来的长期效益与发展，有些长期投资决策还会影响国民经济建设，甚至影响全社会的发展。因此长期投资决策必须搞好投资的可行性研究和项目评估，从医院、国民经济和社会的角度进行研究论证，分析其经济、技术和财务的可行性。

二、影响长期投资决策的因素

（一）货币的时间价值

所谓货币的时间价值，一般是指货币随着时间的推移而发生的增值。

（二）现金流量

1. 现金流量的概念

在长期投资决策中，现金流量是指一个投资项目引起的医院现金流入量与流出量的总称。一个时期内，现金流入量与现金流出量的差额，称为净现金流量。

2. 现金流量的构成

现金流量的构成有两种表述方法：按发生的时间来表述，现金流量的构成有初始现金流量、营业现金流量和终期现金流量；按现金流入流出来表述，现金流量分为现金流入量和现金流出量两部分。

3. 现金流量的计算方法

现金流量的计算方法有两种：一是总量分析法，一般用于扩大收入投资项目现金流量的计算；二是差量分析法，一般用于降低成本投资项目现金流量的计算，以简化决策分析工作。

（三）资金成本

资金成本是指医院筹集和使用资金而付出的代价。资金成本包括资金筹集费和资金使用费。前者指筹资过程中支付的手续费、经纪人佣金等；后者指利息、股息等。资金成本一般用资金成本率来表示，即资金使用费与筹资净额的比率。

（四）投资风险价值

风险是客观存在的，是指损失发生的可能性。风险报酬有两种表达方式：一是绝对数，即风险报酬额；二是相对数，即风险报酬率，是指风险报酬额占原投资额的百分比。在长期投资决策中，风险价值一般用风险报酬率表示。

三、医院长期投资决策分析

长期投资决策又称"资本支出决策"，是指涉及大量资金投入会影响医院今后若干年经济效益的决策。长期投资决策是现行管理会计中极为重要的内容，它不仅影响医院未来的就诊能力和医疗技术，而且影响医院长远的运营活动和经济利益。长期投资决策通常需要投入大量资金，对于任何医院来说，均将在较长时间有持续影响，同时，这类长期投资决策大多要经过一定期间才能回收。长期投资方案的正确抉择，是使医院未来保持良好的运营状况和盈利能力的关键。

医院长期投资根据影响范围广狭，可分为战略性投资决策和战术性投资决策，所谓战略性投资决策是指对医院未来有重大影响的决策，影响面广，关系医院的前途和命运。战术性决策，一般指对原有设备更新换代、提高医院诊断能力等投资决策，影响的只是医院局部范围，并不影响医院运营总方向。因此，就投资而言，应对战略性投资更为审慎。

医院长期投资根据标的物的不同，可分为固定资产投资和有价证券投资决策，固定资产投资可分为新建、扩建、改建固定资产，购置或租赁固定资产等不同情况的投资决策。对"闲余"资金较多的医院来说，可以认购"国库券"等符合医院财务制度规定的有价证券，提高资金的使用效益。

由于长期投资政策涉及大量资金的投入，并在较长时期内对医院财务和运营成果有持续影响，故在方案抉择时，除需要认真研究技术上的先进性和实用性之外，还应从成本效益的关系上着重评价该项投资在经济上的合理性。决策分析时，绝不能凭主观想象，轻率"拍板"，必须进行可行性研究，做好项目技术经济论证，对各个投资方案进行经济效益的分析，最后从中选择最优方案。

四、长期投资评价指标

（一）非折现评价指标及其计算

1. 投资报酬率

是指达产期正常年度结余或平均结余占投资总额的百分比。

$$投资报酬率（ROI）＝年结余或年均结余/投资总额×100\% \qquad (4-1)$$

优点：计算简单。缺点：一是没有考虑货币时间价值因素（时期长短及不同投资方式的影响）；二是分子（时期指标）、分母的时间特征不一致；三是无法直接利用现金净流量信息。

2. 年平均投资报酬率

反映投资项目年结余或年均结余与年平均原始投资额的比率。

$$年平均投资报酬率 = 年结余或年均结余 / 年平均原始投资额 × 100\% \qquad (4-2)$$

3. 原始投资回收率

指投资项目一个正常运营年度的净现金流量（或平均运营净现金流量）与原始投资的比率（非终结点的运营年度内）。可以直接利用现金净流量信息，但依然没有考虑货币时间价值，且公式中分子分母的时间特征不一致。

$$原始投资回收率 = （年运营净现金流量或年均运营净现金流量）/ 原始投资额 × 100\%$$
$$(4-3)$$

（二）折现评价指标及其计算

1. 净现值

净现值（NPV），在项目计算期内，按行业基准折现率或其他设定折现率计算的各年净现金流量现值的代数和。行业基准折现率又称为行业基准收益率，它的确定需要考虑行业特点、货币时间价值、风险报酬（及通货膨胀率）。特点：折现的绝对值正指标。优点：考虑了货币时间价值，运用了项目计算期的全部净现金流量。缺点：无法直接反映投资项目的实际收益率水平。

用净现值法进行投资决策分析一般应按下列步骤进行：

第一步，计算出各投资方案每年的现金净流量；

第二步，计算出各投资方案现金流入总额的现值和现金流出总额的现值；

第三步，计算出各投资方案的净现值并进行比较，从中选择出最优投资方案。

2. 净现值率

净现值率，是指投资项目的净现值占原始投资现值总和的百分比指标。

$$净现值率 = 项目的净现值 / 原始投资的现值合 100\% \qquad (4-4)$$

特点：折现的相对量评价指标，可从动态的角度反映项目投资的资金投入与净产出之间的关系。缺点与净现值类似。

$$现值指数 = 现金流入总额的现值 / 原始投资额的现值 \qquad (4-5)$$

用现值指数法进行投资决策分析一般应按下列步骤进行：

第一步，计算出各投资方案的现金流入量总额的现值；

第二步，计算出各投资方案的现值指数；

第三步，比较各投资方案的现值指数，从中选出最优方案。

3. 内部报酬率

项目投资实际可望达到的报酬率，即能使投资项目的净现值等于零时的折现率，又称为内含报酬率或内部报酬率。折现的相对量的正指标，从动态角度直接反映投资项目的实际收益水平，不受行业基准收益率高低的影响，较客观，但计算较复杂，且有追加投资时会出现多个内部报酬率。采用内含报酬率法进行投资决策分析，其基本步骤有如下四步。

第一步，先估计一个折现率，按此折现率与未来各期的现金流量，计算净现值。

第二步，若计算出的净现值为正数，则表示估计的折现率小于该投资方案的实际投资报酬率，应适当提高估计的折现率；若计算出的净现值为负数，则表示估计的折现率大于该投资方案的实际投资报酬率，应适当降低估计的折现率。如此经过多次测试，最终找出由正到负的两个相邻的折现率。

第三步，根据上述两个相邻的折现率，采用插值法，计算出投资方案的内含报酬率。

第四步，若计算出的内含报酬率大于资金成本，则该投资方案可行；反之，若内含报酬率小于资金成本，则该投资方案不可行。在多个可行方案中，以内含报酬率最大的方案为最优投资方案。

第四节　医院成本控制管理

成本控制是对制订的成本计划实施目标管理，以达到降低成本的目的，以成本计划和定额标准为目标，对实际成本与标准成本之间的差异进行分析，并随机对偏离标准成本的差异进行调整或采取措施来纠正偏差的管理活动。

一、成本控制的含义

成本控制有三层含义：一是对目标成本本身的控制，即目标成本的确定；二是对目标成本完成的控制和过程的监督；三是在过程控制的基础上，着眼于未来，确定新的目标成本，不断提高经济效益。成本控制应实行全员、全过程、全方位的科学控制，实现成本控制目标化、系统化、科学化。

二、成本控制的作用

成本控制以实现最佳财务成本目标，提高资产使用效率为目的，运用现代信息科学的基本原理，借鉴医院生产运营管理经验，对医院的资金使用、分配以及全过程进行全员、全过程、全方位的系统控制。因此,实施成本控制可以促使医院以较小的卫生资源消耗最大限度地利用新的医疗技术,向社会提供较多的质优价廉的医疗服务,可以促使医院在市场经济形势下,转变运营机制,加强运营管理,全面提高自身素质,在市场竞争中发展壮大。可以监督医院遵守国家财经纪律,严格执行国家物价政策,保证国家宏观调控的顺利进行,促进卫生资源的合理配置和有效利用。可以协调医院内部各部门、各科室、各层次之间的关系,使其为医院整体化发展目标共同奋斗。成本控制作用具体可归纳为保证、促进、监督和协调四个作用。

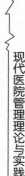

(一) 保证作用

医院实施成本控制可以在时间上、空间上,对医院发生的各种成本费用进行监督、调控,发现偏差及时揭示,并采取有效措施纠正不利差异,发展有利差异,使实际成本费用被限制在预定的成本目标范围之内,保证完成或超额完成预定成本目标,进而保证医院运营目标的实现。因此,医院成本控制可以保证医院实现既定的运营目标。

(二) 促进作用

成本控制是利用系统工程原理,结合医院实际,对医院的资金运动全过程、物资消耗各环节进行计算、调节和监督的过程,同时也是发现医院管理的薄弱环节,挖掘内部潜力,最大限度地利用卫生资源的过程。通过成本控制将成本目标分解到各科室、各直接责任人,结合责任权利机制,促使职工从自身利益出发,发奋学习,提高知识和技能,产生最大的社会和经济效益。因此,成本控制具有促进作用。

(三) 监督作用

成本控制是一个全员、全过程、全方位的系统控制过程,它要求将医院发生的一切耗费时刻置于当事人的监督之下,同时灵敏的成本信息反馈系统可以将一切浪费行为、违法乱纪行为迅速反馈给主管人员,以便采取有效措施将一切浪费、违法行为消灭在萌芽状态。因此,成本控制系统可以通过健全内部控制制度,将医院的运营情况置于直接监督之下,保证国家财经法规及价格政策的贯彻执行,为国家宏观调控的顺利进行提供信息保障和纪律保障。

(四) 协调作用

成本控制涉及医院管理的各层次、各职能科室,成本控制的好坏直接影响着各方面利益的高低,而物质利益的高低直接影响着各成本控制环节部门人员的成本控制工作能否顺利进行。就医院管理而言，成本综合目标因种种主客观因素的影响及责任分担往往很难划分得十分合理、公平，因而，在具体的成本控制实施过程中就会出现争抢利益推诿责任的现象，挫伤了各职能部门、各业务科室在成本控制上的积极性，使成本控制目标不能实现或不能完全实现，造成医院整体利益受损失。例如，医院购置高精尖设备，归某一科室使用，则此科室业务收入上升，利益增加，该科室如不承担设备折旧费，这就损害了其他科室控制成本，增加医院利润的积极性。因此，加强成本控制，合理承担责任，能够协调各科室、各层次的工作和利益，为医院整体目标实现共同奋斗。

三、成本控制的原则

（一）可控性原则

成本控制主体应对其成本控制效果承担责任。为了合理反映成本控制主体承担的责任，其成本控制对象应为可控成本。通常情况下可控成本应满足三个条件：一是成本控制主体能够通过一定的途径和方法在事前知道将发生哪些费用；二是成本控制主体能够对发生的费用进行可靠计量；三是成本控制主体能够对发生的消耗加以限制和调整。凡是不同时满足上述三个条件的成本，一般为不可控成本。但是，成本控制主体发生的某些无法限制和调整的成本，如果能够对其可靠计量，并以此确定成本计划，使其实际发生数与计划数能够绝对保持一致，则可以将这些成本视为可控成本。

可控成本与不可控成本的划分是相对的，与成本控制主体所处管理层次的高低、管理权限的大小，以及控制的范围密切相关。一项成本对于较高层次的成本控制主体来说属于可控成本，而对于其下属的较低层次成本控制主体来说，可能是不可控成本，而较低层次成本控制主体的可控成本，一定是其上属较高层次成本控制主体的可控成本。例如，固定资产折旧费用提取，对于医院来说属可控成本，而对于使用科室来说，如果没有资产购置和处置权，则属于不可控成本。

一项成本对处于同一管理层次的某个成本控制主体来说是可控成本，而对另一个成本控制主体来说可能就是不可控成本。例如，由于材料单位成本变动形成的差异，对于使用材料的成本控制主体来说，是不可控成本，而对于供应材料的成本控制主体来说则是可控成本。

综上所述，一项成本是否可控，必须根据成本控制主体的具体条件来判定，按照可控制原则、成本控制主体只对其可控成本承担责任。

（二）例外管理原则

例外管理就是成本控制主体对于在控制标准之内发生的可控成本，不必逐一过问，而只对可控成本中不符合常规的"例外"差异特别关注。所谓"例外"差异有以下几种情况：一是数额较大的差异，或者数额不大但经常发生，并对医院收益有较大影响的差异；二是偶然发生且性质比较严重的成本差异，如违价罚款、医疗赔偿等。成本控制主体应对可控成本中的"例外"差异进行重点控制，发现问题，及时采取措施加以解决。

（三）责权利相结合原则

成本控制必须适用责权利相结合的原则，成本控制主体既要有成本控制权限和成本控制责任，更要有成本控制利益，没有利益则成本控制权限和成本控制责任主体便不会积极主动地去进行控制甚至会失控，所以只有责权利紧密结合起来，成本控制主体才会努力工作。

四、成本控制的方法

（一）事前控制

所谓事前控制，主要是指在业务活动开始前，对业务活动中人、财、物所进行的成本控制。

（二）事中控制

所谓事中控制，就是在业务活动成本形成的过程中，根据各种事先确定了的定额、标准、预算等对成本进行控制。

（三）事后控制

所谓事后控制，就是在成本形成后，通过对比分析找出差异以及产生差异的原因，总结经验教训，为今后的成本控制工作找到新的突破点。

（四）建立标准成本系统

所谓标准成本系统，是指制定标准成本，引导员工遵守标准成本的要求，计算并分析实际成本与标准成本的差异，提出改进措施的成本管理制度。

五、医院成本计划考核

（一）医院成本计划考核的作用

一是进行成本计划考核，有利于完善医院内部经济核算责任制，进行成本计划考核可以评价内部成本责任制的履行情况，为进一步健全整个医院内部经济核算责任制度提供保证。

二是进行成本计划考核，有利于提高成本会计工作水平，提高成本核算质量。

三是进行成本计划考核，有利于成本计划执行的监督和评价，找出差异，纠正偏差，制定更合理的成本计划指标。

（二）成本计划考核的实施

成本计划考核是成本控制与管理的一项重要内容，是对医院成本计划执行情况和有关执行人员工作履行等做出综合评价。进行医院成本计划考核，加强成本考核内部控制，制定切实有效的奖惩措施，使成本计划考核起到应有的作用和效果。

1. 建立健全成本计划考核组织

医院要成立考核组织，对医院各级、各部门、各科室，直至个人成本计划的执行情况进行考核。由主管领导或总会计师具体负责成本计划考核工作，由各成本计划执行责任中心组成自上而下的考核控制系统，对各责任执行中心的成本计划执行情况进行全面考核。

2. 加强成本计划考核的内部控制

建立健全考核组织，还要加强成本计划考核的具体实施，建立考核内控机制，注重考核质量使各参与主体互相监督、互相制约、互相促进，协调进行，明确各责任主体的职能范围。

3. 切实制定奖惩措施

通过考核找出成本计划执行中存在的问题，进行认真的分析和研究，明确责任，制定有效的奖惩措施。对计划完成好的部门和个人进行精神和物质奖励，对计划完成差的部门与个人做出必要处罚或批评，以利于成本计划考核工作起到应有的作用和效果。

4. 成本差异分析

所谓成本差异，是指实际成本脱离标准成本的差异额。通过对实际成本执行情况与标准成本或上年同期成本执行情况进行对比，分析差异形成原因，找出解决办法。

第五节　医院全面运营预算管理

全面预算反映的是医院未来某一特定期间（一般不超过一年或一个运营周期的全部业务和管理活动的财务计划），以实现医院的计划目标为目的，以业务量预测为起点，进而对收入、成本及现金收支等进行预测，并编制预计损益表、预计现金流量表和预计资产负债表，反映医院在未来期间的财务状况和运营成果。

一、医院全面运营预算管理的含义

全面预算管理是利用预算对医院内部各部门、各单位的各种财务及非财务资源进行分配、考核、控制，以便有效地组织和协调医院的业务活动，完成既定的目标。是医院全过程、全方位及全员参与的预算管理。预算是一种系统的方法，用来分配医院的财务、实物及人力等资源，以实现医院既定的战略目标。医院可以通过预算来监控战略目标的实施进度，有助于控制开支，并预测医院的现金流量与结余。

二、医院全面预算管理的作用

医院全面预算是医院财务管理的重要内容，是以货币形式综合反映医院资金运动和财务成果的形成与分配的计划，是指导医院业务活动，控制财务收支，进行财务监督的重要依据，是动员医院广大职工积极挖掘潜力，增收节支，在保证社会效益不断提高的前提下，努力提高经济效益的重要手段，是以价值形式衔接医院各项计划，促进医院资金运动与业务活动紧密结合的重要环节。全面预算管理已经成为现代化医院不可或缺的重要管理模式。通过业务、资金、信息、人才的整合，明确适度的分权授权，战略驱动的业绩评价等来实现医院的资源合理配置并真实地反映医院的实际需要，进而对作业协同、战略贯彻、运营现状与价值增长等方面的最终决策提供支持，对提高医院财务管理水平具有十分重要的作用。

三、做好预算编制工作的前提

医院的预算编制是一项系统工程，并不是财务部门或某一部门单独能完成的，它涉及行政、后勤、医疗和医技等各个部门。只有全员参与预算的编制，才能使预算成为各部门、各科室及全体员工自愿努力完成的目标。

第一，领导重视是预算编制工作开展的先决条件。为提高预算编制工作的严肃性和可靠性，以使预算真正成为医院各级各部门工作的奋斗目标、协调工具、控制标准和考核依据，医院必须成立预算管理领导小组。组长由院领导亲自担任，成立医务科、护理部、设备科、总务科、财务科等相关职能科室，财务部门牵头组织日常业务工作，从而为预算编制工作的开展提供了组织保障。

第二，部门配合是保证预算编制工作正常开展的重要方面。预算编制是一项综合性工作，它的特点决定了部门之间的配合至关重要，因此应打消部门科室间的疑惑，组织学习有关预算方面的规定和文件，并阐明预算编制工作的重要性，尤其是在某些资金定额预算编制方面、成本核算控制方面及项目资金投入方面等取得各部门的理解和配合，从而为开展预算编制工作打下良好基础。

四、医院全面预算编制的方法

（一）基期法

基期法，也称基数法或基数增长法，是指在编制本年度全面预算时，首先确定基期（通常是上一年度）全面预算收支的基数，然后在基期执行数的基础上，加上计划期影响全面预算收支的各种增减因素，比较两期的事业计划和工作任务，根据有关因素的发展变化，按照一定的增减比例或数额确定全面预算年度收支指标的方法。

按照基期法编制全面预算，相对而言是比较简便的。在财务收支规模不大，编制全面预算所需信息不足的情况下，采用基期编制全面预算不失为一种较好的选择。但是基期法也有其局限性，运用基期法编制全面预算的一个前提是承认既成事实，不考虑影响收支的因素是否发生变动，也不考虑已经发生的收支是否合理。运用基期法编制全面预算，实际上是增量全面预算，只能升不能降，都是在上一年度的基础上增加增长比例，基期法不利于加强财务管理，不利于调动职工当家理财的积极性。

（二）零期法

零期法，也称零基全面预算法，是指在编制全面预算时，不考虑基期情况，将对比基数设为零，测算编制全面预算年度指标的方法。即单位编制全面预算时，不以以前年度全面预算收支范围、收支全面预算安排水平和实际执行结果为依据，一切从零开始计算编制全面预算。

五、编制医院全面预算的计算方法

（一）定额计算法

即依据定员定编等相关的基本数字与全面预算定额进行计算的方法。适用于按照定员或其他基本数字计算的项目，如人员经费等，是编制单位全面预算常用的一种基本方法。

现代医院管理理论与实践

(二) 比例计算法

即依据某个基础数据的一定比例进行计算的方法，通常用于按比例掌握开支的经费全面预算，如养老保险、失业保险、医疗保险、住房公积金、职工福利费、工会经费、科研费、折旧费、医疗风险金等，可以运用这种方法计算。

(三) 标准计算法

即按照制度规定的收支标准进行计算的方法，适用于国家有明确规定收支的项目，如防暑降温费、冬季取暖费等，可以运用这种方法计算。

(四) 比较分析法

即与上年相同项目比较或不同类单位条件相同的项目进行比较计算的方法。

(五) 估计计算法

即综合各种因素进行预计编制全面预算收支数额的方法，通常用于无法核定全面预算定额，又无规定标准的全面预算项目。

在实际工作中，一般都是交叉综合运用上述编制全面预算的方法。

六、医院支出全面预算的编制

医院的支出全面预算由医疗业务成本、管理费用和其他支出组成，医院在编制支出全面预算时，要分清不同性质的支出项目，正确编制各项支出全面预算，医院支出按照具体支出项目可以划分为医疗业务成本、管理费用和其他支出三部分，按照支出的性质可划为人员经费、卫生材料费、药品费、固定资产折旧费、无形资产摊销费、计提医疗风险金、其他费用和其他支出。在编制医院支出全面预算过程中，有支出定额的按定额计算编列，没有支出定额的根据有关规定并结合实际情况测算编列，医院支出全面预算的编制应本着既要保证医疗业务正常进行，又要合理节约的精神，根据年度事业发展计划、工作任务、人员编制、开支定额、标准、物价等因素合理编制。

七、医院预算的审批

医院的全面预算从编制到审批，一般按照两上两下的程序进行，即医院自下而上编制年度全面预算建议数，财政部门和主管部门自上而下下达全面预算控制数，医院根据上级下达的全面预算控制数自下而上编制正式年度全面预算，财政部门和主管部门自上而下核定并批复单位年度全面预算。

经批复的医院全面预算是控制医院日常业务、经济活动的依据和衡量其合理性的标准，医院要严格执行，并将全面预算逐级分解，落实到具体的责任单位或责任人。医院在全面预算执行过程中应定期将执行情况与全面预算进行对比分析，及时发现偏差、查找原因，采取必要措施，保证全面预算整体目标的顺利完成。

财政部门核定的财政补助等资金全面预算及其他项目全面预算执行中一般不予调整。当事业发展计划有较大调整，或者根据国家有关政策需要增加或减少支出、对全面预算执行影响较大时，医院应当按照规定程序提出调整全面预算建议，经主管部门（或举办单位）审核后报财政部门按规定程序调整全面预算。收入全面预算调整后，相应调增或调减支出全面预算。医院全面预算在执行过程中，由于客观因素影响，当上级下达事业计划有较大调整或根据国家政策增加或减少支出，全面预算变化较大时，如年度中间大幅度调整工资，承担政府下达的突发性重大急救任务等，由财会部门在认真审核的基础上，及时提出调整全面预算和财务收支计划的意见，由主管领导或总会计师审查后，经院务会通过，报主管部门或财政部门审批。项目零星数额不大，由医院自行调整，并报主管部门和财政部门备案。

八、医院全面预算的执行检查和分析

医院全面预算经主管部门和财政部门审查批准后，要实现全面预算收支任务，还必须做大量的工作，通过全面预算的执行来完成。组织全面预算执行，是一项从年初到年末每天都要进行的经常性工作，涉及医院内的各个方面，在执行过程中，必须充分调动一切积极因素，克服消极因素，以保证全面预算的顺利完成，促进医院各项业务的顺利开展。

（一）合理分解年度全面预算

医院为了全面预算的顺利执行，应将全面预算中已含的各项指标按照与各部门的关系分解成具体的指标，落实到各个部门，并规定相应的职责权限，计入各自的管理责任，定期考核。

全面预算指标的分解过程，实际上是医院内部责权利的有机结合过程，通过对全面预算指标的合理分解，能够充分调动医院内部各部门、科室和个人当家理财的积极性，这是完成全面预算的重要条件之一。

（二）全面预算执行的检查和监督

医院全面预算指标分解落实后，全面预算能否有效地被执行，关键是能否实施及时有效的检查和监督，在全面预算执行过程中，要经常开展检查和监督，加强收入管理，保证收入任务的完成。努力控制支出，认真遵循年度支出全面预算，严格执行国家财务制度和财经纪律，不得擅自扩大开支范围和提高开支标准，控制非全面预算开支，加强财务管理，提高资金使用效益，在全面预算检查和监督过程中，要处理好以下几种关系。

第一，处理好全面预算内外的关系，医院要重点保证医院全面预算内安排，同时也需要兼顾全面预算外一些突发临时性安排。

第二，处理好全面预算检查、监督和经济管理的关系。经济管理是指医院的多项经济业务活动按照客观经济规律的要求，科学地加以计划组织、检查和评价，加强全面预算执行情况的检查和监督，是搞好经济管理的重要内容，通过检查监督，发现问题，提出意见并及时纠正处理。

第三，处理好专业检查和群众检查的关系。专业检查指财政、审计、主管部门或单位财务审计专业人员的检查，群众检查是专业检查的重要补充和助手。广大职工处在工作第一线，全面预算收支和增收节支都要靠他们来实现，因此，必须把专业检查和群众检查有机结合起来，以专业检查为主体，以群众检查为基础，调动广大职工当家理财的积极性，找出存在的不足，努力降低耗费，减少浪费，增加效益，圆满地完成全面预算任务。

（三）全面预算执行情况分析和考核

医院要加强全面预算执行结果的分析和考核，并将全面预算执行结果、成本控制目标实现情况和业务工作效率等一并作为内部业务综合考核的重要内容。逐步建立与年终评比、内部收入分配挂钩的机制。

在医院全面预算执行过程中，财政部门和主管部门及单位应建立健全定期检查分析考核制度，保证全面预算的顺利完成。对医院全面预算执行情况的分析，是全面预算管理的一个重要组成部分，它是根据年度医院事业全面预算和计划，运用会计、统计资料、结合业务活动的实际，对全面预算执行的结果进行比较和分析，其目的是指出全面预算管理中的经验和问题，以提高管理水平。

第五章　现代医院感染管理体系构建

第一节　组织架构体系

构建医院感染管理三级网络架构，从院级行政指导干预和科室主动管理的院科两级层面推动和保障医院感染防控工作能有效下沉至临床一线科室，提升医院感染管理的实效。在院级管理网络架构中，全院在医院感染管理委员会的领导下，制订医院感染防控管理工作的总体规划，确定预防和控制医院的规章制度并定期组织监督和评价。医院感染管理科作为院级核心行政职能科室，负责医院感染管理的各项日常工作，包括医院感染监测、督查、反馈、调查分析、监督整改、培训及考核等措施的执行。同时，微生物实验室及感染性疾病科为医院感染管理科日常工作提供有效的专业把控和技术支撑。医院感染管理专家组为院级医院感染管理工作提供各专业领域的建设意见及感染预防及治疗经验。在科级网络架构中，在科室及护理单元层面成立医院感染管理小组，由科室负责人、护理单元护士长、医院感染兼职医生和医院感染兼职护士组成，负责科室及护理单元医院感染管理的各项日常工作，包括医院感染监测、督查、反馈、培训及考核等措施的执行。同时以加强医院感染专职、兼职人员队伍建设为核心，培养一支基于临床实践感染控制的一线医生和护士队伍，从临床入手，提高对医院感染防控风险的敏锐性和控制感染发生的能力，使感染防控工作做到实处。

一、医院感染管理委员会

医院感染管理委员会是医疗机构中医院感染管理的最高组织机构和决策机构，负责制订本医疗机构医院感染管理计划及医院感染防控总体方案，并对医院感染管理工作进行监督和评价。

（一）医院感染管理委员会的成员构成

医院感染管理委员会应设主任委员、副主任委员和委员。主任委员由医院院长或者主管医疗工作的副院长担任，负责统筹和协调医院感染管理与医院整体医疗和护理管理工作。副主任委员应具有必要的医院感染管理与防控知识，一般由医院感染科主任、护理部主任、临床药学科主任担任，负责委员会主要工作的落实。由于医院感染管理工作涉及医疗、护理、后勤保障等多方面，贯穿于整个医院管理的全过程，为便于部门间的沟通与协调，委员会一般成员应包括医院感染管理部门、医务部门、护理部门、临床科室、消毒供应室、手术室、临床检验部门、药事管理部门、设备管理部门、后勤保障部门及其他有关部门的负责人。

（二）医院感染管理委员会的职责

①认真贯彻医院感染管理方面的法律、法规及技术规范、标准，审议医院预防和控制医院感染的规章制度、感染诊断标准并监督实施。

②根据预防医院感染和卫生学要求，对医院的建筑设计、重点科室建设的基本标准、基本设施和工作流程进行审查并提出意见。

③审议医院的医院感染管理工作计划，评估计划的实施。

④审议医院的医院感染重点部门、重点环节、重点流程、危险因素和采取的干预措施，明确各有关部门、员工在预防和控制医院感染工作中的责任。

⑤审议医院发生医院感染暴发及出现不明原因传染性疾病或者特殊病原体感染等事件时的控制预案。

⑥根据医院病原体特点和耐药现状，配合药物治疗和药事管理委员会提出使用抗菌药物的指导意见。

⑦建立医院感染会议制度，研究、协调和解决有关医院感染管理方面的问题，共同确定阶段性工作目标并部署对口检查工作。

⑧其他有关医院感染管理的重要事宜。

二、医院感染管理科

医院感染管理科是医疗机构中医院感染管理院级架构中重要的感染管理实施力量，负责医院感染管理工作的组织与实施，医院感染管理科在院领导和医院感染管理委员会的领导下，在医疗行政部门的指导下行使管理和监督职能，具有对医疗机构中医院感染相关事件的处理进行专业技术指导的业务职能，是肩负管理和专业技术指导双重职责的科室。

（一）医院感染管理科的成员构成

医院感染管理是一个涉及管理学和多学科相互交叉渗透的综合性的学科领域，医院感染管理科人员配置应满足其管理和专业的双重职能要求。医院应有医院感染管理部门，配备专兼职人员，负责医院感染管理工作，负责人为副高级以上专业技术职称，人员配置应满足临床需要。每 200~250 张实际开放床位配备 1 名专职人员，人员背景以医疗、护理、检验、预防医学多学科组成为宜，同时需要加强专职人员培训，提高专职人员的专业素质。

（二）医院感染管理科的职责

①在医院感染管理委员会的领导下，负责医院感染管理日常工作。对医院感染发生状况进行调查、统计分析，并向医院感染管理委员会或者分管院长报告，向全院反馈。

②对有关预防和控制医院感染管理规章制度的落实情况进行检查和指导。

③对医院感染及其相关危险因素进行监测、分析和反馈，针对问题提出控制措施并指导实施。

④对医院的清洁、消毒灭菌与隔离、无菌操作技术、医疗废弃物管理等工作进行督查和指导。

⑤对传染病的医院感染控制提供指导工作。

⑥对职工的职业安全防护提供指导工作。

⑦负责传染病、地方病、慢性非传染性疾病及与公共卫生相关疾病的预防控制并组织实施，做好传染病上报工作。

⑧负责医院的临床医技科室紫外线强度监测管理，医务人员职业暴露上报处理与随访。

⑨在发生重大突发疫情时与相关职能部门共同处理重大突发疫情并实施紧急处置，防控疫情的发生和蔓延，做好消毒隔离工作。

⑩负责医院感染控制培训中职业防护知识的培训。

⑪对医院感染暴发事件进行报告和调查分析，提出控制措施并配合职能处室协调、组织有关部门进行处理。

⑫对全院医务人员进行医院感染防控知识的培训工作。

⑬在医务处、临床药学科的合作下进行抗菌药物临床应用的管理工作。

⑭参与对消毒药械和一次性使用医疗器械、器具的相关证明进行审核。

⑮在微生物室的协作下建立细菌耐药监测及预警机制，监测医院各重点部门的医院感染病原微生物及耐药率，并进行分析反馈。

⑯组织开展医院感染预防与控制方面的科研工作。

⑰完成医院感染管理委员会交办的其他工作。

三、临床医院感染管理小组

临床医院感染管理小组是医疗机构中医院感染管理三级组织的"基层"组织，也是医院感染防控的"一线"力量,是各种医院感染管理和控制制度的实践者,是医院感染控制措施的实施者。医院感染管理小组工作职责履行得是否到位,直接决定了整个医院感染控制工作完成情况。

(一)临床医院感染管理小组的成员构成

临床医院感染管理小组由科室负责人、护理单元护士长、医院感染管理兼职医生和医院感染管理兼职护士组成,负责科室及护理单元医院感染管理工作,并完成医院感染管理科交办的相关工作。科室负责人为临床科室医院感染管理第一责任人,护士长负责医院感染管理具体工作的监督和指导。医院感染兼职管理人员由医院感染兼职护士及医院感染管理兼职医生组成。医院感染管理兼职护士由护理部指定,每个护理单元一名,该人员为工作至少三年以上的护士。医院感染管理兼职医生由各临床科室主任指定一名医师,职称为主治医师以上(含主治医师)。兼职护士及医生执行两年任期,并在医院感染管理专职人员指导和带动下,接受感染管理控制知识培训、开展医院感染管理防控措施的自查监督工作。医院感染管理科负责对上述医院感染兼职管理人员进行岗位职责的认定、专业感染控制知识的培训及考核和岗位职责落实情况的核查,并每月计入各兼职人员绩效考核中。一般考核周期为两年,实行岗位聘任制。

(二)临床医院感染管理小组的职责

①负责本科室医院感染管理的各项工作,制定本科室医院感染管理制度。

②组织实施医院和本科室医院感染相关制度和规范。

③组织本科室人员参加医院预防、控制医院感染知识的培训。

④对本科室医院感染病例及感染环节进行监测,并定期对监测数据进行分析,根据分析结果,有针对性地采取有效措施,降低本科室医院感染发生率。

⑤制订本科室医院感染暴发应急处置方案,并进行培训,发现有医院感染暴发流行趋势时,及时报告医院感染管理科和业务主管部门,并积极协助调查,配合控制。

⑥监督本科室人员执行手卫生、无菌操作、消毒隔离制度等医院感染防控基本措施,并进行自查和改进,做好记录。

⑦做好对本科室流动人员的岗前医院感染相关知识培训和考核,保证本科室所有工作人员对医院感染防控制度和措施的落实。

⑧做好对患者、陪护者及探视者的医院感染相关知识和防控措施的宣教,使之配合医院做好医院感染防控工作。

⑨定期召开小组会议,讨论本科室医院感染相关事宜,对发现问题提出解决方案,做

现代医院管理理论与实践

到医院感染管理质量持续改进。

四、其他科室

医院感染管理工作是一项涉及多领域、多学科，需要多部门合作完成的系统工作，因此，医疗机构中相关职能部门、医技科室有义务配合医院感染管理委员会和医院感染管理科，共同做好本医院的医院感染防控工作，提高总体医疗质量，保障患者安全。

（一）微生物实验室及感染性疾病科

微生物实验室及感染性疾病科为医院感染管理科日常工作提供有效的专业把控和技术支撑。按照医院感染管理科要求配备微生物实验室相应人员和设备，开展微生物监测新技术。为微生物检测提供完备的技术保障，为感染防控提供微生物相关数据分析，为抗菌药物合理使用提供耐药监测统计，为感染性疾病的诊治提供专业建议等。

（二）临床药学科

临床药学科为临床抗菌药物的正确使用提供理论知识和应用指导，以提高抗菌药物临床应用的合理率。监测医院抗菌药物使用情况，定期分析医院及各科室抗菌药物压力，分析细菌耐药趋势，及时为临床提供抗菌药物相关信息，指导临床科室经验性选用抗菌药物。为相关管理部门提供本院抗菌药物使用量及用药合理性评价，为管理部门制定和改进管理制度和方法提供依据。

（三）医院感染管理专家组

建立医院感染管理专家组，专家组成员由医院感染科、呼吸科、危重病科、血液科、感染性疾病科、外科、检验科、临床药学科等专业的高级职称医生，以及专职伤口护理组和消毒隔离组的护理专业人员组成。医院感染管理专家组为院级医院感染管理工作提供各专业领域的建设意见及感染预防及治疗经验。医院感染管理专家组一般以会诊形式参与日常感染防控工作，也可以多学科讨论形式针对发生的感染相关事件进行分析并提供改进意见。

第二节　制度管理体系

一、医院感染制度管理的意义

医院感染学科作为医学领域中一门正在兴起的交叉性、边缘性学科，其内容涉及临床医学、传染病学、流行病学、预防医学、微生物学、临床药学、护理学、卫生统计学、管理学等多个知识理论领域，其专业性、科学性和重要性越来越得到众多医院的认可。而医院感染管理是针对医院在对患者诊治过程中出现的感染情况，运用有关的理论和方法，对医院感染现象不断地进行分析研究，总结客观规律，通过周密的预防和控制措施，减少医院感染发生。要让医院感染管理走上规范之路，必须建立完善的、系统的、全面的医院感染管理的理论及实际指导依据。因此，在原卫生部医政司的政策指引及推动下，我国的医院感染管理制度规范体系经过几十年感染控制前辈和同道们的构建，通过建立健全医院感染防控的法律法规，建立政府发布的行政规定和行业组织、学术组织制定的技术指南和标准，已逐渐推进医院感染防控管理步入全面化、专业化的发展道路。

与此同时，医院感染管理工作也逐步成为评价医院医疗质量的重要指标之一，通过质量万里行、医院等级评审等大规模全国质控检查及督导，使各级医疗机构对控制预防医院感染，加强院内感染的管理有了更深的认识，也进一步从专业角度使医疗机构了解到降低医院感染发病率与医疗质量和患者安全密切相关，是提高医疗质量的安全保障。随着近年来各类法律法规、制度规范以及行业指南的相继颁布，也为各级医疗机构提供了医院感染管理的制度准绳，为开展医院感染管理工作提供了有法可依、有章可循的实践指引。

二、医院感染制度管理体系的建设

（一）医院层面医院感染管理制度的制定

随着国家对医院感染管理的关注和重视，我国医院感染管理工作组织建设及人员配备均有了长足的进步，促使医院层面的医院感染管理制度建设也在不断夯实和持续完善中。所有医院均建立了健全的医院感染暴发管理制度。

管理体系覆盖医院感染管理的所有内容，共计 17 个模块内容。主要包括：医院感染**管理网络架构**；医院感染相关事件报告；医院感染监测管理；医院感染培训及考核；医院感染管理督查；职业暴露管理；医院感染防控基本技术标准操作流程；重点部位医院感染防控标准操作流程；重点部门医院感染防控；清洁、消毒与灭菌；临床微生物采集和送检；耐药菌监测、预防与控制；抗菌药物临床应用管理；消毒药械和一次性使用医疗器械器具管理；医疗废弃物和污水管理；传染病管理；食源性疾病管理。

（二）科室层面医院感染标准操作流程（SOP）的制定

临床科室及重点科室或部门必须在医院层面医院感染防控制度基础上，参照原国家卫生部等上级行政部门的文件要求，结合各科室临床特点和医院感染类型，制定科级层面医院感染防控标准操作流程，科级层面医院感染防控 SOP 至少包括：消毒隔离 SOP；手卫生 SOP；工作人员的标准预防 SOP；医疗废弃物管理 SOP；职业安全防护 SOP；医院感染突发事件的应急预案。

同时各临床科室可按照自身科室或部门特点，增加科室的个性化管理制度或 SOP，原则上与医院管理制度不冲突，并有效衔接，由医院感染管理科负责对科级的医院感染 SOP 进行审核并提出修改意见，作为科室长期日常医院感染防控工作的参照。

三、制度管理体系的应用

第一，作为监督审查体系的基础：医院感染管理科对照制度汇编中 17 个模块的相应制度，制作各科室以及各环节的督查表单，依据表单内容设置标准打分项，用于评价科室或环节的质量控制情况，促进制度的落实、推进及持续改进工作，同时可应用各类医院质量管理工具加强优化。

第二，作为教育培训体系的内容：制度汇编中的相关制度均来自于国家层面的标准、规范及指南，因此可为医院感染控制知识的宣传和教育提供标准的参照范本。

第三，作为绩效考核体系的参考：根据制度汇编中的制度，可实施医院感染管理质量控制的考核，针对不同人群、不同部门或不同环节设定不同的绩效考核内容，促进全医院感染控质量持续提高。

第四，及时更新修订：制度管理体系中的内容必须与时俱进，并与医院的实际操作情况相符合，因此，必须定期对现有的制度进行更新和修订，一般 3~5 年更新一次，如有单个制度的更改，可提交医院感染管理委员会进行讨论，委员会半数以上通过后，可下发科室作为依据参照执行。

第三节　教育培训体系

由于医院感染防控需要医生、护士、技师、药师以及运送、保洁人员的共同参与，因此，在医院内，对各类人员均须进行医院感染防控知识的普及。医院感染防控知识的普及不但可以提高一线员工对预防及控制医院感染的意识，还能通过各级各类人员有针对性的分级分层培训，有系统、有步骤地实施和提升医院感染的防控能力。感染控制专职人员在针对各级人员做培训时亦可将重要的防控要点集束化处理，如手术部位感染防控 Bundle、呼吸机相关肺炎防控 Bundle、导尿管相关尿路感染防控 Bundle、中央导管相关血流感染防控 Bundle 等，方便各级人员掌握并实施。通过培训，医务人员可掌握手卫生、隔离技术、标准预防和各种感染类型的防控措施，将医院感染扼杀在摇篮中。在医院内建立医院感的教育培训体系，须对师资力量、培训对象、培训内容、培训方式及培训后考核分别进行管理。

一、医院感染教育培训师资要求

第一，参与全院医院感染相关教育培训的师资通常由医院感染管理科的专职人员担任，也可以来自临床科室和其他部门的感染病科专家、微生物学专家等担任，要求必须满足以下各项：①符合与医院感染控制技术相关的专业背景，包括临床医学、护理学、公共卫生及流行病学、临床药学、微生物检验等；②必须已参加省级以上医院感染岗位培训班并通过考核；③1年内参加15学时及以上的医院感染相关继续教育学习班或会议。

第二，参与科内医院感染相关教育培训的师资，要求满足以下其中一项：①参加医院组织的医院感染管理科组织的医院感染知识培训并通过考核；②参加培训级别为省级以上医院感染岗位培训班并通过考核。

二、教育培训对象要求

由于医院各级人员职责分工不同，各自在工作中面向医院感染防控的切入点不同，须掌握不同知识，应当予以不同培训。我们可以按人员、重点部门及重点部位进行分类，根据对不同教育培训对象的职业、所在科室或部门以及涉及的重点关注的感染控制关键点，设计不同的教育培训内容。

（一）人员

包括医院感染专职人员、医院感染兼职医生和护士专员、感染性疾病科和微生物室人员、临床医生（可细分内、外、妇、儿、皮肤、口腔、中医等）和医技人员、护理人员、工勤保洁运送人员、新职工、住院基地规范化培训和专科规范化培训医生、实习生、研究生和进修生、行政人员及其他专技人员。

（二）重点部门

包括手术室、介入中心（导管室）、消毒供应中心、产房、人流室、婴儿室、新生儿病房、重症监护病房（ICU）、骨髓移植病房、感染性疾病科、口腔科、血液透析室、消化内镜中心、支气管镜室、静脉调配中心等。

（三）重点部位

包括手卫生、职业防护、医疗废弃物的处置、抗菌药物合理使用、多重耐药菌防控、一次性使用无菌医疗用品的管理，以及各类手术、诊疗操作等。

三、教育培训内容要求

医院感染防控的培训内容应当包括：

①国家颁布的与医院感染管理相关的法律、法规、规范、标准及文件；

②医院感染管理相关制度、规定、标准操作规程及流程；

③医院感染防控专业理论知识；

④医院感染防控实用技能。

另外，应在全员培训的基础上对医院感染防控重点部门工作人员、医院感染防控重点环节工作人员、新入院各类工作人员及新建科室工作人员，进行有针对性的培训。比如应针对重症监护室的护理人员及工勤人员加强环境物表面清洁消毒的培训，应针对外科医生及护士、换药小组人员、麻醉医生加强手术部位感染防控的培训等。

四、教育培训方式要求

（一）现场培训模式

医院感染专职人员应及时更新各项规范、指南并进行学习，尔后定期（建议每月1～2次）对各部门医院感染兼职医生、护士及工勤人员进行医院感染知识培训，再由这些人员将知识要点传达给相应部门其他工作人员，争取做到全院全覆盖。授课方式可以通过讲解PPT，或播放视频，或实训操作，或病例讨论的模式来实现。授课者不拘于医院感染专职人员，亦可邀请院内其他部门的专家进行讲解，比如感染病科专家、微生物学专家等。也可请其他经验丰富的医务人员、工勤人员来讲解，条件允许亦可邀请其他医院的知名专家来授课，加强医院与医院间感染控制文化的交流。

（二）网络教育模式

医院感染防控相关知识可以挂在医院内网络教育网站上，并可分为理论培训与操作培训。

理论培训可包括各项指南规范及相应PPT，按模块可划分为：医院感染的基本知识、医院感染预防与控制基本技术、职业防护、医疗废弃物管理、消毒隔离技术、微生物标本的采集与运送、重点部位/人群医院感染预防与控制、抗菌药物管理等，包括最新指南及相应PPT。同时，在面向不同职业的培训对象时，所显示的培训内容应适当进行调整。操作培训可录制为视频，按模块可划分为：手卫生、口罩的穿戴和脱卸、隔离衣的穿戴和脱卸、外科换药、临床微生物标本采集与送检。

（三）医院感染文化宣传教育

医院感染文化是指在医院感染管理活动过程中，形成的有形及无形的产品、思维、信息及思想。文化的作用是潜移默化及渗透，教育培训亦可通过宣传医院感染文化的模式普及医院内每一位工作人员。

医院感染文化实践可以丰富多彩，比如，组织各种形式的医院感染知识竞赛，制作医院感染防控相关知识宣传小册子，并以口袋书形式发放人手一本，在病区内张贴感染控制宣传画，在医院感染管理微信公众号发布推出医院感染科普文章，召开感染控制宣传周活动等，都是宣传医院感染文化的载体与形式，亦是医院感染教育培训的承载方式之一。

医院感染管理科应每年举办感染控制宣传周，并根据所选宣传主题组织各项活动，如专家讲座、病例讨论、知识竞赛、实训操作、制作展板及宣传手册等，宣传感染控制文化的同时加强对相应工作人员医院感染知识的教育培训。

五、培训考核要求

①医院感染兼职医生和护士由医院感染管理科组织相应考核，每月一次，考核结果纳入医院感染兼职人员月度绩效考核中。

②医生和医技人员在"三基"考核中进行医院感染理论知识和操作的考核，每年一次，并与个人职称评聘和科室年度考核挂钩。

③所有护士由护理部组织相应医院感染知识考核，在职职工至少每月一次，考核结果纳入护士月度及年度绩效考核中，并将结果汇总至医院感染科。

④新职工及住院基地医生由人力资源处组织在上岗前考核中进行医院感染理论知识和操作的考核，直接纳入岗前培训成绩。新职工必须完成医院感染管理相关培训及考核合格后方可进入临床工作。

⑤全体工勤保洁运送人员定期由医院感染管理科组织考核，考核结果报送后勤保障处，由后勤保障处负责对物业相关人员进行评定。

⑥实习生、研究生、进修生由教育处统一组织培训，具体培训内容及考核由医院感染科提供及督导。考核结果纳入该生教育评定中。

⑦行政职能部门医院感染培训考核在医院网络教育平台上进行，考核结果将纳入个人考核及评聘系统中。

⑧其他专技人员由医院感染科组织现场培训及考核，每年至少一次。

第四节 风险管理体系

一、风险管理的概念

风险管理定义为指导和控制某一组织与风险相关问题的协调活动，包括风险评估、风险处理、风险承受和风险沟通。医疗风险是指存在于整个诊疗过程中可能会导致损失和伤残事件的不确定性或可能发生的一切不安全事件，如医疗事故、医疗差错、医疗意外、并发症、感染、医疗纠纷等。

医疗风险管理是指医院有组织、有系统地消除或减少医疗风险的危害和经济损失。它是通过对医疗风险的分析，寻求医疗风险防范措施，尽可能地减少医疗风险的发生，旨在医院恰当应对风险，合理配置资源，提高应对效率，有效控制风险，开展系列活动。

二、风险管理过程

（一）明确环境信息

通过明确环境信息，组织可明确其风险管理的目标，确定与组织相关的内部和外部参数，并设定风险管理的范围和有关风险准则。

（二）风险识别

风险识别是发现、列举和描述风险要素的过程，包括确定可能影响系统或组织目标得以实现的时间或情况，应对风险源、风险时间机器原因和潜在后果进行识别，认识到人的因素和组织因素的重要性。风险识别必须遵循完整性、系统性和重要性原则。风险识别的方法有：检查表法、专家咨询法（头脑风暴法和德尔菲法）、工作风险分解法、情景分析法、故障树法、事件树分析法、危险与可操作性研究、失效模式和效应分析等。

（三）风险评估

风险评估是在识别潜在危害后，对危害发生的概率和严重程度进行估计，并评估各种风险降低措施的过程。风险评估包括风险估计和评价，风险估计是对单个风险分别进行估计和量化；而风险评价则是对所有阶段的整体风险，各风险之间的相互作用进行评价。常见的风险评估方法主要是基于知识的分析方法、基于模型的分析方法、定量分析和定性分析以及定量和定性混合的分析方法。

1. 定性分析

定性分析方法是目前采用最为广泛的一种方法，采用词语或叙述性的方法，描绘危险事件的频率及后果的严重程度。通常通过问卷、面谈及研讨会的形式，进行数据收集和风险分析，涉及各业务部门的人员，带有一定的主观性，往往需要凭借专业咨询人员的经验和直觉，或者业界的标准和惯例，为风险各相关要素的大小或高低程度定性分级，例如"高""中""低"三级。

2. 定量分析

定量分析方法是对通过定性风险分析排出优先顺序的风险进行量化分析，一般在定性分析之后进行。通常需要使用大量的数据来描述风险的频率、后果和严重程度。

3. 半定量分析

半定量评估采用定量与定性相结合的分析方法，综合分析风险的水平，可以为定性的描述赋予一定的数值。半定量风险评估可以把所有风险的评价建立在一个风险平台上进行综合比较，所有风险经过统一评价评级，有利于分级管理、分重点控制。常见的方法有风险指数法、风险矩阵法等。

(四) 风险控制

风险控制是在风险评估基础上，制定与风险降低措施有关的策略并进行干预的过程，体现 PDCA 循环理念。

三、医院感染风险管理的实施

医院感染风险管理不断面临新的挑战，且管理和决策的复杂性、难度日益增加。因此，将风险管理的理念引入医院感染防控管理中，尽早识别风险因素，尽快采取干预措施，对于预防和控制医院感染具有重要意义。采用基于风险评估的医院感染防控管理，通过风险识别、风险评估、风险评价，可明确医院感染的风险因素，了解医院感染防控工作的重点，为制定防控措施和计划目标提供科学依据。

医院感染风险评估可以是全院层面的评估，也可以是部门层面的评估，比如针对某个危险因素、某个部门、某个项目的评估，其目的是找出医疗机构医院感染预防和控制工作中重要的内部和外部薄弱环节，为医院感染管理工作计划目标的制定和相应感染控制措施的实施提供科学依据。

（一）医院感染管理的风险识别

采用专家调查法对临床科室和医技科室进行医院感染管理风险识别，从管理指标、过程指标及结果指标三个方面进行识别，指标的选取必须科学、全面、容易获取、代表性强，尽可能使用量化的指标。如管理指标可选择医院感染管理制度与操作流程、多重耐药菌感染管理、抗菌药物临床应用的管理、一次性使用医疗器械及器具的管理、微生物标本采集和送检、感染控制知识的知晓等因素；过程指标可选择手卫生依从率、手卫生正确率、呼吸机使用率、导尿管使用率、中心静脉导管使用率、无菌操作观念、物品及器械清洗消毒等；结果指标中可纳入医院感染发生率、呼吸机相关性肺炎感染发生率、中心静脉导管相关血流感染发生率、导尿管相关泌尿系感染发生率、多重耐药菌感染发生率、手术部位感染发生率、抗菌药物使用率、高热血培养送检率等。

（二）医院感染管理的风险评估

1. 确定权重系数

风险评估中需要重点关注权重系数的设定，建议在医院感染管理风险评估中采取文献检索及专家咨询的方式，权重系数的分配主要考虑指标的重要性，对医院感染管理风险的影响力，指标在全院层面所涉及的范围等方面进行综合评定，将各个风险指标划分为不同的重要程度，并进行相应的赋值。

2. 量化评定

通常按照风险发生可能性、后果严重程度、当前体系情况三方面进行量化评定。

（1）发生可能性

可能性评分可参考被评价科室的基线水平进行预测，可以是过去一年的，也可以是前三年的，根据每个医院自身情况进行确定；可按照发生可能性的大小，分为从不发生、罕见发生、或许发生、发生可能性较大、发生可能性大五个等级，并根据需要进行赋值。

（2）后果严重程度

对事件发生所造成后果的严重程度进行评估，可按照"极少、轻微、较轻、严重、重大"划分为五个等级，并根据需要进行赋值。

（3）当前体系情况

指医院或科室是否有应对此风险的能力及系统，可按照"完备、好、一般、差、无"划分为五个等级，并根据需要进行赋值。

3. 总体测评

针对每一项风险，按照发生风险可能性、后果严重程度、当前体系的风险估计值进行相加或相乘后，再乘以权重系数，得出每一项风险的分值，最后合计得出总评分，根据分析结果对风险的高低进行评价。风险界定线的划分需要根据医院的实际情况而定，可按照百分位数界定，也可根据医院工作重心进行调整，筛选出高风险科室，并集中资源进行干预。

总之，医疗服务行业既是一种高技术行业，又是一种高风险行业。随着医学技术的进步与发展，医院感染管理面临着巨大的挑战。医院感染管理者需要具备风险管理的头脑，将风险管理的原理和方法引入医院感染风险管理，能够更有效地发现、处理和控制医疗活动中医院感染发生的风险，从而保证医疗质量和患者安全。

第五节　指标监测体系

一、医院感染监测方法

医院感染监测方法中，最重要的是制订医院感染的监测计划。监测计划是开展任何监测项目的基础，监测计划应包括受监测人群、监测目的、监测内容、感染类型、病例的定义、调查项目的定义、资料收集的方法、监测频率和持续时间、人员的配备及人员的培训、信息的反馈方式资料分析方法（特别是对危险因素进行分层分析），以及如何分配资源、争取监测必备的其他条件如计算机和信息系统等。虽然每个医院感染项目的监测设计和实施不同，但都必须遵循正确的流行病学调查原则，制订监测计划，最大限度地利用资源，达到预定的目标。

（一）确定监测目标人群

根据每个医疗机构服务的人群，理清所面对的危险因素，评估监测单位的情况，确定监测的目标人群，使资源合理分配到关键人群，提高和改进对目标人群的服务。

监测单位评价的内容：该医疗机构所服务患者的类型是什么；最常见的疾病诊断是什么；最常开展的手术或侵袭性操作是什么；最常见的治疗或服务是什么；哪类患者增加负担和（或）费用；预算是否集中于特殊的人群；是否有社区卫生保健；哪类患者会增加发生感染的概率。根据监测单位的评估情况，找到主要问题环节，对重点危险人群进行监测。

（二）选择监测结果或过程的指标

结果是指医疗或操作所产生的结果，可以是负面的（如感染、受伤、延长住院时间）

或正面的（如患者满意）。过程是指为达到结果所采取的一系列步骤，如标准预防、疫苗接种、围术期预防性使用抗菌药物以及为达到某种结果而必须遵守的制度。监测计划中所选择的结果和过程，应是对目标人群影响最大的结果和过程。最后，根据病死率、发病率、医疗费用或其他参数来做出最终决定。

（三）明确监测定义

对加强监测信息的一致性、准确性和重复性而言，准确的定义是非常重要的。

（四）收集监测资料

由经过培训和有经验的人员来设计监测资料，获取适当的信息资料，并在整个过程中使用相同的方法，做好完整记录。资料的来源可以是报表资料、报告单和现场调查资料。现场调查资料既有以患者为基础的信息，包括医疗护理记录、查房、试验和影像学报告、与医护人员交流讨论病例；也有病原学实验室的检查结果，包括临床微生物学、细菌耐药性报告及免疫学。

（五）监测资料的分析

监测信息通常以数据或图表表示，发病率最常用。在整个分析过程中，应使用合适的计算方法，进行率的分析和比较时，也应注意医院各部门及医院之间监测资料的可比性。

（六）危险因素分层分析

研究人群的年龄、性别、基础疾病的严重程度或其他因素等的构成常常不同，因此，需要对研究人群进行分组，这种分组通常称为分层。若不分层，在医院内或医院间进行率的比较时，容易发生误导或得出违背常理的结论。

（七）监测资料的应用与反馈

应向提供监测资料和能改进及应向医疗质量的人员反馈监测结果。应定时进行监测资料分析，保证能及时反馈信息。

（八）评价监测系统

各医院的医院感染监测系统包括两个层面，即各科室的临床医务人员向专职人员报告医院感染病例，同时，医院感染专职人员监测医院各科室的感染情况。监测系统的评价应包括以下几个方面。

1. 有用性

评价监测系统是否有用，要看它能否反映医院感染的变化，能否确定优先重点防治的感染，能否对改进监测系统的工作和资源分配做出相应的决策。

2. 成本

包括资料的收集、分析及反馈所需的直接成本和间接成本，并进行成本效益分析。

3. 代表性

可以通过调查随机样本或部分样本人群的结果，并与整体人群的情况进行比较，以了解监测系统的代表性。

4. 及时性

是指发生疾病或死亡与医院感染管理机构得到报告，确定暴发到执行控制措施之间的时间差大小，时间差越小，及时性越强。

5. 简单性

监测方法应该简单，便于执行，成本低廉，能提供有用的信息。

6. 灵活性

表现在监测系统能根据需要增加新病种或新内容的程度。

7. 易接受性

是人们愿意执行监测，及时提供正确资料的程度。易接受性取决于对监测工具重要性的认识及现场调查方法的可接受性和对敏感问题的保密性。

8. 准确性

是指监测结果与实际结果符合的程度，是指将医院感染患者与非医院感染患者正确区分的能力。体现在敏感度和特异性两个指标。敏感度是指监测系统能测出真正医院感染事件的能力。特异性是指测量监测系统测出真正非医院感染时间的概率。

二、医院感染监测指标的内容

医院在医院感染管理工作中必须长期、系统、连续地收集、分析医院感染在一定人群中的发生、分布及其影响因素，同时，将监测结果报送和反馈给有关部门和科室，为医院感染的预防、控制和管理提供科学依据。因此，医院感染防控管理必须对全院各类医院感染监测内容进行有效分析和解读，通过对各类医院感染质量管理指标的持续监控，动态、持续了解全院各级层面医院感染发生、进展、预防与控制情况，为医院感染防控质量的持续改进提供数据分析，同时也有利于发现医院感染防控中的薄弱点和异常情况，便于医院感染管理者实时把控，调整医院防控重点和政策的动向，有助于医院通过医院感染监测指标，进行实时预警、重点关注和系统管理。

医院感染质量监控指标体系，包括医院感染监测相关指标，多重耐药菌相关指标，手卫生相关指标，抗菌药物合理使用相关指标，微生物送检相关指标共 5 大类，16 项指标。

（一）医院感染病例监测类指标

医院感染病例监测类指标主要包括医院感染各种类型发病率以及用于医院感染监测效果的漏报率。常见的医院感染病例监测类指标包括：医院感染发病（例次）率、医院感染现患（例次）率、医院感染病例漏报率、Ⅰ类切口手术部位感染率、血管内导管相关血流感染发病率、呼吸机相关肺炎发病率、导尿管相关泌尿系感染发病率。

1. 医院感染发病（例次）率

（1）定义

医院感染新发病例是指观察期间发生的医院感染病例，即观察开始时没有发生医院感染，观察开始后直至结束时发生的医院感染病例，包括观察开始时已发生医院感染，在观察期间又发生新的医院感染的病例。医院感染发病（例次）率是指住院患者中发生医院感染新发病例（例次）的比例。

（2）计算公式

$$医院感染发病（例次）率 = \frac{医院感染新发病例（例次）数}{同期住院患者总数} \times 100\% \qquad (5-1)$$

（3）意义

反映医院感染总体发病情况。一般指月发病（例次）率和年发病（例次）率。

2. 医院感染现患（例次）率

（1）定义

确定时段或时点住院患者中，医院感染患者（例次）数占同期住院患者总数的比例。

（2）计算公式

$$医院感染现患（例次）率 = \frac{确定时间或时点住院患者中医院感染患者（例次）数}{同期住院患者总数} \times 100\%$$

$$(5-2)$$

（3）意义

反映确定时段或时点医院感染实际发生情况，为准确掌握医院感染现状，判断变化趋势，采取有针对性的干预措施及干预效果评价提供基础。

3. 医院感染病例漏报率

（1）定义

应当报告而未报告的医院感染病例数占同期应报告医院感染病例总数的比例。

（2）计算公式

$$医院感染病例漏报率 = \frac{应当报告而未报告的医院感染病例数}{同期应报告医院感染病例总数} \times 100\% \quad (5-3)$$

（3）意义

反映医疗机构对医院感染病例报告情况及医院感染监测、管理情况。

4. Ⅰ类切口手术部位感染发生率

（1）定义

Ⅰ类切口手术部位感染是指发生在Ⅰ类（清洁）切口，即手术未进入炎症区，未进入呼吸、消化及泌尿生殖道，以及闭合性创伤手术符合上述条件的手术切口的感染，包括无植入物手术后30天内、有植入物手术后1年内发生的手术部位感染。Ⅰ类切口手术部位感染率，是指发生Ⅰ类切口手术部位感染病例数占同期接受Ⅰ类切口手术患者总数的比例。

（2）计算公式

$$Ⅰ类切口手术部位感染率 = \frac{发生Ⅰ类切口手术部位感染病例数}{同期接受Ⅰ类切口手术患者总数} \times 100\% \quad (5-4)$$

（3）意义

描述Ⅰ类切口手术患者发生手术部位感染的频率，反映医院对接受Ⅰ类切口手术患者医院感染管理和防控情况。

5. 血管内导管相关血流感染发病率

（1）定义

使用血管内导管住院患者中新发血管内导管相关血流感染的发病频率。单位：例/千导管日。

（2）计算公式

$$血管内导管相关血流感染发病率 = \frac{血管内导管相关血流感染（例次）数}{同期患者使用血管内导管留置总天数} \times 100\%$$

$$(5-5)$$

（3）意义

反映血管内导管相关血流感染情况和医院感染防控能力。

6. 呼吸机相关肺炎发病率

（1）定义

使用呼吸机住院患者中新发呼吸机相关肺炎的发病频率。单位：例/千机械通气日。

（2）计算公式

$$呼吸机相关肺炎发病率 = \frac{呼吸机相关肺炎（例次）数}{同期患者使用呼吸机总天数} \times 100\% \qquad (5-6)$$

（3）意义

反映呼吸机相关肺炎情况和医院感染防控能力。

7. 导尿管相关泌尿系感染发病率

（1）定义

使用导尿管住院患者中新发导尿管相关泌尿系感染的发病频率。单位：例/千导尿管日。

（2）计算公式

$$导尿管相关泌尿系统感染发病率 = \frac{导尿管相关泌尿系统感染（例次）数}{同期患者使用导尿管总天数} \times 100\%$$

$$(5-7)$$

（3）意义

反映导尿管相关泌尿系感染情况和医院感染防控能力。

（二）多重耐药菌监测相关指标

1. 多重耐药菌感染发现率

（1）定义

多重耐药菌主要包括耐碳青霉烯类肠杆菌科细菌（CRE）、耐甲氧西林金黄色葡萄球菌（MRSA）、耐万古霉素肠球菌（VRE）、耐碳青霉烯鲍曼不动杆菌（CRABA）、耐碳青霉烯铜绿假单胞菌（CRPAE）。多重耐药菌感染发现率是指多重耐药菌感染患者数（例次数）与同期住院患者总数的比例。

（2）计算公式

$$多重耐药菌感染发病率 = \frac{多重耐药菌感染患者数（例次数）}{同期住院患者总数} \times 100\% \qquad (5-8)$$

（3）意义

反映医院内多重耐药菌感染的情况。

2. 多重耐药菌感染检出率

（1）定义

多重耐药菌检出菌株数与同期该病原体检出菌株总数的比例。

（2）计算公式

$$多重耐药菌感染检出率 = \frac{多重耐药菌检出菌株数}{同期该病原体检出菌株总数} \times 100\% \qquad (5-9)$$

（3）意义

反映医院内多重耐药菌感染的总体情况和某种特定菌种多重耐药菌感染情况。

（三）手卫生相关指标

1. 医务人员手卫生依从率

（1）定义

受调查的医务人员实际实施手卫生次数占同期调查中应实施手卫生次数的比例。

（2）计算公式

$$医务人员手卫生依从率 = \frac{受调查的医务人员实际实施手卫生次数}{同期调查中应实施手卫生次数} \times 100\% \quad (5-10)$$

（3）意义

描述医务人员手卫生实际执行依从程度，反映医务人员手卫生执行情况。

（4）调查方式

采用直接观察法或 WHO 观察表，根据 WHO 的手卫生指南，按照五个手卫生时机确定的手卫生指征，由感染控制兼职人员或专职人员定期、持续地对医生、护士、医技、工勤等医疗工作者的卫生手和外科手的依从性进行观察和记录，实时介入进行教育，对洗手情况进行汇总和反馈，评估手卫生工作质量改进的效果。

（5）资料来源与收集

各级医院可根据自身情况选择应用纸质表单、手机应用如 APP、超级表格、问卷星等各类多媒体手段进行手卫生依从性的监测。

2. 每床日数手卫生消耗品（皂液和免洗消毒液）的消耗量

（1）定义

部门消耗的皂液或免洗消毒液总量平均分配到每个床日的量。

（2）计算公式

$$每床日数手卫生消耗品（皂液和免洗消毒液）的消耗量 = \frac{部门消耗的皂液或免洗消毒液总量}{该部门总床日数} \times 100\%$$

$$(5-11)$$

（3）意义

间接反映手卫生实际执行情况

（四）抗菌药物使用相关指标

1. 住院患者抗菌药物使用率

（1）定义

住院患者中使用抗菌药物（全身给药）患者数占同期住院患者总数的比例。

（2）计算公式

$$住院患者抗菌药物使用率 = \frac{住院患者中使用抗菌药物（全身给药）患者数}{同期住院患者总数} \times 100\%$$

$$(5-12)$$

（3）意义

反映医院内住院患者抗菌药物使用及管理情况。

2. Ⅰ类切口手术抗菌药物预防使用率

（1）定义

Ⅰ类切口手术预防使用抗菌药物的患者数占同期Ⅰ类切口手术患者总数的比例。

（2）计算公式

$$Ⅰ类切口手术抗菌药物预防使用率 = \frac{Ⅰ类切口手术预防使用抗菌药物的患者数}{同期Ⅰ类切口手术患者总数} \times 100\%$$

$$(5-13)$$

（3）意义

反映Ⅰ类切口手术患者抗菌药物预防用药使用及管理情况。

（五）微生物送检类相关指标

1. 抗菌药物治疗前病原学送检率

（1）定义

以治疗为目的使用抗菌药物的住院患者，使用抗菌药物前病原学检验标本送检病例数占同期使用抗菌药物治疗病例总数的比例。病原学检验标本包括：各种微生物培养、降钙素原、白细胞介素-6等感染指标的血清学检验。

（2）计算公式

$$抗菌药物治疗前病原学送检率 = \frac{使用抗菌药物前病原体检验标本送检病例数}{同期使用抗菌药物治疗病例总数} \times 100\%$$

$$(5-14)$$

（3）意义

反映抗菌药物使用的规范性。

2. 高热血培养送检率

（1）定义

每个季度第三个月第二周的周四为质量控制中心血培养调查日，调查前面三天中体温≥38.5℃的患者血培养送检数占体温≥38.5℃的患者总数的比例。

（2）计算公式

$$高热血培养送检率=\frac{调查前面三天中体温≥38.5℃的患者血培养送检数}{调查期间体温≥38.5℃的患者总数}×100\%$$

$$(5-15)$$

（3）意义

反映无菌体液中血培养的送检情况。

三、医院感染监测指标的采集及管理办法

（一）医院感染监测相关指标

包括医院感染发病（例次）率、医院感染现患（例次）率、医院感染病例漏报率、Ⅰ类切口手术部位感染率、呼吸机相关肺炎发病率、中央静脉导管相关血流感染发病率、导尿管相关尿路感染发病率共七项指标。

1. 采集方法

由医院感染科专职人员按照《医院感染监测规范》中对各类型医院感染的定义，并通过医院感染信息监测系统中医院感染实时监测的医院感染疑似病例进行确认，并由医院感染兼职人员在该系统进行上报，根据上报表单进行医院感染发病率、漏报率、手术部位感染率等统计。通过自动计算插管日等数据进行采集和分析，结合全院医院感染病例统计，统计三管感染的发生率。现患率统计按照上海市质控中心要求，进行每年一次的全院调查。上述指标按照月度和（或）年度进行分类统计成报表。

2. 管理办法

将医院感染监测上报作为医疗质量管理考核体系内容之一，鼓励科室对医院感染散发病例进行上报，每月对漏报病例进行统计，计入科室月度医疗质量考评中。对全院及各科室医院感染发生率、三管感染发生率、Ⅰ类切口手术部位感染率进行每季度医院感染简讯发布，月度讲评会公示。医院感染科进行同比和环比的比较，如发现有感染率异常增高的

情况，须召开相关部门会议讨论分析感染风险因素，提出改进方案和措施，促进该措施落实并进一步跟踪感染发生趋势变化。

（二）多重耐药菌相关指标

包括多重耐药菌感染发现率、多重耐药菌感染检出率共两项指标。

1. 采集方法

由微生物实验室负责从 LIS 系统中采集数据形成每季度多重耐药菌感染发现率、多重耐药菌感染检出率的报表，汇总至医院感染管理科。

2. 管理办法

对全院及各科室多重耐药菌相关指标进行每季度医院感染简讯发布，月度讲评会公示。医院感染科进行同比和环比的比较，与临床药师联动，如发现有异常增高的情况，须与检验科、临床药学部门、医务处召开多重耐药菌联席会议会议讨论分析耐药菌产生、传播、感染的风险因素，提出改进方案和措施，并促进该措施落实并进一步跟踪变化趋势。

（三）手卫生相关指标

包括医务人员手卫生依从率、每床日数手卫生消耗品（皂液和免洗消毒液）的消耗量共两项指标。

1. 采集方法

按照手卫生依从性表单每季度统计各科手卫生依从率，按照医院感染监测软件系统中对手卫生消耗品（皂液和免洗手消毒液）量的统计，计算出每个月每个病区的手卫生消耗品的用量。

2. 管理办法

对全院及各科室手卫生相关指标每季度进行医院感染简讯发布，月度讲评会公示。对完成情况排名较差的科室进行持续监督，加强科室对手卫生的宣教和培训。

（四）抗菌药物合理使用相关指标

包括住院患者抗菌药物使用率、住院患者每百人每日抗菌药物使用强度、Ⅰ类切口手术抗菌药物预防使用率共三项指标。

1. 采集方法

重点监测有住院病房的科室的抗菌药物使用率、每百人日抗菌药物使用强度、Ⅰ类切口手术抗菌药物预防使用率的统计。

2. 管理办法

每年初确定每个住院科室抗菌药物合理使用相关指标的目标值，与科室主任签订抗菌药物目标责任书。每月将指标完成情况对科主任进行反馈，并在月度讲评会公示，对未达标科室进行通报，同时每季度进行医院感染简讯发布。其中，每百人日抗菌药物使用强度和Ⅰ类切口手术抗菌药物预防使用率完成情况计入月度和年度考评体系中。

第六章　现代医院医疗质量管理

第一节　医疗质量概述

一、质量和医疗质量

在了解医疗质量管理之前，首先要知道什么是"质量"。虽然关于"质量"一词的概念和定义众说纷纭，我们仍可以从中找出相似的观点。能否将质量的定义直接运用到医疗质量上？答案是否定的。长期以来，医疗质量的概念比其他服务质量的概念更令人困扰，最主要的原因除了医疗服务"方法专业性"与"场合艺术性"的本质之外，也和我们从哪个角度看待医疗质量有很大关系。医疗服务除了是一种特殊的服务之外，还具备几个不同于其他服务业的特性。

（一）专业性

医疗有其专业性，自然会对其专业分工制定一定的要求或标准符合这些标准的分工就具有一定的专业质量。但专业质量有一个特性——非此专业的人没有了解的必要。例如，昏迷指数等于5代表什么意义？它和住不住重症监护室之间有无必然联系？类似这种专业标准，非专业人员即便看了也未必懂。所以专业性阻碍了一般人对医疗质量的认识。

（二）有效性

医疗服务和其他服务的不同之处除了专业性之外，还讲求有效性。和住旅馆不一样，一个病人不仅要求有舒适温馨的环境和待遇，还会要求达到就诊的目的——有效治愈疾病。所以，只要治疗的有效性未达到，那么无论病人在住院期间享受的服务有多好，对病人来说也没有更高的价值。更何况，病人住院本来就不是自愿的，对有效性的要求也比对一般行业要高。因此，除非病人本身对有效性有自己的看法，否则对医疗质量一定没有绝对的期待，更没有清楚的认识。

（三）不确定性

医疗技术无法治愈所有的疾病，即使是已知可治愈的疾病受各种因素的影响也有无法治愈的可能。除此之外，很多疾病的发生、发展和转归还会受到社会、环境、心理等各种因素的影响，即使在医疗技术层面已经达到了治愈的目标，但病人的感受可能还会停留在疾病状态。太多的案例让医疗专业人员认识到，完全靠医疗技术无法治好所有的病。俗话说"偏方气死良医"，就是这个道理。由于医疗具有不确定性，"风险"一词在医疗或医疗管理上才有一定的地位和意义，所以，能够降低医疗的不确定性就被视为一种质量的表现。但是要降低多少不确定性才算是"有效的降低"，却是医疗质量定义争议的焦点，由于欠缺明确公认的标准，大家对医疗质量的看法才无法达成一致。

（四）比较性

医疗服务和其他服务相似，服务质量由于医疗本身的无形性造成了"有比有差"的横向比较和"昨是今非"或"昨非今是"的纵向比较，更进一步导致了医疗服务质量没有令人信服的、所谓的绝对质量。而因为不同的人、事、物及时空在比较上难以达成一致，决定了医疗质量"没有最好，只有更好"的特性。

综合以上这些特性，医疗质量的定义虽然没那么明确，但也逐渐有了轮廓。在这些前提下定义医疗服务的质量，仍然是一项艰巨而"全方位"的工作。"全方位"是指医疗质量的定义不仅要能符合医疗服务本身专业的要求，还必须符合外在环境的一般期待。而外在环境的期待通常是指：医疗服务的可及性，获得医疗服务的成本，对医疗服务结果期待的稳定性。如果在考虑以上诸多因素后再定义医疗服务的质量，或许以下的定义是非常合适的：在考虑专业的要求下，以最少的成本在可接受的风险之内，满足医疗服务用户心中预期目标的程度，越接近者，其医疗质量越好，反之医疗质量越差。

二、医疗质量的可操作性

虽然医疗质量可以用文字来定义，但是在实际执行医疗质量管理工作时，文字的定义和现实的医疗质量之间可能无法全面贯通。因为要把医疗质量的观念纳入执行的工作中，必须先将医疗质量的定义变得可操作，而顺利完成这种转变必须满足几个前提条件。

（一）医疗质量必须可测量

医疗质量可测量就必须有一个大众可接受的医疗质量尺度，在这个尺度之下还要能找到测量单位；并且，这个尺度在一定的期间内非常稳定、不易变化；再就是虽然处于多重维度，这一尺度却可以通过一个单一维度归纳测量的结果。

如此一来，将医疗质量变得可操作化就成了医疗质量管理的第一项工作。而发现医疗质量定义和测量的方法正是转变的第一步。

（二）医疗质量必须符合专业要求

医疗质量必须符合专业的要求是毋庸置疑的。医疗服务的供给者本身，无论是为了自己的权益还是为了符合社会的期望，都会提出其专业认可的标准，以别于没有标准。但是专业的要求放到具体的医院到底应该怎么确定，常常引起争论。在医疗技术发达的今天，这个问题似乎可以得到解决。最常见的标准制定方法是专业的学会、协会、委员会或公会参考循证医学的原理和其他国家相关的标准来制定。但符合专业要求基本上是比较偏向医疗技术上的结果，如血压或血糖的指标，而非符合服务者心中的期望。

（三）医疗质量必须由医患双方共同决定

服务是人和人之间的关系，所以参与医疗服务的双方应该共同决定彼此可接受的医疗质量标准。决定的过程中会有多次谈判，才能逐渐达成某些共识。这个过程中有一个特别困难的地方：找出供给方的代表和接受方的代表。前者人数较少比较好找，后者人数众多且很难找出代表，所以政府介入的角色就非常多。近年来，许多医院管理水平先进的国家加深了患者代表的参与程度，也减少了政府在其中承担的责任。

（四）医疗质量应该可以再造

医疗质量可以再造是指在相似的情况下，以相同的方法，能够产生相似的结果。不同于其他行业，医疗服务过程无法重新来过。除了外在环境有差异，服务者与被服务者都已经处在不同的情况中，无法以相同的条件再来一次。最接近的方法也不过是再一次产生相似的结果（再造）。经过再造产生的结果相似度越高，医疗质量的水平也就越高。但这一点一般针对的是正向的结果，如疾病被治愈或效果良好而言。

在满足上述前提条件之后，就要思考医疗质量的操作化了。一般说来，医疗质量定义操作化的过程大致可分为以下几步。

1. 医疗质量有形化，使医疗服务成为具体的"东西"

服务业的产品本身是无形的，这种特质除了造成"产品"切割上的困难，也导致"产品"难以确定完整性。DRGs（Diagnosis Related Groups）就是以资源耗用为基础，通过疾病分类的原理，将各种医疗服务项目以不同的收费标准来呈现"产品"的不同。医院通过统一的疾病分类制定支付的标准，达到医疗资源利用的标准化，有助于激励医院加强医疗质量管理，迫使医院主动降低成本，缩短住院天数，减少诱导性医疗费用支付，有利于费用控制。近年来，这些"产品"在美国政府大力推动之下，已经逐渐有了更清晰的"产品"轮廓。在这种制度之下，医疗服务逐渐有形化，中国大力推动的临床路径也是医疗服务实现标准化、路径化、产品化和有形化的过程。当然，不少医护人员反对临床路径，认为临床路径禁锢了医护人员的自由。

2. 切割有形化的服务，形成不同的"模块"或"产品"

医疗服务有形化之后，可以透过适当的方法予以切割，成为不同的"模块"或"产品"。在这个"模块"之下，产品除了可以用书面的形式加以形容、描述，比较起来也更加有意义。切割服务时需要注意一件非常重要的事情——产品的完整性。"完整性"是指整个服务除病人入院至出院之间的服务外，还要包括接受医疗服务者本身的期待。近年来，医院大力提倡的个案管理中的事件管理就是以病患的期望来设计医疗服务的全程或相关"产品"，切割"有形化"的医疗服务，更有利于医院对医疗服务进行质量管理。

3. 针对"产品"提出可接受的技术标准

在"产品"被定义清楚后，医疗专业人员可以就其中和医疗专业有关的部分提出"科学依据"。这些项目符合客观的医学要求，所以一般来说不会引起争议。此时，这些专业依据组成的标准将被视为医疗质量的最低要求。医疗质量至少要有符合这些标准的能力。不过，这些最低要求常会随着人、事、物及时空的变化产生改变，所以这些要求只能视为合理标准或可接受的标准，而不是绝对标准。

4. 将技术标准统一化并书面化，形成操作要求

技术标准常常会受人及机构因素的影响，所以标准统一化就成为医疗质量可操作化的一个重点。统一化的方法最常见的有三种。

①参考法：参考国内外专业团体公布的标准或循证研究报告中提出的临床结论。

②命定法：由某医疗专业的权威机构或权威人士命定，有时又称为黄金准则。

③协议法：由各种利益团体依照一定的程序商议，确定一种（或多种）医疗服务必须达到的目标。

这三种方法各有利弊，但只要能达到统一化的结果，都可以使医疗质量在可操作的过程上向前迈进一大步。统一化实现之后，应当进一步加以书面化，形成操作要求。如此，技术的标准逐步具体化，也能降低医疗质量观念的变异。

5. 操作要求需要与接受医疗服务的一方协调

如果单纯地将医疗专业提出的可操作要求视为医疗服务质量的唯一基准，在消费者维

权意识高涨的今天，可能行不通。主要原因有两方面：一方面，病人，即医疗服务的消费者，了解了更多的医学知识，单方面决定医疗质量的标准可能无法满足其心理期待；另一方面，虽然病人了解了更多的专业知识，但医疗服务的双方都是人，除非拉近双方的期待，否则只是技术上的专业无法令人信服。因此，专业一方提出操作要求时应当和消费方协商，将消费者的意见纳入操作要求制定之中，才能使操作要求更有意义。协议达成共识的操作要求即可视为医疗质量定义的操作化结果。经过协商达成的操作要求即可视为医疗质量的定义。这些操作要求基本上符合专业一方及消费者的期望（就医目的）。唯一比较困难的是，消费者常常会因外在环境的改变而推翻原定协议的初衷，所以，某些国家常常定期将医疗质量需要共同协议的部分提出，重新进行讨论。

第二节　医疗质量管理者的定位

一、医院管理者的角色

大部分医院管理者对医疗质量管理并不陌生，因为在他们学习医疗专业技术的过程中，医疗质量一直被挂在嘴边。因为各个专业对医疗质量的定义和看法一直无法达成一致，所以晋升到管理决策层的某些主管在医疗质量管理方面常犯"以偏概全"的错误。下面列举的几种错误看法已成为现代医疗质量管理发展的主要障碍：

①在全面医疗质量管理对医院经营管理成败的重要性上存在错误认知；

②虽然知道全面医疗质量管理，却对其实施情况不关心；

③反对实施全面医疗质量管理，认为只会增加成本；

④全面医疗质量管理实施不彻底，却自认为非常成功。

这四种看法其实代表了管理者对医疗质量管理的四种态度：第一点代表的是对医疗质量管理的认识不足；第二点表示管理者对医疗质量管理的重要性非常清楚，但仍将其优先级别转移；第三点代表医院的管理者对医疗质量管理的看法依旧停留在旧观念上；第四点表示医院管理者沉浸在"半调子"医疗质量管理的乐趣中，尤其是一味追求"通过××认证"的医院管理者，多是如此。

为了避免用错误的观念指导医疗质量管理，医院管理者一定要改正这些错误的观念，并时刻提醒自己在医疗质量管理上应承担四大角色。

医疗质量管理工作的信仰者：信仰医疗质量管理是医院管理最重要的工作之一，也是一件很难做到的事。因为这代表的是医院管理者自身对医疗质量管理的价值认识。传统的医疗服务有利他、慈善、无害、尊严的特性，这些特性都要融入一名医院管理者的价值观之中。所以，信仰实际上就是将质量当作医院经营的座右铭。

医疗质量管理工作的指导者：医疗质量管理需要时时刻刻有类似导师的人提醒医院所有员工做好医疗质量管理。这既是一名高层管理者的例行工作，也是一种战略行为。

医疗质量管理工作的规划者：医院管理者必须规划好质量管理工作，就像时时刻刻记着规划医院的未来一样。如果医院的管理者无法规划医疗质量管理未来的发展蓝图，马上就会被竞争环境淘汰。

医疗质量管理工作的执行者：规划和执行是一体两面的工作，一名医院主管想要有效地达到医疗质量管理工作的目标，并不是委托专业人员执行工作就可以，而是必须亲自负责协调不同专业和管理人员之间的执行步调，两者一致方能做好医疗质量管理的工作。

以上四大角色意味着医院管理者必须从树立对医疗质量管理的正确态度着手，秉承真正实践医疗质量管理的精神。只有这样，医院管理者才算是在医疗质量管理上担起了应尽的责任。

二、医院管理者的任务

为了保证管理者担起医疗质量管理的责任，医院管理者需要完成以下四方面的任务。

（一）定义并设计医疗质量管理目标，指导医院员工正确开展医疗质量管理

定义医疗质量管理的目标指的是从医院的技术和产品之间找到一个均衡点：医院的管理者将机构的技术与市场加以分类，再参照医院的营运任务，就可以找出正确的质量管理方向和目标。

医疗市场分为现有市场和关联市场。现有市场是指医疗机构所在地正在运营的医疗市场；关联市场指的是和现有市场相关的其他类似产业的市场，可能是养老市场，也有可能是其他与医疗服务相关的市场，如居家照护市场或长期照护市场。在技术上也有现行技术、关联技术和新技术，现行技术是指现在掌握的各种业务可以顺利推行的技术；关联技术是指为了更顺利地提供现有医疗服务所增加的医疗或管理技术；新技术则是指与目前医疗业务完全无关的技术——横空出世的技术。

医疗质量管理的改善方向有三大类：维持质量、改善质量、重新定义质量。维持质量是尽量不要对目前现有的质量标准做出重大调整；改善质量是对现有的医疗服务质量标准加以调整，或增加服务的数量，或减少医疗服务的浪费，只要在现有基础上去修正都是改善质量；重新定义质量是指不在现有基础上改变质量标准，而是另找一套新的质量标准重新定义并管理质量。简单地说，维持质量是在做修正工作，改善质量是在做改进工作，重新定义质量则是在做颠覆性工作。

（二）指出近期出现的医疗质量问题，根据问题的重要性排序，并逐一解决

医院管理者除了指出质量问题，还需要将指出的问题结合医疗机构所处的环境因素进行改善。但是投入质量管理的有限资源决定了问题改善会有优先次序，管理者需要综合各种因素（竞争、政策、患者要求等），排列问题的优先级，并逐一改善。这个责任存在的最主要原因是质量改善或增进与问题的大小并非全然相等，有些质量问题可能关系到医院的竞争成败甚至生死存亡，有些只会妨碍局部的质量安全。因此，管理者对质量管理问题的排序是很重要的，只不过会因每一家医疗机构的环境和背景的不同而影响排序的结果，当然也意味着为改善或增进质量能投入的资源分配的优先级。

从质量管理的角度来看，这些被排序的质量问题可能多是短期改善目标，长期目标是在问题发生之前杜绝。医院管理者必须有这样的认识，才不至于让医院员工对质量管理有"解决这些现有问题就能获得好的质量"的误解。

（三）检查确保医疗质量管理工作的效果，规划并做好改善措施

医院管理者对质量管理工作的另一个责任就是监督或检查医疗质量管理的成果。质量管理的过程是一个 PDCA 的过程，这一步是重要的检查和改善。由于医疗机构的内、外环境在不断改变，医疗质量管理的重点也一直在变。之前有效的医疗质量管理系统可能在短短几个月后就落伍了，管理者对质量管理系统的监督就非常重要。不断对医疗质量管理的结果加以监督才能发现目前的质量问题究竟是渐进的还是突发的，是来自管理面还是作业面。有了必要的监督和检查，才能有效地规划及改善质量管理系统。

（四）拟订医疗质量管理的长期组织计划，顶层设计医院制度，以杜绝医疗质量管理问题的产生

医院管理者的另一个重要任务是以长期组织设计的原理设计并改善医疗机构的组织结构，以配合质量管理的环境，从系统上改革医院的质量。这是一个庞大且复杂的任务与责任，所以管理者本身除了对质量管理要有正确的认识，还要懂得运用组织内外部的资源，以求全面质量管理能够长期实现。这也是医疗质量管理者对机构的长期承诺。

三、质量管理目标

在具体实践质量管理时，医院的管理者应该实施"目标管理"。通常目标管理有些类似营运任务管理，也有些类似指标管理。也有一些学者将目标管理视为组织的"结果管理"。通常，目标管理比较具体地指明了医院的运营方向和任务。目标通常依其特性可以

分为三种：经营目标、作业目标、管理目标。

由于医疗行业是"利他"的行业，所以一切目标都要在追求病患权益最大化的前提下，确保符合医疗机构合理生存的目标。

（一）目标管理的内容

目标管理包括三个部分：

①目标拟定；

②目标选取；

③战略设计。

目标是战略的具体化，而战略是目标实现的手段，所以目标管理最忌讳的就是将类似"精实""卓越""创新""效率"之类的词作为管理目标，因为这种目标定义模糊，难以实现，更容易因为对事物认知的不同而发生意见不一的现象。凡是不能清楚描述和衡量的目标都是无法实现的目标。所以在设定目标时需要注意：①目标需要符合机构发展的目的与生存现况；②目标必须让机构的生存和质量密切关联；③目标的文字叙述简洁易懂；④目标完成的时限必须明确；⑤目标必须体现可行性；⑥目标最好由上下级共同决定；⑦管理目标和作业目标必须比经营目标更具体清楚。

（二）目标管理的过程

目标管理通常有几个步骤：

①设定经营目标；

②将经营目标转换成可量化的目标；

③配合量化目标做出资源预测，包含人力、物力、财力及其他所需资源的预测；

④做出管理规划，其中包括作业目标和管理目标；

⑤目标管理的实施；

⑥目标实施结果的评估。

其中，第⑥步最需要管理者注意，因为在这种评估中，医院管理者经常会忽略自己应当承担的责任。若管理者无法以身作则，约束自己，所有的评估将会随着目标管理的推进演变为"斗争大会"，也就失去了目标管理的本意。可量化目标的确定，要根据机构内外部的实际，必须是经过必要努力之后能够达到的目标：不可过低，轻而易举就实现，没有激励作用；也不可过高，拼尽全力也无法做到，打击积极性，让人望而却步。

第三节　医疗质量的影响因素

一、医疗质量的标准

在对医疗质量的影响因素进行深入探讨前，首先要对医疗质量的"标准"一词有一定的认识，因为没有质量标准就无法将质量纳入实用的境地。标准并不是指亘古不变的真理，通常是指约定的、一般性的原则。但是，当标准运用在医疗质量管理中时，除了要能满足以上原则，还要能满足以下五个条件。

（一）能被完整定义

如果医疗质量的标准不能满足专业的要求或是"科学"的基础以及专业团体的特殊规定，将无法成为标准。医疗质量的标准应当是可以用文字、数据、图像加以清晰界定的。由于标准本身容易受到外在因素的影响，因此标准也常常被视为被外在环境认可的专业意见。

（二）可以测量

医疗质量的标准应当是通过分析临床的准确记录和每位医疗专业人员的表现，比较、整理出来的规则，并不是漫无目的的想象。在测量的过程中，专家主观意见的影响力应降到最低，标准要避免变成主观意见的集合。比如，针对某一疾病，相关领域的专家在循证医学和临床经验的支持指导下，结合当下技术水平达成共识，是可以在一定时期内作为质量标准的。

（三）集中

任何放诸四海而皆准的准绳基本上都无法用来做医疗质量的标准。因为标准本身必定会被限制在一定的范围内，放诸四海而皆准的标准常常很难被顺利操作。医疗质量的标准是视人、事、时、地、物的不同而有所调整的具体原则。所谓的黄金标准并不是医院的真正标准，只是参考标准。因为环境简化了，很多临床上看不见或具有文化性质的因素，因此黄金标准通常只是最低的标准。

（四）有弹性、可修正

医疗质量的标准并不是亘古不变的真理，它可以随着时间的改变、技术的进步、政策的变化等有所修正，并非全盘推翻，因为能够被全盘推翻的标准本身就不可靠而且可修正，应该是局部变动而非全盘改变，所以医疗质量的标准应该具有弹性。

（五）可实施

无论是自动自发去做还是被迫去做，其结果都能达到事前规定的要求，才可以被称为医疗质量的标准。可见标准应该是可以被执行的动态产物，而不只是可参考的静态产物。所以，医疗质量的标准不只是在概念上满足对医疗质量的定义，还是把医疗质量具体化、可操作化的结果。它把医疗质量的概念和定义融入医疗质量的执行（或操作），使医疗质量不再是抽象的概念。

从产品的操作面来看，医疗质量标准通常分为以下三个层面。

1. 作业层面

是指医疗服务的组成安排，通常以流程的方式出现。医疗服务并非单一产品，而是复合产品，在作业程序方面的标准就必须符合简单、迅速、安全和精细的条件。这个层面多体现在医疗服务的效率上，如门诊人次、平均住院日、病床周转次数等。

2. 人际关系层面

医疗服务是人服务人的行业，服务提供方必须具备良好的人际关系处理能力，否则医疗服务的质量容易大打折扣。因此在人际关系层面上必须有标准，以免造成核心技术满分、人际关系零分的窘境，导致病人满意度低、投诉率高、纠纷发生率高等。医疗服务要打造人性化的一面，才能更好地满足患者内心的需求和渴望人性化的服务更具有物质吸引力，智能化、社交性、情感吸引力强。

3. 核心技术层面

医疗服务的真正中心是医疗技术有些人认为核心技术才会有标准，但是近年来在 JCI 等评审的推波助澜之下，核心技术层面慢慢被制度化和书面化，在比较上更有意义和差异。因此，技术层面的标准也越来越容易被认定和接受，核心技术层面的标准逐渐成为医疗服务最基础的标准。

二、组织结构对医疗质量的影响

综合目前医疗质量管理的研究文献可以发现，组织结构对医疗质量的影响有以下几方面。

(一) 医院的教学资格

毫无疑问,医院的教学资格很容易影响医疗质量。因为教学医院通常会提供比较系统且有计划的医疗服务,同时教学医院受到政府或相关单位更为严格的监督。教学医院提供的医疗服务在质量上必须符合相关教学评审单位的要求,久而久之就形成了一定的标准,国内外皆如此。近年来,我国一般教学医院的临床医疗服务工作随着住院医师规范化培训任务的增多,教学或科研工作比重增加,但医疗服务的给付并未随之调整,对医疗机构的教学数量和质量产生了一定的影响。部分患者去教学医院看病,并不希望实习或进修的医生为其诊治,担心其没有经验。但年轻人必须有学习成长的机会,每个实习进修的年轻人一般都有指定的带教老师负责带教和监督。再加上最近几年医学教学以"实证医学"和"问题导向学习"为主导,教学医院的做法也必须随之改变,这也直接影响了教学医院教学服务质量的改善和教学标准的制定。

(二) 医院的服务组合与病患数量

医疗机构提供医疗服务的组合也会影响医疗质量。尤其在当下,医学科技水平一日千里,医疗专业分工越来越细。过去的医疗专业很快就被"专科"甚至是"亚专科"取代。在一般的综合医院,口腔科可能只是一个科,而在大型综合医院或口腔专科医院,口腔科可以细分为口腔颌面外科、牙体牙髓病科、牙周病科、黏膜病科、口腔修复科、儿童口腔科、口腔预防科、口腔正畸科、口腔种植科、口腔影像科、口腔病理科等。在护理方面,专科护师制度的建立也意味着不仅在治疗方面需要专业的分工,在照护方面也需要专业的分工。大型综合医院之间进行比较的时候,可能会比较彼此之间 DRGs 分组的组数,组数越多,可开展的医疗服务就越多。通常情况下,一家大型综合医院要有自己的优势专科或重点专科,任何医院都不可能在所有学科上全都优秀:在医疗资源有限、投入有限的情况下,医院不可能均衡发展所有学科,而是要根据自身的实际情况选择一些专长来发展,这也是医院进行战略分析和定位的重要性所在。所以,如果一个医疗机构在提供医疗服务时没有择其专长提供服务,即使服务组合很多,医疗服务的水平(标准)通常也会下降。在某些医疗质量的研究文献中可以发现,相似的医疗机构在比较时,专科数较少者医疗质量较佳。但是判定服务组合较少的医疗机构医疗服务质量的好坏,还必须考虑到这家医疗机构的服务量。

医疗界有一句名言:Practice Makes Perfect(熟能生巧)。且不论这句话是否正确,但医疗服务并非绝对的科学,专业人员在很多情况下确实需要依靠自己累积的工作经验做出诊断结论或制订治疗方案。虽然目前有"医疗决策支持系统""专家系统""人工智能

AI""3D 打印"等技术可能提高专业技术水平，但是从医学和科技的角度来看，这些所谓的高科技产物在关键时刻往往都不如医务人员的专业经验有效。因为医疗是"有专业知识的人服务缺少专业知识的人"，几乎没有哪两次服务是相同的。而且目前的医学科技无法做到将所有的决策因子（包括经验）纳入信息系统，那么经验的重要性就被提高而经验的累积必须靠医务人员亲自操作，从服务中一次次领悟、学习。这些都和医疗机构的服务量有关，所以病患的数量也会影响医疗质量。

（三）医疗人员的水平

另一个和医疗质量有关的因素是医疗人员的专业水平。这里的"水平"有三个层面。

基础层面。指的是医疗人员自身的专业修养是否良好。通常这个层面又指医疗专业人员的"结构"条件是否优秀——学历和职称的高低等。

技术层面。针对医疗专业人员在经验上的资格（或水平）而言。通常这个层面比较看重医疗人员在执业时具备的一些条件。技术层面可以通过专家意见和客观数据加以比较，所以技术层面常常与医疗服务的"过程"和"结果"挂钩。医师从医的最基本要求是具备执业（助理）医师资格，随着经验的积累逐渐具备开展更高级别的技术和操作的资格。这也是手术分级管理的理论基础——医师在达到一定经验、技术的要求后可以开展相应级别的手术和诊疗操作。

系统层面。指整个医疗服务过程——从规划、实施到结果评估的有效整合程度。这个层面强调的重点在于医疗团队或组织经过整合，能够使在其中工作的医疗专业人员最大限度地发挥自身能力。多学科协作就是最好的整合成果的代表，现实中的临床路径也是很好的代表。

以上三个层面对医疗质量的影响各有不同，基础层面的水平将主导医疗质量的最低标准，技术层面将决定临床上最高的技术境界，而系统层面能左右医疗质量的发展方向。

（四）医师管理

医师管理的严谨程度与医疗质量有绝对的关系。医疗机构对医师的管理越严谨，医疗质量的整体表现就会越好。

（五）管理风格

管理风格对医疗质量的影响，一般可以从三方面来观察。

医疗机构的联络系统。医疗机构的联络系统，即信息反馈系统，对医疗质量的影响成正相关。国外研究发现，医疗机构的联络越是向事前化、自动化、规范化发展，其医疗质量通常会越好。如果医疗机构的联络是改正型，出了问题后才改正，那么医疗服务的质量通常较差。当然也有些研究显示，医疗机构的联络工作在高度信息化的环境之下，联络工作标准化的程度越高，其医疗质量越好。在低水平的信息化环境之下，采取自主性较强的联络方式，则比较容易产生较好的医疗质量。

医疗机构中非医疗部门的管理效率。非医疗部门管理效率的高低往往决定医疗机构的整体支持系统能否发挥其支持医疗质量的功能。尤其是在病患就医的前后，非医疗部门的管理效率往往是决定病患对医疗机构整体印象的关键性因素。同时，非医疗部门的管理效率是创造医院文化的来源之一。这种文化建立之后，医疗机构提供的医疗服务就不会被患者视为"医疗+服务"，而是一个整体。以医院的保洁服务为例，如果保洁服务做不好，会给病人留下很差的印象，因为保洁工作不规范，可能导致病菌在医院传播，保洁服务不到位还可能导致病人跌倒等不良事件的发生。

医疗机构的权力分配机制。医疗机构对权力和控制的严谨度，会对医疗质量产生很大影响。这种影响可能来自权力的分配方式。以分权程度为例，当医疗机构将管理医疗服务质量的权力分配到各科室，很明显，医疗机构的管理核心会失去大部分对医疗质量设计面的权力，转而将大部分的精力集中在监督与改善上。此时，除非监督系统十分完善，否则难免出现质量管理不够严谨的问题。假如医疗机构的权力集中在管理核心团队中，可能出现的情况是当医疗服务的现场出现质量异常的状况时，无法迅速排除，甚至可能影响其他科室的医疗服务质量。这就需要一个适度的权力分配机制，不应将全部权力分配到科室，行政管理层面也要有适度的集权。

（六）医院规模

医院的规模也是影响医疗质量的一个重要因素。医院的规模非常庞大，组织内部的联络就变得困难，医疗质量的管理容易僵化、官僚化甚至流于形式。过去的许多研究表明，大型医疗机构在质量管理上的优秀程度往往不如中小型的医疗机构，但小型的医疗机构在医疗质量管理的"一致性"上不如大型医疗机构，其实最主要的原因是"人治"的关系。

医院规模对医疗质量的另一个影响是，医院规模会影响医院管理者对质量的看法。在大型医院中，质量管理必须靠制度推进，因此，管理者在管理上的思考偏重于自动化质量管理，也比较偏向于维持基本的质量要求。但在小型的医疗机构中，自动化程度会因为人与人之间互动时间的延长而产生偏向精细化或追求极限的思考模式，所以小型医疗机构在医疗质量的管理上也容易偏重追求类似以患者满意度为主的质量管理哲学。

（七）医学新技术的开展

医学技术也被视为影响医疗质量的重要因素之一，尤其是最近几年医学新技术发展迅速，CT/MR1 等早已被引进临床医学检查的仪器设备，就是最好的证明。由于信息和基因医学的引进，医疗质量在定义上已经发生了一些"质"的变化。过去的医疗质量往往集中在服务端，强调的是从较好的医疗技术中萃取精华来提供服务。如今的医疗质量却是将病患的医疗服务需求和生活质量要求结合在一起。所以医学技术不再是服务医疗本身，更重要的是服务病患的各项生活功能，这样才可以使医疗服务更具有成本效益。医院对新技术的引进必须经过严格的论证和伦理审查，人员、设备、技术等准备工作都做好了，确实具备开展新技术的条件才能够开展，开展之后还必须做好监督和评价。新技术的管理也是医疗质量管理的重要核心制度，新技术引进不规范、不合理有可能给病人带来意外伤害。医疗技术的分类管理：对禁止临床应用的医疗技术实施负面清单管理；对部分需要严格监管的医疗技术进行重点管理；其他临床应用的医疗技术由决定使用该类技术的医疗机构自我管理。禁止类技术包括：临床应用安全性、有效性不确切，存在重大伦理问题，该技术已经被临床淘汰，未经临床研究论证的医疗新技术。

医学技术进步对医疗质量的影响除了将医疗质量由过去的照护质量扩展至生活质量外，也使过去对医疗质量的重视前移至对预防医学质量的重视。预防医学的质量集中在健康保健、健康促进和健康素养。当然医学技术进步也使医疗质量的测量变得更具体，反映在现实中就是将医疗质量的测量转换成具体指标。医学技术对医疗质量的影响除了在临床上改变了过去临床医师执行医疗业务的习惯与认知外，在管理上也改变了过去临床医师执行医疗业务的方法和工具。特别值得强调的是，我国医疗质量伴随着医疗技术的快速发展实现了快速提升。在医疗行业内，随着科学技术的不断发展，医疗技术进步非常迅速，表现在以下几方面。

在交叉融合方面，现代科学的新技术、新设备、新理论与方法相继进入临床实践，并与计算机、分子生物学、遗传工程、高能物理技术等交叉融合。

在专业发展方面，随着对疾病认识的逐步深入，专业之间的交叉、渗透、融合日益增多，多专业联合攻关、跨专业融合创新成为解决医学难题的有效途径。现代临床医学的发展呈现出内科外科化、外科微创化、诊疗个性化的趋势。

在微创化方面，微创手术器械与设备的应用，改变了传统手术的方式。在微创领域，胸外科几乎所有的手术都可以通过微创的手段实现，与传统手术相比，微创、内镜、介入等技术降低了手术风险，病人创伤小、疼痛轻、康复快。微创理念已经深入外科手术的各种领域，并向其他学科领域延伸。近年来，加速康复外科逐渐兴起，缓解了优质医疗资源的紧张状态，减少了投入，降低了病人负担，提高了床位周转率。微创外科技术是加速康复外科发展的核心之一，加速康复外科需要多学科合作，在保证医疗质量的前提下加速康复。

在个体化方面，疾病的诊断、治疗不再停留在病原学和病理学的层面，面向病人及病原体的基因层面上迈进了一大步，从基因、分子水平了解疾病的发生、发展过程，为病人提供个体化诊疗方案，同时，以患者为中心的多学科诊疗模式不断推进，为病人提供更加全面、合理、科学的诊疗方案。医疗质量不断提升的过程中，医疗技术水平也有了非常大的提高。

三、成本与医疗质量的关系

几乎所有的医务人员都认同这一点：成本和质量之间有相当明显的关系。这也是公共卫生学上的三大主题——可及性、质量和成本之间的三角关系。但是关于成本和质量之间的关系是正向还是负向的，人们之间的看法并没有达成一致。造成这个现象最主要的原因是大部分对成本和质量之间的实证研究都很少提到成本的定义。

成本的定义有很多种，不仅有会计学的定义、经济学的定义，也有质量管理的特殊定义，例如隐藏成本、外部成本、预防成本等。所以如果在成本的定义未明确的情况下直接观察成本和质量之间的关系，很容易就会相信质量和成本之间的简单关系。但两者之间的关系在理论上和实务上是不同的。质量和成本之间的真正关系就必须树立"质量成本"的观念。"质量成本"是指医院协助员工做对的事情或生产出可接受产品时付出的成本，再加上任何组织和消费者因为产出不能满足标准或消费者期望的成本，全部的成本都会出现。

管理质量的过程可以归纳出三种会影响医疗质量的"显性成本"。

预防成本。指为了防止医疗服务产生错误、接近错误或不符合规定的现象而花费的成本。预防成本经常和损失或失败成本成反比，通常预防成本越高，表示医院在质量管理系统建设上付出的成本越高。

评估成本。指医院在规划和监督医疗质量管理绩效系统上付出的成本。这些成本通常会带有很浓的专业色彩，用在专家意见上的会比较高。因为科学的评估结果都需要人去做出有意义的解读，所以评估成本是医疗质量管理中无法避免的成本。

损失或失败成本。指医院在服务上产生失误的时候必须提出的补偿或付出的代价，通常和预防成本成反比。损失或是失败成本不一定全部是有形的物质或金钱损失，还有很多看不见的损失，如商誉的损失、病人的流失、品牌价值的损失等，所以计算起来很复杂。有形的经济损失可以直接用货币来计算，而无形的成本很难准确估计。比如，一起严重的感染事件引来全国的关注，对医院造成严重的负面影响。这个负面影响的成本就很难被准确计算或衡量。

还有三种"隐性成本"也会左右医疗质量。

机会成本。指医疗机构不将资源投入质量管理而投注在其他地方，两者之间的差异产生的成本。在短期内医院没有损失发生，投资医疗质量管理成本的效益会小于不投资，因此有些医疗机构的管理者自然不愿意投资医疗质量管理。但是从长期来看，不投资医疗质量管理的成本可能更高，因为有可能造成医疗纠纷和病人安全问题，衍生出很高的赔偿（代价），所以医疗服务的机会成本和质量之间的关系很密切。

边际成本。指的是增加一分的产出必须多（少）支付一分的成本。质量管理初期是投入一分成本产生一分收获。随着质量管理不断完善，医院质量管理进行到某种程度时如果想要继续完善，恐怕要付出更高的投资才能够有所提高，也就造成了边际成本增加。

总成本/平均成本。如果医疗质量管理的投资可以通过大规模的产出或某种服务的定价分摊，医疗总成本虽然会高但分摊后的平均成本会较低（或处在可以控制的程度）。反之，如果分摊的量少（或分摊的空间小），成本的高涨恐怕是许多医疗机构无法负担的。

以上成本定义多样性给医疗机构管理者带来了很大的困扰——如何在医疗质量和成本之间做抉择。但是从医疗质量管理的角度来看，质量和成本之间的平衡工作可以彰显质量管理工作的挑战性。

四、医疗环境对医疗质量的影响

医疗环境对医疗质量的影响通常来自四方面。

（一）文化面

就医人群对医疗服务质量的期望从一个国家的民众对医疗质量的要求可以看出一个国家的进步程度。随着人民生活水平的不断提高，患者对医疗服务提出了多元化的需求。医疗服务多元化需求主要表现在医疗服务需求的内涵不断扩充，从传统的单纯治疗疾病向预防、医疗、保健、康复全方位拓展；需求层次不断提升，从基础服务到特需服务到个性化服务。如果医院的各项工作仍按照传统模式继续将患者放在"求"诊的被动地位，会很难适应患者提出的这一系列新的需求。纵观国内外优秀的医疗机构，无一不真正践行"把患者放在第一位"的理念，为患者提供优质服务。可见医疗需求模式对医疗质量的要求已经逐渐走向多元化。从另一个角度来看医疗质量管理，可以发现，因为医疗服务对质量要求的差异化，服务细分市场逐渐形成。一家医院不可能满足所有病人的需求，不同的医院要根据自身资源的优势，选择为更加细分的人群提供优质的专业服务。比如，公立医院不能满足病人对较高服务性、便利性的要求，部分高端私立医院能够提供"个性化"的服务，因为技术、设备、人员各方面的水平有限，社区医疗机构只能提供基础的医疗服务，而疑难杂症和重症患者需要到专科医院或大型综合医院去就诊。

（二）法规面

主管部门对医疗质量的要求。近几十年来，全世界发展中国家的医疗界都有一个共同的现象，各国政府对医疗产业几乎都采取高度规范化的模式来管理，但是对一般的产业多采取反规范化的管理。政府对医疗行业的管理无论是在法律法规上还是在卫生行政上都从严执行。这样的管理自然会影响提供医疗服务的机构，使得它们对医疗服务质量的最低标准有所反省。医疗质量管理是医疗管理的核心，各级、各类医疗机构是医疗质量管理的第一责任主体，应当全面加强医疗质量管理，持续改进医疗质量，保障医疗安全。这也是我国医疗质量管理方面最重要的一个部门法规。

（三）竞争面

市场供需之间的平衡。市场竞争也是影响医疗质量的一个重要环境因素。竞争的来源主要有两个：供给面之间的竞争、供给面与需求面之间的平衡。前者有可能因生存压力增大而朝服务差异化（质量管理多元化）发展，而后者直接影响医疗服务需求的量。值得注意的是，供给或需求之间的平衡并不一定代表民众对医疗服务质量满意，反而有可能因为医疗差异化的结果造成医疗资源无法有效率或有效能地使用，从而降低医疗服务的质量。

（四）科技面

医学技术对医疗服务的影响力。医学技术对医疗质量的影响主要体现在两方面：医疗质量的结构面和医疗质量的结果面。结构面的影响是指医疗质量的基本需求即最低的质量要求要达到什么水平。结果面的影响则来自医疗质量验证了医学技术的效力。医学技术在医疗服务上扮演的角色越重，医疗服务的质量越容易被医学技术左右。

除了以上四种因素会对医疗质量有所影响，生态环境、政治环境和经济环境、建筑环境、社区环境等都影响着医疗质量。尤其是政治、经济环境改变后，医疗和生态环境的结合成为医院质量管理的另一个思考重点。国外医院最近几年兴起一股"绿色建筑"风，期望可以通过绿化、美化的方式将医院建筑从过去冷冰冰的形象转变为既可以节省能源，也可以美化环境的复合建筑。当然，过去的医疗废物并不是这么受重视，可是在生态环境的要求之下，医疗废物的规范化处置就成为医疗质量的一部分。此外，医院的建筑物本身及外观和社区整体规划或与都市建筑新貌相结合，都是未来医疗质量管理的重点。

第七章　现代医院病案管理

第一节　住院病案管理

一、住院病案的登记与管理

(一) 住院病案登记工作的概念及意义

住院病案登记工作是将有关病案的资料根据不同的目的和需要收集到一起，进行有选择的或提纲式的简记，使其成为系统的资料，便于应用和管理，它是住院病案信息管理中的一个必要的组成部分，是住院病案信息的二次开发，是住院病案信息管理的基础。做好住院病案登记工作有以下意义。

①住院患者登记是住院患者的明细表，便于了解每个病案号被分派给患者的情况，等于住院病案编号的总目录，掌握住院病案发展的动态。

②可明确患者是否已在医院建立有住院病案，避免住院病案号码的重复发放或将相同的号码发给不同的患者。保证住院病案信息管理系统的完整性，是进行系统编号管理的关键。

③住院患者的各种登记是统计的原始数据，完成住院患者有关的医疗统计。

④对病案信息进行二次加工的各种登记，为住院病案信息的开发利用提供了多途径查找检索的线索。

⑤了解各临床科室的住院情况。

以病案编号为序的住院病案登记是掌握住院病案发展的明细表，患者每次住院都要进行登记，以便掌握住院病案的流动情况。住院病案的多项登记往往能够解决一些其他资料检索时不能解决的问题，弥补其他工作的不足，它可以起到充实病案查找线索的作用。因而登记工作从一开始就要做到登记资料的完整、准确，从登记内容的安排和设计上产生出合理的效应。随着计算机在病案信息管理中的应用，烦琐的手工住院病案登记已逐步退出，取而代之的是通过计算机的简单操作即可完成涵盖病案信息的多种登记。

（二）住院病案登记的要点

1. 第一次住院的患者

患者第一次住院，应该作为一个新患者登记，但必须问清楚患者是否住过院，以证实是不是新住院患者，尽管患者认为未曾住过院，住院登记处的工作人员也应与病案科核对，确定是否真的没有建立过住院病案。

现在，住院登记处工作人员利用医院计算机 HIS 系统输入患者就诊卡号，就可直接了解患者是不是第一次住院，或历次住院的基本信息。

如果患者没有建立过住院病案，就要收集患者的身份证明资料，记录在新的住院病案首页上，并给予登记号即病案号。在发出的登记号下登记患者的姓名以免今后发放重复号码。登记应包括以下内容：登记号（病案号）、患者姓名、登记日期、科别。

医院计算机 HIS 系统对住院患者登记已程序化，内容详细、准确，计算机控制新住院病案号发放，解决了以往人工登记多点派发新住院病案号的混乱现象。利用激光打印住院病案首页基本信息取代了以往的人工填写。

2. 有住院病案的患者

如果患者曾经住过院即已有住院病案，使用原病案号，通知病案科将原住院病案送达病室。并根据提供的信息核对住院患者姓名索引卡，记录所有信息变化情况。

计算机化管理住院患者姓名索引，已将以往的纸质资料全部输入微机便于查询、利用，便于随时记录变化情况。

需要说明的是，患者就诊卡的使用，实际上患者第一次来院就诊时即有了 ID 号以及病案号，患者在办理住院登记时，只须核对就诊时显示的患者基本信息，根据病案首页的项目做缺项补充，使用就诊卡原有的病案号。

3. 出院患者的病案处理

对于每日出院的病案，应根据要求按病案号的顺序分别记录于各种登记簿中，或用计算机录入住院病案的各种登记记录，使资料更准确、更清楚，查找更快，存储更方便。

（三）住院病案登记的种类

1. 住院病案登记

患者入院时，就应建立住院病案登记，以病案号为序，登记患者的身份证明资料等，患者出院补充登记有关出院的情况，并作为永久保存的资料。

（1）登记的内容

①必要项目：病案号、患者姓名、性别、年龄、身份证号码、入院日期、出院日期、科别、病室。

②其他项目：籍贯、职业、出院诊断、入院诊断、手术操作名称、治疗结果及切口愈合情况。

（2）登记的形式及作用

①卡片式登记：一般适用于一号制管理的病案。患者建立了门诊病案仅有部分患者需要住院治疗，由于门诊病案的数量发展快，手工登记工作量很大，一般不做病案登记，患者住院则形成了登记号码的间断，实行一号制管理病案采用卡片式登记，可随时按病案号调整卡片的位置，满足住院病案登记依病案号的大小顺序排列的要求。

②书本式登记：适用于按病案号次序连贯登记的两号集中制或两号分开制的住院病案。

第一，由于按患者住院先后编号登记，自然成为按患者住院日期进行登记，这就提供了按患者住院日期查找病案的线索。

第二，疾病诊断、手术名称、性别、年龄、职业等项目以及再次住院患者的登记，都可作为统计的原始资料，提供各项统计数据。

第三，由于患者住院登记的项目较全，可以从中查找出某一项需要的资料，而不必调用病案，因而可以省去很多人力，也可以减少病案的磨损。

第四，住院病案总目录的登记能准确掌握住院病案的全貌，显示病案的发展数字；可以了解住院患者的基本信息，如主要疾病诊断、治疗结果等。患者姓名索引是以患者姓名索取病案号码，进而查询病案资料；通过住院病案总登记，可从病案号了解该病案所属患者的姓名与基本情况。

③计算机登记：HIS 系统从患者建卡就诊即录入了患者的基本信息，患者住院的有关信息设计高质量的计算机数据库即可完成各项登记，便于信息的加工和检索，同时可以充分发挥登记的作用和对资料的利用，全面掌握病案整体情况。

从完善病案信息管理系统来讲，不论是门诊还是住院病案的建立，还是一号制或两号制的病案管理，在建立病案时都应按号登记，以掌握病案号的分配、使用，整体及个体病案的发展情况。因为门诊患者多，病案发展快而对门诊病案号的分派不予登记，是管理上的缺陷。计算机系统化的应用则可完成被分派病案号的患者所有信息，避免上述管理问题。

2. 各科出院患者登记

各科出院患者登记是永久性的记录。是按患者出院时的科别及出院日期的先后登记的。

第一，主要项目科别、病案号、患者姓名、性别、年龄、出院日期、入院日期、住院天数、出院诊断、手术名称、切口愈合情况、治疗结果等。

第二，各科出院患者登记的作用。

①是查找病案的一个途径，可按出院日期或科别来查找所需的病案。

②可为病案讨论提供即时病案，或为检查某段时间的医疗情况提供所需的病案。

③帮助统计工作提供部分原始数据。

④核对检查完成及未完成病案，以掌握住院病案的归档情况。

3. 转科登记

①项目除一般登记的必要项目外，还应有入院日期、转出科别、转入科别、转科日期、疾病诊断。

②作用主要作为统计的原始资料，也可作为提供查找病案的原始记录。

4. 诊断符合情况登记

（1）项目

必要的登记项目及入院日期、科别、入院诊断、出院日期、出院诊断、医师姓名等，亦可包括门诊诊断、术后诊断、病理诊断等。只记录经临床证实、检验检查证实误诊、漏诊等病例。

（2）作用

既是统计的原始资料，又可作为病案管理的永久性资料。

①可以通过登记掌握出入院诊断的符合情况，了解医院、诊所及社区医疗单位的整体医疗水平或医师的诊断水平、业务能力。

②可帮助查找某一时期有误诊、漏诊情况的病案，以利开展病例讨论，总结经验教训，提高诊断水平和医疗质量。

③可作为考核、晋升医师职称时的参考依据。

据我国目前状况对于各种疾病的诊断符合率，没有提供界定的硬指标，鉴于此种情况作为信息资料的开发利用，对每份出院病案进行此项登记无实际意义。建议只登记经临床、手术或病理证实的误诊、漏诊的病例，更具实际意义。

5. 死亡与尸体病理检查登记

（1）项目

必要项目及死亡日期、科别、死亡诊断、尸检号、病理诊断等。

（2）作用

通过它可以掌握全部死亡和尸检病例的情况，从而：

①迅速准确地提供死亡和尸检的病案；

②作为统计的原始资料，可统计医院内某一时期的死亡及尸检情况；

③从中分析临床诊断与尸检病理诊断的符合率，了解医院、诊所的诊断水平；

④根据死亡病案，分析死亡原因，检查和分析医疗工作质量。

病案的登记虽然种类繁多，在用手工操作时要根据不同功能、作用重复抄录，如今医院 HIS 系统的建立，病案首页信息的全部录入通过不同的项目组合可达到随意检索的目的，提高了病案信息的利用率，极大地减轻了病案管理人员的工作负担。

二、住院病案信息的收集与整理

（一）住院病案信息的基本内容

病案信息管理人员必须了解病案所包含的内容。住院病案保存了医务人员对患者进行医疗的有关信息，它准确地记录了诊疗的事实，起到支持诊断、评判治疗效果的作用。因此病案信息管理人员在收集与整理住院病案时，首先必须清楚地知道病案的基本内容。

1. 患者鉴别信息（即患者身份证明资料）

病案必须包括足够的信息用于鉴别患者的病案。如病案号、患者姓名、性别、出生年月、年龄、民族、国籍、工作单位、家庭住址、籍贯、身份证号码、就诊卡号等。

2. 患者的病史信息

记录患者的主诉、现病史、既往病史、个人史及婚育史，以及家族的疾病史。

3. 有关的体格检查信息

记录一些与本次病情有关的身体检查及常规的体格检查情况。通常指：呼吸系统（肺）、循环系统（心脏、血压）、消化系统（肝、脾）、神经系统的叩、听、触、扣的检查记录等。

4. 病程记录

记录患者病情的发生、发展及转归过程。住院患者的病程信息在时间上往往具有连续性和连贯性。门诊病案则只有在患者再次就诊时才有记录，因此其能否连贯记录取决于患者的就诊情况。

5. 诊断及治疗医嘱

包括医师的会诊记录（会诊指当患者在治疗过程中疑有其他科的病情时，请其他科或其他医院的医师共同对该患者的病情做出诊断和治疗的活动过程）、拟诊讨论记录、治疗计划、所施治疗方法的医嘱（医嘱指医师为患者的检查及治疗给予护士的指示记录，医嘱分为口头医嘱、临时医嘱、长期医嘱）。门诊病案的医嘱记录形式与住院病案不同，它只被简单地记录于当日诊疗记录中，不作为病案整理的内容。

6. 患者知情同意书

通常用于住院患者或急诊留诊观察的患者。它包括患者病重、病危通知书（此通知书是下达给患者家属的，为一式两份，患者家属及院方各执一份）；医疗操作、手术同意书（凡进行具有一定危险性或对患者可能造成一定不良影响的操作时，须征得患者或患者家属或授权人的签字同意方能进行）。患者知情同意书具有一定的法律作用。

7. 临床观察记录

是医师及护士对住院患者或急诊留诊观察的患者病情观察的记录。如患者体温单、护理单、特别护理记录等等。

8. 操作及实验室检查报告

如临床所做的腰椎穿刺（抽取脑脊液）、骨穿（骨髓穿刺）、活组织检查、内镜检查等的报告单；各种生化检验如血、尿、便常规报告单；影像学检查如 X 线、CT 扫描、磁共振、超声波检查等报告单；心电图、脑电图、肌电图检查报告单等。

9. 医疗结束时的结论

患者住院期间的医疗结束时，通常要有出院记录，其内容包括最后的诊断、治疗后的结果及治疗的主要过程（内容简明扼要）、对患者出院后的建议等。

10. 病案的特殊标志

不论是住院病案还是门诊病案，有些重要的医疗信息需要使用特殊的标志，以便迅速引起使用者的注意。例如：青霉素过敏、装有心脏起搏器或肾透析的患者等，这些信息应在病案首页以特殊的标志显示出来。如果这些内容出现在病案资料的其他地方，应使用色标以表示这是使用者须注意的特殊和重要的资料。病案管理者在整理病案时，有提醒医师对重要问题或事件等信息的遗漏应及时补充的义务，并按有关规定做出明显的标志。

（二）出院病案的回收

出院病案能否及时回收，关系到医疗机构各类统计报表的生成、病案数字化储存、临床医师借阅、患者复印资料等工作的顺利进行。国家卫生行政部门要求医疗机构产生的某些信息、数据及时上报。因此，出院病案在规定时限内及时收回是非常重要的一项工作。

病案管理人员应在患者出院后的 24 小时之内将所有出院病案全部收回，因此这项工作每天都要做。收集出院病案可依据各病房出院患者日报表进行核收，但由于某种原因医师未能完成病案记录，导致个别病案不能按时收回。因此对未能按时收回的病案应有记录。在收取出院病案时应注意收取患者住院前送达病房的门（急）诊或住院病案，以及滞后的检验检查报告单（即患者已经出院这些检验检查报告单才送回到病房或出院处），这样才能保证病案信息资料的完整性。

有些地区和单位将出院病案回收的时间定为患者出院后 3 天或 7 天，有些单位每月月底回收一次，甚至未经病案科收回，病案即从病房被取走，这不是好的工作作风，也是长期困扰病案管理人员的难题。国家规定患者出院 24 小时完成出院记录，实际上决定患者出院时医师就应完成出院记录，形成"今日事，今日毕"的良好工作习惯。延迟 3 天或 7 天才去完成应于患者出院当日就完成的工作，延退数日追补记录，未能建立一个良好的工作秩序，难免出现误差。将患者出院数天的病案共同滞留于病房容易造成资料的混乱、丢失，不利于病案的安全管理，给病案统计工作带来的是多方面影响。有关国家统计报表的数据不能及时上报，患者复印病历、医保费用理赔、其他参考查询病案资料均不能及时提供；病案的整理、编码、质量监控、归档都不能按时完成。作为病案管理者要勇于坚持原则，督促医院领导和医务人员按规定于患者出院 24 小时内收回病案。

（三）出院病案的整理

1. 出院病案的整理

出院病案的整理工作是将各方面的资料收集起来，按照一定的组织系统及要求加以编排整理，在整理过程中进行病案资料质和量的分析，并检查病案内的各个组成部分，以确保资料的完整性、准确性，使病案的组织统一化、内容系统化，便于使用时能较快地找到所需要的资料。

出院病案的整理是一项极细致的工作，不只是单纯的排序、装订。病案管理人员要负责对病案的书写质量做出鉴别分析，促使医务人员提供完整的病案记录。每份住院病案的内容都比较复杂，包含有各种不同的记录，各种疾病的常规检查亦各不相同，患者签署的知情同意书则是授予医师行医的职权，这些记录都是医师对患者实施正确诊疗的依据。有些病案则是今后医疗、教学、科研及法律方面的重要资料，病案管理人员在每日整理分析病案时，必须认真检查各项记录是否完整。根据要求每册出院病案其所涉及的项目必须填写完整；每种疾病的常规检查和必要的特殊检查一定要齐全；所有手术操作中切除的组织必须有病理学检查报告；每项记录表单必须有患者的姓名、病案号、日期以及医师签字。这样才能保证病案信息的准确性、完整性。既为患者的继续医疗提供了有效的医疗资料，也能很好地保护患者、医护人员及医疗机构的法律权益。因此，对出院病案的整理在质和量上都有较高的要求，这就要求病案管理者具备一定的基础医学和临床医学知识，对正确的病案记录有详细的了解，能够根据病案记录分析病案内容的完整性，并按要求整理出合格的病案。

2. 任务

①每天上午到各病房收集前一日（24 小时内）出院患者的病案及住院前的老病案，同时送达患者在门诊时的检查检验回报单。

②按照整理要求及出院病案内容排列顺序的规定做好整理、编序、装订工作。

③负责有关病案的出院及分科登记工作。

④负责督促有关医师及时完成病案记录。

⑤负责对出院病案书写质量的检查，发现问题及时反馈有关科室医师或向领导反映，保证病案记录的完整性。

⑥负责住院病案完成后病历页码的标注。

3. 要求

①按时收回或签收出院病案，应注意收回老病案，个别未能按时收回的病案应有记录，并提示医师按规定的时限及时送交病案科，或在短时间内再次前往病房收取。

②整理出院病案必须逐页检查姓名、病案号；检查病案书写的字迹是否清晰、工整、易认；检查各种必要的检验检查报告是否齐全，并及时追索未回的报告，对已有报告的粘贴不合乎要求的应重新粘贴；每页记录的右上角应书写页码。

③检查各项记录是否完整，发现记录不全、有书写差错者，应及时通知有关医师补写或重写，保证病案资料准确与完整。

④及时准确地做好出院病案的各种登记，字迹应工整、易认，不准潦草，且必须用钢笔书写。登记出院日期必须将年、月、日注明，不准只写月、日不记年份。

⑤使用病案全程计算机网络化管理时，应及时录入患者出院的信息，保证各项登记完整，便于查阅和检索。

⑥病案装订时应以左边和底边为准，将所有记录页对齐，如用线绳装订应勒紧，使之平整。

4. 出院病案整理工作流程

①在患者出院前一天，病房经治医师将出院病案、门诊病案、出院证明、诊断证明和

出院后用药处方等填写并签字后，由总务护士或护士长将病案按规定顺序整理后，放入固定地点，病案应在患者出院后24小时内由病案管理人员回收至病案科。每月至少由主治医师主持召开一次出院病案讨论会，总结检查病案书写质量和各种记录是否齐全，补充完善后由主治医师签字、归档，出院病案讨论会是一次很好的临床带教活动，科主任应同时参加。

②一切诊治结果报告，如病理检查报告及病理图片、特种治疗的报告单各种检查检验单等，均应及时归入病案。

③病案科对出院病案必须按规定次序排列，对各项记录应再次检查、整理。

④将整理好的病案，加盖封面、封底或封袋，并在封面显著位置盖印或以墨水正楷书写病案号码、姓名、入院及出院日期，然后装订、标注页码。死亡患者的门诊病案应附于住院病案的后面。

⑤病案科于每月月底清点出院病案份数，如有缺少应及时查找归档。

⑥已装订的病案，在住院病案总目录（出入院患者总登记本）上将出院日期、转归情况等逐项进行登记，并进行疾病和手术操作分类编目，死亡患者应进行死亡登记或死亡患者编目。

⑦编目完毕的病案，应及时按病案号顺序排列归档。

⑧收到病区用毕退回的其他医院病案，应及时在病案收发本上登记，然后挂号寄还原医院。

（四）各种检查、检验报告的管理

1. 检查、检验报告管理的意义

医疗事业的不断发展，使现代医疗工作中各种检查、检验手段成为证实疾病诊断，肯定治疗方法不可缺少的辅助医疗工作，其对科研、教学尤有重要意义。现代临床实验室的检查方法日趋完善复杂，其中有许多检查对于寻找病因、病灶的定性、定位、确定诊断及治疗方法具有重大的意义。随着工业和科学的不断发展，医疗仪器设备日益精密复杂，临床医学、科学研究日益广泛地使用各种器械、特殊装置对人体某一系统或器官的机能状态进行检查测定，这对了解病变的部位、范围、性质和程度，疾病的诊断，特别是对一些疾病的早期诊断、预防与治疗都有极大的意义。目前，各种实验检查项目有数千种之多，各种医疗器械检查的功能测定的项目，据不完全统计也有上千项。而这些检查、检验设备并非临床医师一人所能操作，因此，每项检查、检验都必须由医师为患者开出申请单，经过实验室为患者检查、检验后，再将结果回报给医师，但大部分结果由于其滞后性而回到病案科后才被归入到病案内。各种检验回报和特殊检查记录都是病案资料的重要组成部分，也是病案管理中对病案内容质量检查的一项重点，做好了检查、检验回报的管理才能保证病案资料的完整性。如果病案管理人员未把检验检查结果正确地归入到病案内会使医师的诊断失去重要的科学依据，影响对患者疾病的处理，尤其是使病案资料的价值受到了很大的损失。因此，对这项工作应进行严密的科学管理。

2. 检查、检验报告管理的任务

①负责整理、查找、粘贴各种检查、检验回报单，并将粘贴好报告单的病案归档。

②负责错号报告单的查对工作。

③保存暂时无法归档的报告单。

3. 检查、检验报告管理的方法

（1）建立签收制度

对一些比较重要的报告单应建立签收制度，加强实验室人员和病案管理人员双方的责任感，减少或杜绝差错。

①指定专人负责签收各种检查、检验报告单。

②确定需要重点签收的检查、检验报告项目。如病理检验报告、核医学检查报告等一些特殊检查项目。

③做好签收登记。准确清楚地记录签收的检查、检验报告的项目、数量、科别、日期、签收者的姓名。

④若患者正在住院期间应及时将检查、检验报告单送至病房。

（2）进行系统的整理对各种检查、检验报告单的规格要求如下

①与病案记录页纸张大小相等，如心电图、脑电图、病理检查等报告单。

②为病案记录页的1/2，如X线透视、超声波检查、骨髓检查等报告单。

③为病案记录页的1/4，是使用最多的一种，如化验室的血、尿、便检查报告单。

④极少数报告单的纸张大小不一、不合规格，如一些医疗仪器自动打印的结果单，不是过小就是大于病案记录页。对大大小小的检查、检验报告单，每天必须加以整理，使之整齐地贴放在病案内。

（3）整理要求

①在查找病案及贴放装订报告单的过程中，必须逐一核对病案号、患者姓名，防止发生差错。

②住院患者的一切检查、检验报告单要按照住院病案整理顺序统一集中贴放、装订。

③所有小张化验单粘贴时要注意保持整齐，采用叠瓦式的粘贴，并使每张化验单的上边露出空白以供填写化验项目及结果、日期等，便于医师查找翻阅。

④对住院患者的化验单，要求主管医师将检查项目、结果、日期填写在报告单的上方空白处，且阴性结果用蓝色墨水填写，阳性结果用红色墨水注明。

⑤各类报告单一律沿表格用纸的左边粘贴，装订一律以病案的左边、底边为齐。若报告单的纸张过大，在不损伤记录的情况下予以剪贴，以便保持整齐。

4. 检查、检验报告管理的要求

①对于每日回收的患者的检查、检验报告单，应及时、全部放入病案内并整理粘贴。

②粘贴时应按检查日期及病案内容的排列顺序贴放。要求不错贴、不订错排列顺序。

③如果未查到病案的检查检验报告单，应在当日查对各登记簿及病案示踪记录，查明病案去向。

④在查对错号报告单时，要细致分析其错号的原因，可根据患者姓名索引查对并纠正报告单错误的病案号，核对病案记录中是否有此项检查，准确地将报告单归入病案内。

⑤对未能归档的报告单，必须保持按病案号码顺序排好，以备查找。

⑥对无法查对的差错报告单，应保存起来按时呈送医院领导，并按要求定期统计各种报告单因病案号码或姓名差错而无法归档的错误率，提供领导者参考，便于领导及时掌握情况，便于改进工作。切不可将无法归档的报告单弃置，否则当事人将要承担法律责任。

⑦对于患者的特殊检查、检验报告单要及时归档，防止丢失，稍有疏忽将造成医疗资料的损失，影响患者的继续医疗以及医保患者费用的理赔，甚至造成不必要的医疗纠纷，使患者、医院和医务人员的利益受到损害。

⑧病案管理人员应认识此项工作的重要性。要熟悉业务，具有高度的责任心，与各实验室相互配合，本着对患者及医疗信息负责的态度完成任务。

四、住院病案的编目与检索

病案具有广泛的知识内容，是一座蕴藏着丰富医学知识的宝藏，病案管理人员对其进行整理加工以及编制各种索引，是打开宝藏的钥匙，利用病案的人员可以根据不同的需要和使用目的，检索到需要的病案资料。病案管理人员对病案信息开发建立的索引有：患者姓名索引、疾病分类索引、手术操作分类索引、医师索引、随诊索引等。

(一) 疾病分类与手术操作分类索引

疾病分类和手术操作分类编目，是病案信息科学管理中的一项基本工作，是把病案首页上医师所填写的疾病诊断和手术操作或有关健康问题，用国际标准予以分类编码建成索引，以备日后科研、教学、查询、统计分析、检索之用。手术操作分类 ICD-9-CM-3 作为我国疾病分类和手术操作分类的标准。疾病分类涉及临床所有学科，需要掌握医学知识和相关知识，必须接受专业培训的才能胜任。特别是综合医院各专业学科齐全，接受诊治患者的病种广泛，更需要具备较强的知识。况且分类规则复杂、规定繁多，编码时必须查阅病案，非一般工作人员所能胜任。如果未经专业培训或单纯使用计算机程序编码，则必然产生分类编码的错误。国外从事疾病分类编码工作的人员必须经过专业培训，参加专业协会的考试持证上岗。

1. 编码和索引制作方法

①以国际疾病分类作为编目的指导书籍，按规则进行分类编码。

②索引以疾病分类各章节的编码顺序排列。

③审核每份病案诊断名称、手术操作名称书写是否完整、符合要求。

④主要诊断与主要手术操作选择是否正确。

⑤按编码查找要求准确确定分类编码。

⑥注意随时查阅病案。

⑦手工操作多采用卡片式编制索引，设备有卡片柜、导卡、索引卡。

当前信息技术的飞速发展，病案信息管理工作许多项目已被电子化所取代，更适用于疾病分类和手术操作索引，医院已普遍在 HIS 系统中用计算机操作编制疾病分类和手术操作索引。计算机操作给工作带来许多方便，提高了工作效率，然而在工作中切不可粗心大意、简单从事。编码人员一定要随时查阅、分析病案内容，做好分类编码工作。更不可在分类编码时只按医师书写的诊断，而不加审查，完全照搬；不使用 ICD 书籍查码、核对，完全按计算机字库编码，必然产生编码的错误，这已被各地多年实践所证实。

2. ICD 编码技能水平考试的必要性

国家为了有效控制过度医疗，节约医疗资源，减轻患者负担，各地卫生领导部门纷纷出台制定按病种管理付费的方法。为规范病种的管理，借鉴国际上相关诊断分组（DRGs）的管理方法，规范疾病病种管理的诊断治疗，给予准确的国际疾病分类编码，作为医疗保险单位对医疗费用理赔的依据。然而这一决定执行得并不理想，未能达到预期效果。究其原因是疾病编码的误差给医疗费用理赔核算造成困难。

经过专业培训在我国使用多年的 ICD，为什么编码错误率居高不下，通过参加编码技能水平考试人员的情况分析有以下方面。

（1）疾病和手术操作的发展

疾病分类和手术操作分类随着科学与时代的发展也在不断地发展，1993 年 ICD-9 向 ICD-10 的转换，2005 年根据医学发展 WHO 对 ICD-10 进行修订更换了第 2 版，手术操作近年来飞跃发展增加了许多新方法。随着分类规则的变更和新的疾病、手术不断出现及版本的更迭，人们必须随时学习新知识、掌握新规则，但基层单位很难及时派出人员参加学习更新知识。

（2）人员更换病案队伍不稳定

不少医院院长对于病案信息管理认识偏差，不认为病案信息管理是个专业，将1~2年内即将退休的医护人员未加培训安排做病案管理和疾病编码，人员更迭频繁，一些地区卫生局的同志反映有的单位五年内病案编码人员换了三名；有些单位医院院长认为有了计算机编码库，不批准学员购买必备的ICD-10工具书。

（3）认识错误不了解国际疾病分类

误认为计算机疾病编码库完全可以代替ICD编码，现有的1CD编码库多为计算机开发人员按照工具书编制，但ICD-10的应用规定有许多的编码规则，卫生部和世界卫生组织对于主要诊断的选择又有许多规定，计算机编码库不能体现替代规则的应用，一些同志将一些诊断挂靠在名称类似的项目下，加之疾病情况是千变万化的，最终还需要编码人员参阅病案进行分析取得正确的编码。一味地依赖计算机编码库，自以为编码正确，不理解、不掌握ICD-10的理论和原则，不加分析是编码错误的主要原因之一。一些未能通过考试的同志，踌躇满志满以为可以通过考试，拿到试卷大为诧异，不会编码，发现自己使用ICD-10原版书籍的编码技能接近于零。

（4）知识匮乏

ICD-10融入了很多知识，是一个知识性很强的专业，涉及医学知识、临床知识和编码规则理论。国际疾病分类与临床工作紧密结合，但是在医学教育中却没有这门课程，医师不了解ICD对于诊断书写的要求、主要诊断选择规则不清楚，而编码人员要面对所有临床科室的疾病诊断进行分类编码，知识匮乏常常造成分类编码的错误。

（二）医师索引

医师索引主要来源于病案，由病案科将每个医师医疗工作的情况进行分类登记、收集整理而成。这是考核全部医务人员医疗工作业绩、医疗质量、专业素质、进行梯队建设的重要信息资料，其他部门无可取代，也是病案管理部门具有行政管理职能的体现。

1. 内容

医师索引主要包括：医师姓名、工号或代码、职称、科别，日期、接诊患者的病案号、手术患者的病案号、备注等。

2. 作用

医师索引主要用于医师的工作量统计，包括接诊门诊患者数、治疗住院患者数、参与手术数等，可为考评医师业绩、医疗质量、业务水平、职称晋升提供依据。

（三）患者职业索引

患者职业索引的目的在于研究疾病防治与患者所从事工作的关系。许多疾病与大自然、工作环境、有害物质接触、空气污染等关系密切；人们从事的工作、工种与接触的环境有害物质直接影响人们的健康，如接触粉尘作业、化工作业、射线接触的工作人员皆为易感人群。职业索引可为职业病的防治、流行病学研究及其他科学研究提供信息。

患者职业索引信息主要来源于病案首页内容，因此要保证索引数据准确，病案首页患者职业的采集必须详细、准确，不能只是简单填写干部、工人等，应该填写具体职业，如清洁工、电工、化工厂工人、教师、会计、护士等，通过职业了解其与疾病的关系。

患者职业索引以各种职业建卡，登记罹患的疾病及该患者的病案号。

（四）患者来源索引

通过患者来源了解医院的工作及服务范围，主要是外地与本地患者来源情况，外地患者越多，说明医院医疗质量越高，声誉越好。结合患者的疾病谱可了解地区的疾病发生情况，对多发病、流行病进行重点的调查防治，防止疫情蔓延。对此，卫生行政部门对医院患者的来源情况非常关注。

患者来源信息也是通过病案首页信息获得，因此病案首页中患者户口所在地信息需要填写详细、准确。以地区名称建卡，登记该地区就诊患者的病案号。

病案资料各种索引的编制，通过完善的医院计算机病案首页信息系统进行信息组合均可完成，替代了原有大量的手工操作，病案信息的电子化是病案管理发展的必由之路。

第二节　病案信息管理

一、病案信息管理工作的基本范畴

（一）收集

病案资料的收集是病案信息管理工作的第一步，也是基础工作。在这一过程中一定要掌握收集资料的源头。对于门诊病案，资料源头通常始于建卡中心或挂号室。因此，建卡中心和挂号室应当作为病案科的一部分，这有利于工作流程的顺畅。

建卡中心是近年来出现的部门，它的职责是为每一位就诊患者建立一张就诊卡。就诊

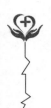

卡可分为一般磁卡和 IC 卡。IC 卡又可分为接触式和非接触式。就诊卡一般含有患者的 ID 信息，可以唯一标识患者。就诊卡号一般不是病案号，但应当与病案号建立关联。就诊卡可存放钱，也可不存放钱，医院各科室之间的业务可以通过就诊卡建立联系，也就是所谓的一卡通。

挂号室与病案工作有密切关系。患者挂号后，患者挂号的科别、病案号应立即送到病案科，以便迅速将病案送到相应的临床科室。预约挂号的信息要准确地提交给病案科，不应让患者自己去病案科取病案。

门诊病案的第二个收集信息处是新建病案处。对于每一个需要建立医院病案的患者，这是患者基础个人资料的最佳收集处所，基础个人资料包括：姓名、性别、年龄、身份证号、地址、工作单位和电话等等，这些信息是建立患者姓名索引和病案首页的原始资料。门诊病案的其他资料是医师记录及各种检验报告。由于检验报告一般都是后送到病案科室，因此及时、准确地将这些资料归入相应患者的病案中极为关键，他们是医师对患者执行医疗计划的依据。

对于住院病案，工作流程应始于住院登记。住院登记工作在住院登记处，由于住院登记处涉及财务收费，所以一般归属财务处领导。住院登记处是收集患者身份证明等基本信息的最佳处所之一。这些信息将用于建立患者姓名索引，作为病案首页的原始资料，而且其入院诊断等信息也是今后统计比较的资料。住院病案信息的收集要注意资料的完整性，医师一般比较注重医疗过程及医疗结果，而常常会忽略粘贴甚至丢失记录、化验报告等内容。

无论是门诊还是住院资料的收集，都将涉及病案表格。进入病案的所有医疗表格，都应经过病案表格委员会审核，其最重要的常务工作人员就是病案人员。或者说，所有医疗表格的设计、制定，应通过表格委员会的认可，在印刷之前还必须由病案科审核。表格设计和审核是病案科工作内容之一。

病案资料的收集包括一切与患者个人有关的主诉、病程记录、医疗操作记录、护理记录、检查化验报告、签字文件和随诊信件等等。

（二）病理

病案整理是指病案管理人员将收回的纷乱的病案资料进行审核、整理，检查病案资料的完整性，按一定的顺序排列，将小纸张的记录粘贴，形成卷宗。门诊病案的整理主要将记录按日期的先后顺序排放、粘贴。住院病案的整理则分为三种排列方式：第一种是一体化病案，即将病案记录完全按日期先后顺序排放；第二种是按资料来源排列的病案；第三种为按问题排列的病案。第一种方法不利于资料的比较，因而现在不再使用；第二种是目前普遍使用的方法；第三种则是应提倡的方法。在发达国家，按问题排列的病案主要用于教学医院中。在我国的社区医疗记录中可见这种管理模式。按问题排列的病案有结构化的特征，适用于教学医院，有利于电子病案的记录。

病案整理过程包括资料的装订，一般是书本式装订（左装订），应避免上装订方式。

（三）加工

加工是将资料中的重要内容转换为信息，一般是围绕着目标而设计需要收集的信息内容，手工加工的手段一般是采用索引形式，这种方式的信息深度提炼有一定困难。电子加工手段通常是采用数据库形式。对于数据可以进行统计、分析和比较，还可以提示监测信息。如需要对随访病案的信息进行加工，凡是符合条件的疾病就可以通过计算机的提示进行所需信息的摘录。同样，对于向患者、医师反馈的信息，可以提示信息反馈时间等。

我国病案信息管理的加工主要是对病案首页内容的加工，几乎所有的医院都将病案首页信息全部录入计算机，其中的疾病诊断采用 ICD-10 编码，手术操作采用 ICD-9-CM-3 编码。病案首页内容的加工只是对病案基本信息的提炼，对于随访信息、某些专题研究信息的加工只有个别医疗机构在做，而且加工方法还处于初级阶段。

加工还应包括将病案资料的载体由纸张转化为缩影胶片、光盘甚至录入到计算机硬盘。由于计算机的广泛普及，医院越来越多的设备是数码设备，使病案电子化的运行提到了议事日程。而历史病案的电子化则主要采用影像扫描方案。由于单纯缩微方法不利于计算机的检索，以及设备的专用性过强，一般医院都不采用，一些已采用缩微保存病案的医院为了使其在网络上运行，则将其转为电子方式。缩微数码方式因其需要双重维护，一般医院也不采用。

（四）保管

保管是指病案入库的管理。对病案库的环境有一定的要求，如病案库的温度、湿度、防尘、防火、防虫害、防鼠和防光等。

病案保管一定要采用科学的管理方法，如科学的病案排列系统、病案编号系统、病案示踪系统。而且还应当有好的管理制度，如病案借阅规定、防火和防盗措施等。

在病案管理方法中，没有最好的病案管理体系，系统、流程的合理及适用就是最好的。要保障病案及时回收入库，要能说清病案的去向，要随时保证病案处于可用、可及的状态。病案的保管应视各医院的条件、环境、病案流通量诸因素，决定管理体系的采用。较为理想的病案保管体系是：单一编号+尾号排列+颜色编码+条形码。

单一编码可以保证病案的唯一性，可以使医师一次性、不会遗漏地获得患者全部资料。尾号排列可以加快纸质病案的检索、归档速度，最大限度地减少病案移架情况，而且可以避免工作区域发生人员拥挤。颜色编码可以减少病案归档的错误率，即使发生错误也可在最短的时间内给予纠正。条形码则可以有效地控制病案去向。

（五）质量控制

质量控制是病案科的一项重要工作，它通过查找质量缺陷，分析造成缺陷的原因，最终达到弥补缺陷的目的（提高服务效果、降低成本、增加效益等等）。

病案质量控制包括病案管理质量与病案内容质量管理两部分。病案管理质量控制是指对病案信息管理工作的各个流程进行质量检查、评估，例如出院病案的回收率、门诊病案的当日回库率、疾病分类编码的准确率等。通常，对病案记录的缺项检查也包括在管理质量控制的范畴；病案内容质量控制主要是通过病案书写质量检查，从格式和医疗合理性等各方面进行监控。监控包括环节质量监控和终末质量监控，它是医疗质量监控的重要手段之一。病案管理质量监控一般由受过病案信息管理专业培训的人员来完成，病案内容质量监控需要有良好医学背景的人员来完成。

在发达国家，早期的医疗质量监控是通过对医师的资格认证、对医师某项医疗准入的授权以及通过同行检查方式来实施质量控制。而如今的医疗质量监控是通过对设备及工作方法的标准化来获得保障。因此，现在的医疗质量监控必须采用传统与现代相结合的方法。由于病案在一定程度上反映医疗效果及工作流程、工作效率的情况，因此病案已成为医疗质量监控的资料来源之一。病案质量控制通常采用如下步骤：制定标准、执行标准、检查执行情况和反馈。目前病案的质量控制主要还是终末质量控制，而目标管理、科学的质量控制体系尚未建立，质量控制方法也亟待提高。

（六）服务

病案只有使用，才能体现其价值。使用病案的人员除医师外，其他医务人员、医院管理人员、律师、患者及家属、医疗保险部门等都需要使用。越是近期建立的病案，使用频率越高。越是有价值的病案（特殊疾病、特殊人员），使用频率越高。保管好病案的目的是为了更好地利用，因此，病案信息管理人员不得以任何理由来限制病案的合理、合法利用。医疗机构也应当为病案的利用提供人力、物力保障，包括适当的空间和设备。

病案信息作用的具体体现是利用而不是看管。因此，服务是病案信息管理的一个重要环节。服务分为两类：一类是被动性服务，是根据用户需求提供信息或病案，如提供门诊、急诊或住院医疗所需要的病案；另一类是主动性服务，如主动向医务人员通报所存储的病种信息、管理信息，协助医务人员及医院管理人员设计研究方案，利用专业数据库查询研究数据，以及摘录数据，随诊患者和处理数据等。

在病案资料的社会性利用方面有了较大的发展，首先，是患者流动性大，需要持医疗文件转诊；其次，是医保部门审核时，需要患者提供病案复印件。这些使用都获得法律法规允许，病案科应提供服务。

第三节　病案质量管理

一、病案质量管理概述

病案质量管理是指导和控制与病案质量有关的活动。根据质量管理理论，病案质量管理也存在确定病案质量方针与质量目标，提出各类相关人员对病案质量的职责，开展病案质量策划与质量控制，制订质量保证和持续病案质量改进方案等环节。

病案质量方针应当根据不同的医院实际情况，由病案委员会提出，经医院领导认可。病案的质量方针可以是长期的，也可以是阶段性的。当医院认为自身存在病案书写格式问题时，可能会提出"消灭丙级病案"的质量方针。当病案在医疗、科研、教学的支持方面出问题时，可能会强调"注重病案内涵"的质量方针，而当各方面都达到一定水平时，可能会提出"争取国内一流病案质量"的质量方针。不同的质量方针将是病案质量方向或定位，也为医院病案质量目标提供框架，即病案质量目标可以根据这个框架来设立。病案质量方针也将作为病历书写者的行为准则。

病案质量方针和质量目标不仅应与医院对病案质量发展方向相一致，而且应能体现患者及其他病案用户的需求和期望。质量方针的制定可以更有原则一些，但目标必须具体，可测量的、可分层的、可实现的。假设某医院提出病案合格率、良好率和优秀率的质量目标时，应根据医院的实际情况，分析存在不合格病案的发生率、发生科室、发生原因，继而引导出质量目标。如手术科室由于工作压力大、医疗风险大、医疗纠纷多，因此质量目标定位上，在某一个阶段中可能会低于其他非手术科室。质量目标的制定通常要高于我们日常的水准，这样才会有努力的方向。在制定质量目标时，一定要注意一些不切合实际的情况。例如，不能将病案定位于"法律文书"。如果是法律文书，就需要极为严谨的逻辑描述，滴水不漏。而实际上，病历记录最好是医师思维过程的提炼、简化、真实的反映。不同的医师对疾病的认识不同，因此也可以有不同的诊疗意见。这也是医疗行业高风险所在，是客观的。

医疗是群体性参与，病案质量也是群体的综合质量反映。对于不同人员应有不同的职责。医院领导、医院病案委员负有制定方针、目标的责任，医师、护士、医技人员负有写好病历的责任。凡参与病历书写的人员都应当遵循要求，注意完成记录的时限要求，保证书写的整洁性、可辨识性、真实性及合法性。所谓合法性是指记录人的合法性及记录内容修改要按要求操作。

涉及住院病历书写质量的主要人员职责有以下方面。

（一） 正（副） 主任医师

关注住院医师、实习医师的培养，参加查房，同时也对病案书写质量进行评估、监控。

（二） 主治医师

主治医师负责病房的日常管理工作，组织会诊、查房及住院病历的质量，重点有以下四个。

①病案的完全性检查：保证每一项记录内容都收集到，包括病案首页、入院记录、病程记录、手术记录、出院记录、各类检查化验报告等。

②合法性检查：确保各项记录的医师签字，特别是知情同意书的签字。

③内涵性检查：保证病案记录不是流水账，能够反映医师对疾病的观察与诊疗过程，反映临床思维过程，反映各级医师查房的意见。

④完成出院病案最后的审查及签名。

（三） 住院医师

负责病历的日常记录，包括上级医师的查房记录、会诊申请及各项医嘱记录等。同时负责各种化验、检查报告的回收与粘贴。

（四） 护士

负责危重患者的护理病历记录、日常医嘱执行记录、体温（血压、脉搏、呼吸）记录等。当医师完成所有记录之后，应交由护士管理，最终转交病案人员。

病案质量控制的目标就是确保病案的书写内容质量及格式能够满足医疗、科研、教学、医疗付费、医院管理及法律法规等各方面所提出的质量要求，符合病历书写基本规范，是对其适用性、可靠性、安全性、逻辑性、合法性等内容的监控。质量控制的范围涉及病案形成全过程的各个环节，如医疗表格设计过程、病案内容采集过程、病案书写过程等。

二、病案质量管理的任务

病案质量管理是医院质量管理的重要内容，其主要任务是制定管理目标、建立质量标准、完善各项规章制度、进行全员病案质量教育、建立指标体系和评估系统，并且定期评价工作结果，总结、反馈。病案质量管理任务的实施对于促进医院的医疗水平和服务水平有着重要的意义。

（一）制定病案质量目标和质量标准

根据病案工作的性质和规律，制定病案质量管理总体目标，结合每个岗位和每个工作环节制定岗位目标。加强质量意识，充分调动各级医务人员的积极性，有的放矢地为预期达到的理想和方向努力。在此基础上，建立健全病案质量管理体系和安全有效的医疗管理机制，以保障质量目标的实现。推进病案工作向规范化、制度化发展，以保证和巩固基础医疗和护理质量，保证医疗服务的安全性和有效性。

（二）进行全员病案质量教育

为了提高医务人员的质量意识，有组织、有计划、有系统地对参与病案质量的医疗、护理、技术人员进行质量管理相关理论和专业知识的教育和培训。加强医务人员参与质量管理的积极性、主动性和创造性，明确每个工作人员对病案质量所负的责任和义务。注重病案形成全过程的环节质量，自觉地遵守职业道德，各尽其责，使病案整体质量不断提高。

（三）完善各项规章制度

完善的管理制度，是确保病案质量控制工作持续、规律开展的根本。因此，要根据医疗、科研、教学需要，要以国家卫生法律法规为依据，结合病案工作的实际，制定和完善一系列病案管理制度和各级人员岗位责任制。按病案的流程，把各项工作规范到位；按规章制度，把质量管理落实到位。使各级医务人员责、权、利明确，各项工作更加科学、规范。

（四）建立指标体系和评估系统

病案质量监控主要是建立指标体系和评估系统，通过评估，检查是否达到设定的标准。可以促进病案质量控制更加科学、不断完善。不仅能够了解各级医务人员履行各自的职责情况，还需要对质量目标、各项标准和制度进行监测和评价，不断发现问题，随时对质量目标、标准和制度进行修改，使质量体系更加完善。

（五）定期总结、反馈

根据不同时期，对质量实施过程中的成绩和问题进行总结、反馈，定期评价工作结果。通过对比分析，找出差距，嘉奖鼓励先进，对存在的问题进行客观分析，总结提高。有利于不断确立新的目标，促进病案质量管理良性循环，保证病案质量控制的效果。

三、病案质量管理的内容

病历书写质量反映着医院的医疗质量与管理质量，是医院重点管理工作。病历书写质量监控是全过程的即时监控与管理，以便及时纠正在诊疗过程中影响患者安全和医疗质量的因素，促进医疗持续改进，为公众提供安全可靠的医疗服务。

（一）病案书写质量管理的目的

1. 医疗安全目的

以患者安全为出发点，对诊疗过程中涉及落实医疗安全核心制度的内容进行重点监控，包括首诊负责制度、三级医师查房制度、分级护理制度、疑难病例讨论制度、会诊制度、危重患者抢救制度、术前讨论制度、死亡病例讨论制度、查对制度、病案书写基本规范与管理制度、交接班制度、技术准入制度等，是医疗质量管理的关键环节，在病历中能够真实体现实施过程。

2. 法律证据目的

以法律法规为原则，依法规范医务人员的诊疗行为。如医师行医资质；新技术准入制度；各种特殊检查、治疗、手术知情同意书签署情况及其他须与患者或家属沟通履行告知义务的文件；输血及血制品使用的指征；植入人工器官的管理；毒、麻、精神等药品使用及管理制度等。可以通过病历记录，对以上法规的执行情况进行监控和管理。

3. 医学伦理学目的

重视在病历书写中贯穿的医学伦理特点，科学、严谨、规范地书写各项记录有利于规范医疗行为，保护患者安全。医疗中的许多判定往往是医疗技术判断和伦理判断的结合。从具体的病历书写中可以体现医师伦理道德。如在病史采集过程中，临床医师全面和真实地收集与疾病相关的资料，了解病史及疾病演变过程并详细记载；从病情分析记录中反映了医师周密的逻辑思维，体现医疗过程的严谨和规范；治疗中坚持整体优化的原则，选择疗效最优、康复最快、痛苦最小、风险最小、副损伤最小、最经济方便的医疗方案；以及知情同意书中对患者的权利尊重等都是医学伦理的具体实践，也是医学伦理对临床医师的基本要求，是病历质量监控不可忽视的内容。

4. 医师培养目的

培养医师临床思维方法。病历真实地记录了医师的临床思维过程。通过病历书写对疾病现象进行综合分析、判断推理，由此认识疾病，判断鉴别，做出决策。如在书写现病史的过程中培养了整理归纳能力和综合分析能力；诊断和鉴别诊断的书写过程，能够培养医师逻辑思维方法，以及对疾病规律的认识，将有助于更客观、更科学的临床决策，提高医疗水平。

（二）病历书写质量管理的内容

病历书写质量管理的范围包括：急诊留观病历、门诊病历和住院病历的书写质量。应按照卫生部对病历书写的客观、真实、准确、及时、完整、规范等方面进行监控。

1. 病历组成

住院病历的重点监控内容包括病案首页、入院记录、病程记录、各项特殊检查及特殊治疗的知情同意书、医嘱单、各种检查报告单和出院（死亡）记录等。

（1）住院病案首页

住院病案首页在患者出院前完成，书写质量要求各项内容填写准确、完整、规范，不得有空项或填写不全。病案首页填写各项与病历内容相符合。重点是出院诊断中主要诊断选择的正确性和其他诊断的完整性。

（2）入院记录

入院记录应当于患者入院后 24 小时内完成，质量监控内容包括四点。

①主诉：主诉所述症状（或体征）重点突出、简明扼要。具体部位及时间要准确，能反映出疾病的本质。当有多个症状时，要选择与本次疾病联系最密切的主要症状。

②现病史：现病史内容要求全面、完整、系统。要科学、客观、准确地采集病史；能够反映本次疾病发生、演变、诊疗过程；重点突出，思路清晰。考察书写病历的医师对病史的了解程度和对该疾病的诊断、鉴别诊断的临床思路。

③既往史、个人史、月经史、生育史、家族史：既往史、个人史、月经史、生育史、家族史简明记录，不要遗漏与患者发病有关联的重要病史及家族史。

④体格检查：体格检查的准确性，阳性体征及有鉴别意义的阴性体征是否遗漏。

（3）病程记录

首次病程记录：首次病程记录即患者入院后的第一次病程记录，病例特点应对主诉及主要的症状、体征及辅助检查结果高度概括，突出特点。提出最可能的诊断、鉴别诊断及根据，要写出疾病的具体特点及鉴别要点，为证实诊断和鉴别诊断还应进行哪些检查及理由。诊疗计划要具体，并体现最优化和个体化治疗方案，各项检查、治疗有针对性。

日常的病程记录：日常的病程记录应简要记录患者病情及诊疗过程，病情变化时应及时记录病情演变的过程，并有分析、判断、处理及结果；重要的治疗应做详细记录，对治疗中改变的药物、治疗方式进行说明。及时记录辅助检查异常（或正常）结果、分析及处理措施。抢救记录应及时记录患者的病情变化情况，抢救时间及措施，参加抢救的医师姓名、上级医师指导意见及患者家属对抢救、治疗的态度及意愿。出院前一天的病程记录，内容包括患者病情变化及上级医师是否同意出院的意见。

上级医师查房记录：上级医师查房记录中的首次查房记录要求上级医师核实下级医师书写的病史有无补充，体征有无新发现；陈述诊断依据和鉴别诊断，提出下一步诊疗计划和具体医嘱；三级医院的查房内容除要求解决疑难问题外，应有教学意识并体现出当前国内外医学发展的新水平。疑难或危重病例应有科主任或主（副主）任医师的查房记录，要记录具体发表意见医师的姓名、专业技术职称及意见，不能笼统地记录全体意见。

会诊记录：会诊记录中申请会诊记录应包括患者病情及诊疗经过，申请会诊理由和目的；会诊记录的意见应具体，针对申请会诊科室要求解决的问题提出诊疗建议，达到会诊目的。

围手术期相关记录：术前小结，重点是术前病情，手术治疗的理由，具体手术指征，拟实施手术名称和方式，拟实施麻醉方式，术中术后可能出现的情况及对策。术前讨论记录，对术前准备情况、手术指征应具体、有针对性，能够体现最佳治疗方案；在场的各级医师充分发表的意见；对术中可能出现的意外有防范措施。新开展的手术及大型手术须与科主任或授权的上级医师签名确认。麻醉记录及麻醉访视记录，麻醉记录重点监控患者生命体征、麻醉前用药、术前诊断、术中诊断、麻醉方式、麻醉期间用药及处理、手术起止时间、麻醉医师签名等记录准确，与手术记录相符合。术前麻醉访视记录重点是麻醉前风险评估、拟实施的麻醉方式、麻醉适应证及麻醉前需要注意的问题、术前麻醉医嘱等。术后麻醉访视记录重点是术后麻醉恢复情况、生命体征及特殊情况如气管插管等记录。手术记录，应在术后 24 小时内完成，除一般项目外，术前诊断、术中诊断、术中发现、手术名称、术者及助手姓名应逐一填写。详细记录手术时体位、皮肤消毒、铺无菌巾的方法、切口部位、名称及长度、手术步骤；重点记录病变部位及大小、术中病情变化和处理、麻醉种类和反应、术后给予的治疗措施及切除标本送检情况等。手术安全检查记录，对重点核查项目监控，有患者身份、手术部位、手术方式、麻醉和手术风险、手术物品的清点、输血品种和输血量的核对记录。手术医师、麻醉医师和巡回护士的核对、确认和签名。

（4）知情同意书

知情同意书在进行特殊检查、治疗、各类手术（操作）前，应向患者或家属告知该项手术或检查、治疗的风险、替代医疗方案，须签署知情同意书；在患者诊治过程中医师须向患者或家属具体明确地交代病情、诊治情况、使用自费药物等事项，并详细记录，同时记录他们对治疗的意愿。如自动出院、放弃治疗者须有患者或家属签字。各项知情同意书必须有患者或家属及有关医生的签名。

（5）检查报告单

检查报告单应与医嘱、病程相符合。输血前应有乙肝五项、转氨酶、丙肝抗体、梅毒抗体、HIV 各项检查报告单，内容齐全，粘贴整齐、排列规范、标记清楚。

（6）医嘱

医嘱内容应当准确、清楚，每项医嘱应当只包含一个内容，并注明下达时间，应当具体到分钟。打印的医嘱单须有医师签名。

（7）出院记录

出院记录应当在患者出院前完成。对患者住院期间的症状、体征及治疗效果等，对遗有伤口、引流或固定的石骨等详细记录。出院医嘱中，继续服用的药物要写清楚药名、剂量、用法等。出院后复查时间及注意事项要有明确记录。

（8）死亡记录

住院患者抢救无效而死亡者，应当在患者死亡后 24 小时内完成死亡记录。重点监控内容是住院时情况、诊疗经过、病情转危原因及过程，抢救经过、死亡时间、死亡原因及最后诊断。

（9）死亡讨论记录

于患者死亡后一周内完成，由科主任或副主任医师以上职称的医师主持，对死亡原因进行分析和讨论。

2. 门诊病历质量内容

一般项目填写完整，每页门诊病案记录纸必须有就诊日期、患者姓名、科别和病案号。主诉要求准确、重点突出、简明扼要。初诊病史采集准确、完整，与主诉相符，并有鉴别诊断的内容。复诊病史描述治疗后自觉症状的变化，治疗效果。对于不能确诊的病例，应有鉴别诊断的内容。既往史重点记录与本病诊断相关的既往史及药物过敏史。查体记录具体、确切。确诊及时、正确；处理措施及时、得当。检查、治疗有针对性。注意维护患者的权利（知情权、隐私权）。

3. 急诊留观病历质量管理内容

急诊留诊观察病历包括初诊病历记录（门急诊就诊记录）、留诊观察首次病程记录、病程记录、化验结果评估和出科记录等内容。留诊观察首次病程记录内容包括病例特点，诊断和鉴别诊断，一般处理和病情交代。病程记录每 24 小时不得少于两次，急、危、重症随时记录；交接班、转科、转院均应有病程记录。须有患者就诊时间和离开观察室时间，并记录去向。化验结果评估须对检查结果进行分析。出科记录简明记录患者来院时情况、诊疗过程及离开时病情。

（三）临床路径实施中的病案质量管理

临床路径是由医生、护士及相关人员组成一组成员，共同对某一特定的诊断或手术做出最适当的有顺序性和时间性的照顾计划，使患者从入院到出院的诊疗按计划进行，从而避免康复的延迟和减少资源的浪费，是一种以循证医学证据和指南为指导来促进治疗组织和疾病管理的方法。临床路径的实施，可以有效地规范医疗行为，保证医疗资源合理及有效使用。在临床路径具体执行中，病历质量监控是不可忽视的，通过病历记录可以监控临床路径的执行内容和流程，分析变异因素，有效论证临床路径实施方案的科学性、规范性和可操作性，使临床路径的方案不断完善。根据临床路径制订方案所设立的内容，遵循疾病诊疗指南对住院病历质量进行重点监控。

1. 进入路径标准

病种的选择是以疾病的诊断、分型和治疗方案为依据进入相应的路径。是否符合入径标准，可以通过入院记录中现病史对主要症状体征的描述，体格检查中所记录的体征、辅助检查的结果是否支持该病种的诊断，上级医师查房对病情的评估等几个方面进行评价。

2. 治疗方案及治疗时间

根据病程记录，以日为单位的各种医疗活动多学科记录，观察治疗方法、手术术式、疾病的治疗进度、完成各项检查及治疗项目的时间、流程。治疗措施的及时性、抗生素的使用是否规范。

3. 出院标准及治疗效果

检查患者出院前的病程记录和出院记录，根据患者出院前症状、体征及各项检查、化验结果对照诊疗指南制定的评价指标和疗效及临床路径表单（医师版）制定的出院标准。

4. 变异因素

对于出现变异而退出路径的病历，应进行重点分析。确定是不是变异，引起变异的原因，同一变异的发生率是多少，等等。

5. 患者安全

在执行临床路径中，患者安全也是病历质量监控的主要目的。治疗过程中其治疗方式对患者的安全是否受到危害，路径的选择对患者是不是最优的，避免盲目追求入径指标而侵害了患者的利益。

（四）病历质量四级管理

1. 一级管理

由科主任、病案委员、主治医师组成一级病案质量监控小组。对住院医师的病案质量实行监控，指导、督促住院医师按标准完成每一份住院病案，是病区主治医师重要的、必须履行的日常工作之一。要做到经常性的自查、自控本科或本病房的病案质量，不断提高各级医师病案质量意识和责任心。科主任或病区主任医师（副主任医师）应检查、审核主治医师对住院医师病案质量控制的结果。"一级质量监控小组"是源头和环节管理最根本、最重要的组织。如果工作人员素质不高、质量意识差，是造不出合格的或优质产品的。所以，最根本的是科室一级病案质量监控。

2. 二级管理

医务部是医疗行政管理主要部门，由他们组成一级病案质量监控小组，每月应定期或不定期、定量或不定量地抽检各病区和门诊各科病案。还应参加各病房教学查房，观察主任查房，参加病房重大抢救，疑难病例讨论，新开展的风险手术术前讨论，特殊的检查操作，有医疗缺陷、纠纷、事故及死亡的病案讨论。结合病历书写，严格要求和督促各级医师重视医疗质量，认真写好病案，管理好病案，真正发挥医务部门二级病案质量的监控作用。

3. 三级管理

医院病案终末质量监控小组每天检查已出院病历。病案质量监控医师应对每份出院病案进行认真严格的质量检查，定期将检查结果向有关领导及医疗行政管理部门汇报，并向相关科室和个人反馈检查结果。病案科质量监控医师所承担的是日常质量监控工作，是全面的病案质量监控工作。由于每个人都有自己的专业限定，因此在质量监控工作中要经常与临床医师沟通，并经常参加业务学习和培训，坚持临床工作，提高业务水平和知识更新。

4. 四级管理

病案质量管理委员会是病案质量管理的最高权威组织，主任委员和副主任委员应定期或不定期，普查与抽查全院各科病案，审查和评估各科的病案质量，特别是内涵质量。检查可以侧重重大抢救、疑难病案，死亡病案，手术后 10 天之内死亡病案或有缺陷、纠纷、差错、事故的病案。从中吸取教训，总结经验，提高内涵质量。可采取各种方法，最少每个季度应活动一次，每年举办一次病案展览。如有不合格病案或反复书写病案不合格医师，应采取措施，进行病案书写的基本功训练。发挥病案质量管理委员会指导作用，不断提高病案的内涵质量和管理质量。

四、病案质量管理方法

（一）全面质量管理方法

全面质量管理是把组织管理、数理统计、全程追踪和运用现代科学技术方法有机结合起来的一种系统管理。全面质量管理就是对质量形成的全部门、全员和全过程进行有效的系统管理。

1. 全面质量管理的指导思想

全面质量管理有一系列科学观点指导质量管理活动，其指导思想是"质量第一，用户至上""一切以预防为主""用数据说话""按 PDCA 循环办事"。

（1）用户至上

也就是强调以用户为中心，为用户服务的思想。其所指的用户是广义的，凡产品、服务的直接受用者或企业内部，下一工序是上一工序的用户。全面质量管理的指导思想也体现在对质量的追求上，要求全体员工，尤其是领导层要有强烈的质量意识，并付之于质量形成的全过程。其产品质量与服务质量必须满足用户的要求，质量的评价则以用户的满意程度为标准。它既体现质量管理的全面性、科学性，也体现质量管理的预防性和服务性。

（2）预防为主

强调事先控制，是在质量管理中，重视产品设计，在设计上加以改进，将质量隐患消除在产品形成过程的早期阶段，同时对产品质量信息及时反馈并认真处理。

（3）用数据说话

所体现的是在全面质量管理过程中需要科学的工作作风。对于质量的评价要运用科学的统计方法进行分析，对于影响产品质量的各种因素，系统地收集有关资料，经过分析处理后，得出正确的定性结论，并准确地找出影响产品质量的主要因素。最终，实现对产品质量的控制。

（4）按 PDCA 循环办事

全面质量管理的工作程序，遵循计划阶段（Plan）、执行阶段（Do）、检查阶段（Check）和处理阶段（Action），顺序展开，简称为 PDCA 循环。在保证质量的基础上，按 PDCA 循环模式进行持续改进，是全面质量管理的精髓。通过不断循环上升，使整体质量管理水平不断提高。

2. 全面质量管理的基本方法——PDCA 循环法

PDCA 循环最早由美国戴明博士所倡导，故又称"戴明环"，是全面质量工作的基本程序。共分为四个阶段，八个步骤。

（1）第一阶段为计划阶段（Plan）

在制订计划前应认真分析现状，找出存在的质量问题并分析产生质量问题的各种原因或影响因素，从中找出影响质量的主要因素，制订有针对性的计划。此阶段为四个步骤。

①第一步骤：分析现状找出问题。

②第二步骤：找出造成问题的原因。

③第三步骤：找出其中的主要原因。

④第四步骤：针对主要原因，制订措施计划。

（2）第二阶段为执行阶段（Do）

按预定计划和措施具体实施。此阶段为第五步骤，即按措施计划执行。

（3）第三阶段为检查阶段（Check）

把实际工作结果与预期目标对比，检查在执行过程中的落实情况。此阶段为第六步骤，检查计划执行情况。

（4）第四阶段为总结处理阶段（Action）

在此阶段，将执行检查的效果进行标准化处理，完善制度条例，以便巩固。在此循环中出现的特殊情况或问题，将在下一个管理计划中完善。此阶段分为两个步骤。

①第七步骤：是巩固措施，对检查结果按标准处理，制定制度条例，以便巩固。

②第八步骤：是对不能做标准化处理的遗留问题，转入下一轮循环，或做标准化动态更新处理。

这四个阶段循环不停地进行下去，称为 PDCA 循环。质量计划工作运用 PDCA 循环法（计划——执行——检查——总结），即计划工作要经过四个阶段为一次循环，然后再向高一步循环，使质量步步提高。

3. 全面质量管理在病案质量管理中的应用

在病案质量管理中，PDCA 循环方法已经得到广泛应用，取得了良好的效果。

（1）第一计划阶段（Plan）

实施病案质量管理首先要制订病案质量管理计划。第一步要进行普遍的调查，认真分析现状，找出当前病案质量管理中存在的问题，包括共性问题和个性问题。第二步分析产生这些质量问题的各种原因或影响因素。第三步从中找出影响病案质量的主要因素。第四步针对主要原因，制订有针对性的计划和措施。计划是一种目标和策略，计划包括长期计划，可以是三年、五年；短期计划为月、季度或年计划。病案质量管理计划包括病案质量管理制度、质量管理流程、质量管理标准、质量管理岗位职责等等。

（2）第二阶段为执行阶段（Do）

按预定的病案质量管理计划和措施具体实施。此阶段分为两个步骤。第一，要建立病案质量控制组织，健全四级质量控制组织，明确各级质量控制组织的分工和职责。第二，要进行教育和培训。对全体医务人员进行质量意识的培训，强化医务人员执行计划的自觉性，是提高病案质量保证患者安全的有效措施。

（3）第三阶段为检查阶段（Check）

把实际工作结果与预期目标对比，检查在执行过程中的落实情况是否达到预期目标。在病历质量监控中，注重对各个环节的质量控制。如在围手术期的病历检查时，要在患者实施手术前，对术前小结、术前讨论、术前评估及术前与患者或家属的告知谈话记录等内容进行质量控制，确保病历的及时性、准确性和规范性。

（4）第四阶段为总结处理阶段（Action）

病案质量管理工作应定期进行总结，将检查的效果进行标准化处理。此阶段分为两个步骤。第一步是对检查结果按标准处理，分析主要存在的缺陷和原因。明确哪些是符合标准的，哪些没有达到质量标准，并分析没有达标的原因和影响程度。哪些是普遍问题，哪些是特殊问题，是人为因素还是系统问题，等等。第二步是反馈，定期组织召开质量分析例会，将总结的结果及时反馈到相关科室和临床医师中去。使临床医师及时了解实施效果，采取改进措施，并为今后工作提出可行性意见。如果是标准的问题或是流程的问题，可以及时修改，以利于下个循环持续改进。

4. 病案质量的全过程管理

病案质量管理在执行 PDCA 循环中重要的是全员参与全过程的管理。全员参与，在病案质量实施的每一环节，都动员每位医务人员的主动参与。包括制订计划、制定目标、制定标准；在检查阶段，尽量有临床医师的参与，了解检查的目的、了解检查的过程、了解检查的结果；在总结阶段要求全员参加，共同发现问题，找出解决问题的方法，不断分析改进，达到提高质量的目的。

全面质量管理要注重环节质量控制，使出现的问题得以及时纠正，尤其是在病历书写的全过程中的各个环节，应加强质量控制，可以及时弥补出现的缺陷和漏洞，对于患者安全和规范化管理，起到促进作用。

（二）"零缺陷"管理

"零缺陷"管理的"零缺陷"是质量绩效的唯一标准。其管理思想内涵是，"第一次就把事情做好"，强调事前预防和过程控制。"零缺陷"管理的工作哲学的四个基本原则是"质量的定义就是符合要求，而不是好""产生质量的系统是预防，而不是检验""工作标准必须是零缺陷，而不是差不多就好""质量是以不符合要求的代价来衡量，而不是指数"。树立以顾客为中心的企业宗旨，零缺陷为核心的企业质量环境。

1. "零缺陷"的病案质量管理原则

"零缺陷"作为一种新兴的管理模式，首先用于制造业，逐渐受到更多的管理层的关注，被多个领域所借鉴引用。在我国多家医疗机构用于医疗服务质量的控制和管理。病案质量管理是医疗质量的重要组成部分，"零缺陷"管理模式是病案质量管理的目标，是促进病案管理先进性和科学性的有效途径。

"质量的定义就是符合要求，而不是好"的原则应用于病案质量管理中，是"以人为本"的体现，要求病历质量形成的各个环节的医务人员以患者为中心，以保证患者安全为目标规范医疗行为，认真书写病历，使医疗质量符合要求。实施病案质量各个环节的全过程控制，从建立病历、收集患者信息开始，加强缺陷管理，使病历形成的每一基础环节都要符合质量要求，而不是"差不多"。各环节、各元素向"零缺陷"目标努力。

2. 病案质量不能以检查为主要手段

病案质量管理要强化预防意识，"一次就把事情做好"，而不是通过病历完成后的检查发现缺陷、修改病历来保证质量。要求医务人员从一开始就本着严肃认真的态度，把工作做得准确无误。不应将人力、物力耗费在修改、返工和填补漏项等方面。病历质量管理在医疗质量管理中占有重要的作用，病案质量已经成为医院管理的重点和难点。20 世纪 50 年代以来，病案质量管理是将重点放在终末质量监控上，将大量的医疗资源耗费在检查病历、修改病历、补充病历方面，质量管理是被动的和落后的。利用先进的管理模式替代传统的质量控制模式势在必行。实行零缺陷管理方法，病例质量产生的每个环节、每个层面必须建立事先防范和事中修正措施保证差错不延续，并提前消除。病历质量管理中实施的手术安全核查制度，由手术医师、麻醉医师和巡回护士三方在麻醉实施前、手术开始前和患者离开手术室前，共同对患者身份、手术部位、手术方式、麻醉和手术风险、手术使用物品清点等内容进行核对、记录并签字。这项措施有利于保证患者安全，降低手术风险的发生率。

3. 病案质量标准与"零缺陷"原则

零缺陷管理的内涵是，通过对生产各环节、各层面的全过程管理，保证各环节、各层面、各要素的缺陷等于"零"。因此，需要在每个环节、每个层面建立管理制度和规范，按规定程序实施管理，并将责任落实到位，彻底消除失控的漏洞。病案质量管理要按照"零缺陷"的管理原则建立质量管理体系，以"工作标准必须是零缺陷，而不是差不多就好"为前提。制定可行性强的病历书写规范、病案质量管理标准、质量管理流程、各岗位职责等制度，加大质量控制的有效力度。在病案质量控制中要引导医务人员注重书写质量与标准的符合，而不是合格率。强化全员、全过程的质量意识，使医务人员知晓所执行的内容、标准、范围和完成时限，增强工作的主动性和责任感，改变忽视质量的态度，建立良好的质量环境。

现代医院管理理论与实践

第八章　现代医院医疗保险管理

第一节　医院医疗保险基础管理

一、医院医疗保险组织管理

医院组织机构是医院的重要组成部分，是医院发挥管理功能和达到管理目标的工具。医院组织机构应随着社会的发展进步不断更新，以适应医院的发展和功能需求。社会医疗保险制度实施以后，医疗保险对医疗服务的补偿与医院的发展密切相关，医院设置医疗保险管理部门正是应对这一变革的基本要求，相应的岗位设置、人员配备和工作职能等也是医院组织管理的基本要素。

（一）医院医保行政管理组织

1. 医保科工作设施与设备

医保科在医院内的办公地点设置，要考虑方便病人（门诊、急诊、住院病人）和医务人员，尽可能邻近门诊部和住院处。一般须设置的办公地点有医保科主任办公室、工作人员办公室和医保窗口，其规模与空间大小可根据医院的实际情况合理规划。医保科必须配备与其工作相适应的办公设备，如办公桌椅、文件柜、电脑、打印机、复印机、传真机、电话等，创造适宜的工作环境和条件是开展医保工作的基础。

2. 医保科的功能与职责

医疗保险制度的实施，给医院管理带来了机遇和挑战，使医院必须强化内部管理水平，提高管理和决策的科学性。医院医保管理工作不仅是社会医疗保险管理部门职能的延伸，而且应有自己的管理理念、管理目标和管理模式，这是医疗保险和医院管理的需求，也是医院医保管理行业自身发展的需要。医院医疗保险管理的主要功能有以下四点。

（1）落实各项医保政策

随着社会医疗保险制度在我国的发展，不断推出新的政策、法规等，医院作为医疗服务供方，应保证医保政策在医院的顺利实施。由于医疗技术的高度专业性和复杂性，以及方便参保人员就医的需要，有部分来自医保经办机构的事务需医院端（或医务人员组成的专家组）来初步审核或代为审批，例如各种门诊慢性病的认定、患者转外地就医的审核等。医院医保管理部门需要和医保经办机构的管理、监督、信息等部门进行相关业务对接，认真对待和处理来自这些部门的事务，并取得医院内各相关科室的密切配合。医院需要分析医疗保险政策，结合医院管理制度和诊疗规范，进行调查研究和决策，确定医院医疗保险管理目标和具体实施措施，并对医院工作人员进行医保政策和操作规范培训，对医保患者进行政策宣传和答疑解惑，对医院内部各环节的执行情况进行监督检查和考核评估，确保各项医保政策和制度的落实。

（2）做好医保费用的经济管理

随着医院医保患者比例的不断增加，医保收入不断增长，医保费用的经济管理成为医院医保管理和财务管理工作的重要组成部分。首先，要做好医保费用报销、结算等工作，定期与医保和医院的财务部门核对账目，进行经济核算，及时发现问题和解决问题，为领导决策和不断改进医院医保管理工作提供依据。其次，要研究提高医院医保收益率的对策。我国的社会医疗保险制度实行以收定支、收支平衡的基本原则，医疗保险经办机构通过改变支付方式和加强对医疗服务提供方的监督来达到基金平衡。因此，医院医保管理部门应研究当前支付方式下医保费用管理办法和具体操作措施，对不同支付方式的自我应对措施做前瞻性研究，不断规范自身行为，提高医院收益率。

（3）加强医院医保质量管理

定点医疗机构给参保人员提供医疗服务，医疗保险基金支付相应的医疗费用，医疗费用的合理性、医疗服务质量如何、医院的医疗行为是否规范，都将直接影响到医疗保险基金的平衡，对定点医疗机构的监督是医疗保险监督中的重要内容之一。因此，医院应依据定点医疗服务协议和疾病诊疗规范，建立有效的医保质量管理体系，对各个环节进行质量控制和反馈调节，找出偏差和解决问题，改进和完善工作流程、管理制度、奖惩机制，预防问题的发生，形成检查、反馈、整改、提高的良性循环，同时对医务人员进行培训教育和业务指导，不断提高医疗服务质量。

（4）协调医、保、患三方关系

医院作为社会医疗保险服务的载体和医保政策的执行者，必须做好与医保经办机构和医保患者的协调、沟通工作。要及时向医保经办机构反映医院医保工作中存在的问题和困难，提出完善和改进医保工作的合理化建议，争取得到支持和帮助，双方共同努力化解矛盾。同时对参保患者进行医保知识宣传，及时解答就医中的问题，协调处理好医院内部各科室有关医保事务，取得院内职工和广大参保人员的理解和支持，使医、保、患三方合法权益得到保障，建立友好共处的和谐氛围，更好地实现医疗保险"社会稳定器"的功能。

医院医保科在组织上接受医院的领导，业务上接受各级医保经办机构的指导。医保科的管理范畴，不仅指"医疗保险"人群，实质上是更广的"医疗保障"人群，通常有公费医疗、社会保险（医疗保险、生育保险、工伤保险）、新型农村合作医疗三大类人群。须完成医保管理、协调、监督、考核、指导、培训、宣传等任务，主要有以下职能。

①贯彻国家医疗卫生与医疗保险相关法律法规制度，履行《医保服务协议》。

②分析医保政策，建立相应的医院医保内部管理制度与考核奖惩措施。

③制定医保科工作制度、岗位职责和工作流程。

④督导各科室规范诊疗服务行为，保持参保患者诊疗服务的公平性。

⑤根据医保支付方式，落实医疗保险费用控制标准，保证医院收益率。

⑥检查各科室执行医保政策情况，及时发现问题与督促整改。

⑦做好医疗保险政策流程公示，公开医疗保险支付标准，提高服务透明度。

⑧对来院患者、全院职工开展多种形式的医疗保险政策的宣教活动。

⑨进行全院医务人员的医保业务培训和技术考核。

⑩对转科、进修、实习人员进行指导和培训，完成教学和科研任务。

3. 岗位设置和工作职责

（1）岗位设置

医院医疗保险管理与管理学、医学、经济学、信息技术、卫生统计、社会学等多个领域有关，不仅需要精通医疗保险的专业人员，而且要有医学、财务、计算机、卫生政策与医院管理的专业人员，需要建立复合型、多种知识背景的专业人才队伍。我国推行医疗保险只有十多年时间，加之医院编制等原因，现在的医院医保管理人员大多是从医疗（医、护、技）和财务部门抽调配备，专业的医疗保险和卫生管理人员较少。医务人员熟悉医学和医院工作，财务人员在结算和账务方面有优势，但要全面胜任医院医保管理工作，均须加强医疗保险和医院管理方面的知识与技能培训，例如任职资格和在岗培训、学历和学位教育等方式，建立一支高素质的医院医保管理专业队伍，以促进医院医保管理的系统化、科学化、标准化、规范化。

关于医院医保科工作人员的分工方式，常见的有按工作项目分工和按管理人群分工两种模式。按工作项目分工是根据人员专业和工作内容分配任务的方式，例如分成结算人员、窗口人员、病历检查人员等；按管理人员分工是按照管辖的医疗保障人群分配任务的方式，例如省医保管理人员、市医保管理人员、新农合管理人员等。两种方式各有利弊，可根据实际情况使用不同的分工方式。

（2）医院医保管理各岗位要求

第一，医保科主任：领导职能，是其他管理职能的集中体现，任何组织都需要有领导者确立目标、制定战略、进行决策、编制规划和组织实施，使群体团结一致，为实现预定目标而共同奋斗。医院医保科应设立专职科主任，必要时设副主任，在院长和分管医保的副院长领导下，全面负责医保、新农合、公费医疗（以下统一称为"医保"）业务和医保科管理工作。由于医院医保管理的复杂性和人员组成的多样性，三级医院医保科主任由具有医学或医疗保险与卫生管理的教育背景、实践经验、培训经历，并有高级技术职称的复合型人才担任为宜。医保科主任应由具有较高的本专业基础理论、专业知识和实践技能，熟悉医院和医疗保险运行规律，掌握国内外医院医保管理发展动态，熟悉医院医保管理工作，能够协调医院内外各部门间的工作，能够指导和培养下级人员，具有管理能力、创新精神、公正品质、沟通技能，知识全面、责任心强的人员担任。

第二，医保就医管理人员：随着医保覆盖面的不断扩大，医院就医的参保病人比例也相应增加，与医保经办机构、患者、医院医务人员有关的大量事务需医保科来处理，例如审批、审核、登记、咨询、联络等，每一宗事务都须认真对待，通常需要设置医保窗口来方便患者和医务人员。医保事务管理岗位要求人员具有医学或医疗保险教育背景，熟悉医疗保险和医院的各项制度与流程，业务精通、耐心细致、善于沟通协调，具有分析和解答问题的能力。

第三，医保财务管理人员：医疗保险是围绕医疗的需求与供给以及医疗费用的筹集、管理和支付的过程，医院医保工作中有大量的事务需要财务人员去完成，以确保医院的经济活动正常运行。通常需要在医保窗口设置报销业务来方便患者和本院职工。医保财务管理岗位要求工作人员具有财务教育背景和会计资格证书，熟悉医疗保险报销、结算办法和医院的财务制度，业务精通、纪律严明、认真负责、善于沟通，具有较强的执行和反馈能力。

第四，医保质量管理人员：医疗保险质量是医院的医疗质量和管理水平的反映，医院应从提升医保服务质量、提高医疗质量、控制医疗费用不合理增长等层面出发，按照医疗质量的三级结构（即结构质量、环节质量及终末质量）对各环节实施有效控制，构建医院医保质量管理体系，实现医疗保险质量的持续改进与提高。医保质量管理岗位要求人员具有医学或医疗保险、卫生管理教育背景，掌握国内外医疗保险管理和医疗质量管理发展动态，熟悉医疗保险政策、医院制度和医院医保管理工作，具有管理能力、沟通技能、综合分析和解决问题的能力，业务全面、知识面广、认真细致、责任心强的人员担任。

第五，医保信息管理人员：医院医保信息系统已成为医疗保险和医院的基础设施与技术支持环境，不仅要完成与医保经办机构的数据交换和财务结算等一般业务功能，还应具备动态监控、统计分析、质量控制等管理信息功能，提升医院医保的综合管理水平。因此，医保科不仅需要配备专（兼）职信息管理人员，而且整个医保科工作人员都应掌握医院信息系统的常规操作和办公自动化技术。医保信息管理岗位要求人员具有计算机教育或培训经历，熟悉医保经办机构和医院的信息系统，了解医疗保险和医院的各项制度与流程，业务精通、认真负责、思维灵敏、善于沟通协调，具有分析和解决问题的能力。

（二）医院医保管理组织结构

1. 院级医保管理职能

（1）医疗保险管理委员会的组织管理

要全面提高医疗保险管理水平，不仅须加强行政管理，更需要专家管理和多部门协作联动的质量管理运行机制。委员会是将多人的经验和背景结合起来形成一种跨越职能界限、以集体活动为主要特征的组织形式，可集思广益，提高决策的正确性，协调各职能部门间交流和合作。我国目前的医院评审标准中要求的质量管理组织未包括医保质量管理组织，建议二级以上的医院在已有的医疗质量管理委员会工作中增加医保管理的内容，或单独设立医疗保险管理委员会。将医疗保险管理融入医院管理体系，是贯彻国家医疗卫生和医疗保险改革政策的体现，也是医院发展的需要。医院医保管理委员会组织管理有以下方面。

①医保管理委员会负责制订医保管理和持续改进方案，定期研究医保管理的有关问题，建立多部门管理协调机制。

②医保管理委员会由医院院长和分管医保的院级领导、各临床、医技、职能科室的专家组成，成员均为兼职担任，委员会的办事机构设在医保科。

③确定适当的委员会规模。如果规模太大，成员之间交流难度增加，影响效果；而成员过少，则代表性差，不能体现各方利益。

④在医保质量管理委员会的基础上，各科室设立兼职的医保管理员，形成医院、科室、个体三级医保质控体系，落实各项医保制度，反馈执行中存在的问题。

⑤医保管理委员会与医保科的业务分工：对医院有重大影响的决策问题、涉及不同部门的利益和权限的问题，由委员会决策比较有效；而对于日常事务性工作或只涉及具体业务，则由医保职能部门来完成。

⑥医保管理委员会通常每季度召开一次会议，有关医保管理的重大问题可随时召开，形成的决议报院领导批准后成为医院工作的决定，会议要有记录。

⑦每次会议前要根据会议主题做好计划，根据会议不同目的（协调、决策、咨询等）选择合适的成员参加，会议主持者在讨论中要善于组织和引导，既要给成员自由发表意见的机会，也要从全局考虑，综合各种意见，提出既有利于医院医保管理，又能被多数成员所接受的方案。

（2）医院医保管理委员会的职能

①制定全院医保管理策略、规划、目标、制度、措施。

②负责组织协调医院医保管理的实施、监督、检查、评价、持续改进。

③负责院内医保重大事项的决策，参与定点医院医疗服务协议书的制定。

④定期组织实施全院医保质量检查，进行质量分析、讲评。

⑤指导各科室医保管理小组开展活动，督导完成各项指标、计划、措施等。

⑥通过召开会议、医保查房等形式监督、检查、调研医保制度执行情况。

⑦针对医保质量管理中发现的问题进行跟踪分析、制定改进措施。

⑧协调仲裁医院医保绩效考核中的有关争议。

⑨组织医保管理的培训，指导各科室执行医保相关制度。

⑩协调和加强医保科与各科室的联系，共同协作，提高医保管理绩效。

⑪完成省、市医保行政主管部门及经办机构安排的相关工作。

⑫加强与其他医院医保管理委员会的联系与交流。

⑬定期向医院领导汇报医保管理委员会的工作。

2. 科级医保管理职能

科级医保管理需医保科和各临床、医技、职能科室密切配合，共同完成。

医院医保管理相关科室职能：医疗保险管理质量反映着医院的医疗质量和管理水平，医院医疗保险管理的范围涉及医院管理的各个方面。从部门来讲，涉及医务、财务、信息、物价、病案、门诊、住院等多部门；从专业来讲，涉及医院管理、财务、医疗、护理、医技、计算机等多个专业；从流程来讲，涉及挂号、门诊就医、住院就医、费用上传、出院结算、费用报销、费用支付等诸多环节。

定点医疗机构各科室可成立医保管理小组，以点带面，宣传医保政策，负责参保病人的全面管理和费用监控工作。小组成员由科室主任、护士长、医保管理员组成。科室医保管理小组职责有以下八点。

①科主任、护士长负责本科室的医保管理工作。

②各科室应定期组织医护人员认真学习医保制度，积极参加院内医保培训和质控活动。

③掌握医保政策动态信息，将医保办上传下达的信息传达到科室，督促执行。

④建立科室医保质控记录本，记录医保政策学习、检查、督导、反馈、改进情况。

⑤指导本科室医务人员医保工作，对工作中存在的问题及时反馈与改进，有疑难问题及时咨询医保科人员解决。

⑥指导科室物价收费工作。计费须与医嘱、检查结果相符，对患者做好费用清单解释

工作，自费项目及时告知并签同意书。

⑦医保患者出院前，医保管理员核实基本信息、病种、医保支付方式等情况，核对病历与费用汇总单，有问题及时解决，无误后再在系统中提交出院。

⑧定期向医院医保管理委员会汇报工作情况。

3. 个体医保管理

个体医保管理主要针对全院各级医、护、技卫生技术人员及财务等行政职能科室人员，全员参与、全员控制。个体质量控制主要依靠规章制度、人员职责、工作流程等，以及个人的业务水平、工作经验、协作精神、职业责任、敬业精神。医院工作人员的医保管理职能有以下八点。

①积极参加医院、科室的医保培训，掌握医保政策、制度、流程、管理措施等动态信息以及本科室的质量管理目标、制度。

②规范诊疗行为，因病施治、合理检查、合理用药、合理治疗。

③规范病历书写，使医嘱、报告单、计费相符，重要的诊治项目须在病程中记录。

④对门诊和住院医保患者的特殊或超限药品、诊疗项目提交审批后再计费。

⑤优先使用医保支付范围内的药品和诊疗项目，对自费项目严格履行告知义务。

⑥熟悉医保、生育、工伤、新农合等各类参保人员的就医和支付方式。

⑦有特殊情况或疑难问题时及时咨询科室医保管理小组或医保科沟通解决。

⑧院内各科室及本科室内部的医、护、技、财务、信息等部门工作人员密切配合，环环相扣，做好医保质量控制，并定期学习、检查、讨论、反馈、督导，实现医保质量的持续改进。

二、医院医疗保险基础管理

在我国当前的社会医疗保险管理模式下，人力资源和社会保障部门通过定点医疗机构准入和签订医疗服务协议等方式对医疗机构施行管理。医院需要依据医疗保险相关政策，制定完善的管理办法，保障参保人员就医需求，有效控制不合理医疗费用，促进基本医疗保险服务健康发展。

（一）医院医保管理制度

在医疗保险管理过程中，协调医院、医保经办机构、患者三方关系，维护三方共同权益，促进医疗保险与医院的可持续发展是其管理理念，提高医院的社会效益和经济效益是其管理目标。加强内部管理和调整运行模式，建立医院医保基础管理、就医管理、结算管理、信息管理、质量管理等方面的管理制度，是适应医疗保险制度的需要，也是加强医院管理的必然需求。

明确医院医保的管理目标，建立规范的标准化管理制度，提供客观和科学的评价指标，并在实践中不断改进和完善，是医疗保险和医院管理的需求，也是促进医院医保管理健康发展的需要。医院医保管理应使参保人员得到科学、适宜、高效、低耗的医疗服务，同时也保证医院的社会效益和经济效益得到提高。

（二）医疗保险支付范围

为了加强基本医疗保险基金的支出管理，指导各地确定城镇职工基本医疗保险诊疗项目，规范基本医疗保险用药，政府有关部门通过制定药品和诊疗项目报销范围进行管理。

1. 医疗保险药品和诊疗目录

（1）药品目录

我国与医疗保障支付相关的药品目录主要有三个：一是"国家基本药物目录"，指那些能满足大多数人基本卫生保健需求的药品；二是国家"医保目录"，指基本医疗保险、工伤保险和生育保险基金支付药品费用的标准，医保目录包含国家基本药物目录中的全部药品；三是"新农合目录"，是新型农村合作医疗基金可报销的目录。基本药物目录、医保目录和新农合报销目录作为深化医药卫生体制改革的重要组成部分，是建立和实施基本药物制度和基本医疗保障制度的基础，随着医改的推进已逐步得到开展和实施。

（2）诊疗目录

第一，全国医疗服务价格项目规范。为推进城镇医药卫生体制改革，促进城镇职工基本医疗保险制度的建立，全国实行统一的医疗服务价格项目名称和服务内容，而医疗服务价格和新增项目由省级价格主管部门会同同级卫生行政部门制定，对规范医疗服务价格行为、调整医疗服务收费结构发挥了重要作用。随着医疗技术发展，出现了一些新的医疗服务项目。将规范医疗服务价格管理作为贯彻落实深化医药卫生体制改革的重要内容，以及推进医疗服务价格改革、规范医疗机构价格行为、完善医疗机构补偿机制、维护患者合法权益的重要措施。

第二，基本医疗保险诊疗项目范围。基本医疗保险诊疗项目是指医疗保险定点医疗机构为参保人提供的，由政府主管部门制定收费标准的，临床诊疗必需、安全有效、费用适宜的各种医疗技术劳务项目和使用医疗仪器、设备与医用材料进行的检查、诊断和治疗项目。基本医疗保险医疗服务设施是指定点医疗机构为参保人提供的，参保人在接受诊断、治疗和护理过程中所必需的，由政府主管部门制定收费标准的医疗生活服务设施，主要指床位费。

第三，新农合诊疗目录：为进一步加强新型农村合作医疗定点医疗机构医药费用的管理，控制医药费用的不合理增长，保障新型农村合作医疗制度健康持续发展，卫生部办公厅指出各省应综合考虑筹资总量、补偿方案、服务能力和疾病状况等因素。

2. 医院医保目录管理

（1）医保目录维护

医院申请成为医保和新农合定点医院后，医保目录对应是医保基础管理工作的首要任务。随着时间的推移，医保政策在不断调整，药品、诊疗技术、医用材料的种类、价格也在不断变化，医院须根据医保经办机构的政策规定，对医保目录实行专人管理与动态维护。医保经办机构对医院医保目录的管理通常实行审批制度，有的仅对须新增的医保编码进行审批，已有编码的由医院审核和维护；有的则在首次全部对应后将目录锁定，医院须上报经审批后才能维护。申报医保目录通常须准备药品（或医用材料）说明书、物价批准文件、集中招标采购文件、医保目录修改申请表等书面材料，必要时附成本测算、循证医学和卫生经济学分析报告等相关材料。医保经办机构审批同意后纳入医疗保险基金支付范围。

（2）医保目录管理中的注意事项

第一，医保目录维护通常由医保科完成，而药品和医用材料字典库则由药房和财务、设备等科室分别维护，因此对药品（或医用材料）的通用名、商品名、规格剂型、生产厂家、国产进口、批准文号、本位码等基本信息的准确性、完整性、稳定性提出了更高的要求。

第二，医保经办机构的药品目录一般有通用名和商品名两种编码方式。如果为通用名方式，在确定是否为医保药品时，应注意药品目录"凡例"中对于药品通用名称、剂型等的说明；如果为商品名编码方式，则经办机构已设置好支付类别，医院端核对药品基本信息，选择医保中心端相应条目进行对应即可。

第三，医保诊疗目录里医用材料的支付类别，医保经办机构一般是根据"基本医疗保险诊疗项目范围"和本地区医疗服务价格项目规范中"可另收取费用的医用材料目录"来制定。由于医疗服务价格的制定往往滞后于医疗技术的发展和医用材料的应用，有许多医用材料在医保诊疗目录中无法找到可以对应的名称，还有的医保经办机构对可以支付的医用材料类别做出了规定，但由于医用材料名称、规格、型号、材质、计价单位不一、种类繁多，实践中常常不易界定支付标准。因此，有的省市人社部门通过建立医用耗材编码数据库，类似于药品商品名编码的"一药一码"方式，建立医用材料的唯一编码并设置支付类别和标准，医院端核对材料的基本信息，选择医保中心端相应条目进行对应即可。

第四，医保药品目录的"限定用药"是指符合限定支付所规定情况下参保人员发生的药品费用，才能由基本医疗保险基金支付，而这些支付条件往往少于药品说明书的适应证，导致在临床应用中不易准确执行。有的在信息系统字典库的药品名称前加了限制标识，当不符合限定条件而临床确须使用时，通过门诊自费方式支付；有的信息系统则为限定药品提供了具体的限制说明，并能够根据病情调整支付标识，实现限制药品的支付类别。

第五，对于床位费、内固定材料等一些项目的支付标准，一些医保经办机构规定有最高限价，或不同类别人员有不同的支付标准（例如离休干部与普通职工支付标准不同），有的还规定国产与进口材料自付比例不同。一些医保信息系统中可通过识别患者身份来实现，超出最高限价的部分也能自动计入丙类费用中。如果信息系统无法实现这些功能，在对应目录时则须注意分别设置，并告知临床科室工作人员相应的计费方法，准确执行医保支付规定。

第六，对于参保人员使用内固定材料、限定用药、血液制品等特殊项目，一些医保经办机构设置有审批环节，例如标识为"一级审批"的项目需要医保经办机构审批，标识为"二级审批"的项目委托医院医保办审批，标识为"三级审批"的项目由临床科室主任审批。医院须根据这些审批制度设计相应的操作流程。

3. 医院医保宣传与沟通

医院是医疗服务的提供者，也是承担医疗保险制度的载体，医院医保管理活动涉及社会的方方面面，其人际关系具有广泛性和复杂性的特点。医院医保工作受到卫生系统、社保系统、物价部门等多个行政部门的管理和监督；医院医保管理的范围涉及医院内部的多个科室、多个专业；医院医保的服务人群包含了不同统筹地区的医保、新农合、工伤、生育、公费医疗等患者类别。医院医保管理者须做好医疗保险服务和宣教培训工作，使医务人员正确执行医疗保险政策，为参保人员提供优质高效的服务。通过宣传培训、人际交流、接待咨询、调解纠纷等方式，在医、保、患三方进行有效沟通。

（1）医保培训

医疗保险是一项政策性、业务性很强的工作，且随着医疗保险改革的发展在不断变化。医院医保管理人员必须掌握医保政策制度和操作办法，并具备相应的专业知识和专业结构；医院的临床、医技、职能科室工作人员在做好本职工作的同时，须熟悉相关的医保政策和流程规范。培训是通过一定的手段，使员工在知识、技能、工作方法、工作态度以及工作的价值观等方面得到改善和提高的过程。医院医保培训应根据医保工作的需要，结合工作中的问题，采取多种方式，对医院工作人员进行继续教育，及时更新医保知识和理念，更好地为参保人员服务。

第一，医保培训过程。

明确培训目的：进行医保培训之前要明确培训目的，它是指导培训工作的基础，也是衡量培训工作效果的标准。医院医保培训的直接目的是提高职工的医保知识和技能，促进有效沟通和团结合作，提高医疗服务和医保管理水平，更好地执行医保政策和为参保人员服务；间接目的是促进医院和医疗保险的可持续发展，做好人民群众的医疗保障服务。

确定培训原则：只有确定培训的原则，才能更好地组织和实施培训。医院医保培训应掌握前瞻性、长期性、系统性、实用性、效益性的原则。医院应根据自身发展战略及医保行业的发展趋势，从实际出发，有计划、有针对性地安排职工的医保培训工作，并注意培训的成本。

加强培训组织：良好的培训组织是提高培训效果的关键，也是其实施培训工作的保证。与医院医保培训相关的科室一般有医保科、医教科、人事科。医保科主任应加强医保培训的组织协调工作，并有专人具体负责培训实施，将医保培训纳入全院培训、职工岗前培训等常规培训计划中。

制订培训计划：培训计划是实现培训目的的具体途径、步骤、方法。培训计划主要包括培训需求分析和职工培训计划。培训需求分析主要包括组织分析、任务分析、人员分析；职工培训计划包括培训目的、培训对象、培训内容、培训时间、培训地点、培训方法、培训费用。

设计培训内容：医院内不同层次、不同专业、不同科室的员工需要接受的医保培训内容各不相同，针对医院的实际情况及职工的具体需求设计培训内容是十分重要的。一般而言，医院高层管理者需要培训的内容是医院医保发展战略和经营理念、医保管理发展趋势、领导控制能力等；中层管理者需要培训的内容有医疗保险基本理论、医院和科室的医保管理制度、本专业医保管理知识、领导控制与沟通协调能力等；基层工作人员需要培训的内容有本专业相关的医保政策制度、各种操作流程规范、交流沟通能力、应急防范预案等。

组织培训实施：医院医保培训工作主要包括培训内容的设计、培训老师的选择及聘请、课程描述、时间安排、培训场所的安排、培训资料及器材的准备、培训资料的保存等内容。

选择培训形式：培训的形式主要有在职培训、脱产培训、自我培训等，医院应根据培训的目的、对象、内容、要求采用不同的培训形式。在职培训较容易实施，费用较低，可因材施教，但不利于传授专门的高程度的知识；脱产培训可使参训者专心接受培训，学习高度专业化的知识和技能，相互学习提高培训效果，容易培养参训者团队意识，但培训费用较高，会影响工作进度；自我培训是指员工具有强烈的上进心、严格要求自己，根据自己的特点不断地进行自我学习，是一种主动的行为。

优化培训方法：培训的方法有很多种，选择正确与否直接影响到企业培训的效果。对一般工作人员的培训方法有演讲法、会议讨论法、学徒法、角色扮演法、案例分析法、工作实践法、专题研讨法等；对管理人员的培训方法有岗位竞争法、工作轮换法、会议讨论法、案例分析法、角色扮演法、模拟实验法、头脑风暴法、管理培训项目法、行政培训项目法、职权分析训练法等。

评估培训效果：为了提高培训效果，需要对培训项目进行评估，通过评估可以反馈信息、诊断问题、改进工作。评估可作为控制培训的手段，贯穿于培训的始终，使培训达到预期的目的。培训效果的评估可采用问卷调查、访谈、对比分析等方式。

运用培训结果：培训结果运用与否及如何运用直接关系到培训的效果。通常职工培训的结果可用于为后续培训提供参考依据、作为绩效考核的指标、作为提拔任用的部分依据等，从而提高培训效率。

第二，医院医保培训重点。

医保科工作人员培训：医院医保工作人员作为联系医、保、患三方的重要纽带，对医疗保险知识和技能的掌握程度关系到医保政策的落实以及医务人员对医保制度的执行。因此，加强医保科工作人员专业知识培训，是不断适应医疗保险发展、提高医保管理水平的重要途径。

全院培训：医院可定期聘请医保经办机构工作人员、医保行业专家或本院医保科工作人员进行全院讲座，并可在培训后进行考试，加深医务人员对医保政策的理解和掌握程度。

专题培训：医院内不同部门所需的培训内容也不相同，财务、信息、临床、医技等各科室应重点掌握与本科室工作内容相关的医保知识，培训最好能分部门、按专题进行，例如对财务窗口进行收费和出入院操作培训、对临床医务人员进行医保病历书写培训、对计费员进行物价管理培训、对各科室医保管理员进行医保政策培训、对新职工进行岗前培训等，这样有助于提升培训效果。

2. 医保宣传

医保科是医保经办机构、医务人员、患者之间信息传递的桥梁，如果能通过多种形式的宣传方法，使医保知识得到传播和普及，定点医院医保工作就会更加顺畅。

（1）对医务人员的医保宣传

①通过在院内刊物上设医保版面或院内医保期刊，定期发布医保政策制度、各种医保流程、医保数据统计、监督检查结果等内容，使医院职工了解医保管理现状，促进规范化管理。

②在院内办公网上设立医保管理专栏，将医保政策、监督检查等各种信息及时发布，

方便医务人员在线查询和学习。

③将有关医保政策的文件装订成册，印制下发到各科室，方便医务人员随时查询和学习。

④将医保用药要求、医保项目支付类别等规定嵌入医院信息系统的电子病历模块中，进行实时提示。

⑤在院周会、科室周会、医保查房时，传达、宣讲有关医保政策，以及各科室须改进的医保工作内容。

⑥通过咨询电话、手机短信平台等方式，加强与医务人员的交流沟通，及时发布各种通知、进行医保知识宣传、解答工作中的困难和问题。

（2）对参保人员的医保宣传

①通过医保质控网络，加强对各科室医保管理员的宣教，间接促进临床科室医务人员对患者的医保政策宣传。

②在门诊、住院部等地点的醒目位置设立医保宣传栏，方便参保人员阅读，并根据医保政策的变化及时更新内容。

③在医院电子屏上增加医保政策宣传内容，通过自助查询机方便参保人员了解个人账户等信息，提供多方位的查询渠道。

④针对各类参保人群，印刷各种医保就医和报销流程宣传单，放于医保窗口方便患者领取。

⑤设立医保咨询台，建立医保咨询热线，为参保人员答疑解惑，解决就医中的实际困难和问题。

⑥在医院互联网上设立医保政策专栏，发布医保政策制度、就医流程等各种信息，作为医保业务的延伸服务，方便参保人员就医。

⑦通过现代信息通信技术，例如微博、微信、手机应用等方式提供点对点的个性化服务。

3. 医保管理人际沟通

医保管理的人际关系具有广泛性和复杂性的特点，许多方面都需要信息的沟通。客户关系管理是在第二次世界大战之后首先由美国的大型企业提出并发展的一门以有效销售为目的的市场营销方式，其目的是促进组织与客户的有效沟通，使组织及时、准确掌握用户需求和变化趋势，为用户提供有价值的产品或服务，与用户之间建立起相互了解、相互信任、相互依存的关系，在用户中建立起良好的形象。对于医院来讲，客户可分为内部顾客和外部顾客，医院的内部顾客是指医院工作的所有员工，包括非固定性的人员，如医院研究生、进修生、实习生、护工等。外部顾客指病人、社区民众、与医院提供服务相关的单位、社会公益机构等。

在医院医保管理的基本职能中，协调、激励和领导职能主要是针对组织活动中的人际沟通，调动职工的工作积极性，解决各种人际冲突，保证信息通畅，为组织正常运转创造良好的条件和环境，促进管理目标的实现。同时，在医院医保管理中，医务人员注重临床疗效和医疗安全，患者关注医疗需求，医保经办机构强调费用控制，医疗需求无限性和卫生资源有限性之间矛盾突出，医院医保工作人员须在医院、医保经办机构、患者三方之间加强沟通，协调关系，维护各方权益。

（1）领导

领导是在一定的社会组织或群体内，为实现组织预定目标，领导者运用其法定权力和自身影响力影响被领导者的行为，并将其导向组织目标的过程。领导过程包含着领导者、被领导者、作用对象和客观环境等多种因素，基本职责是为一定的组织确立目标、制定战略、进行决策、编制规划和组织实施等。领导的主要职能，是率领、引导、组织、指挥、协调、控制其下属人员为实现预定目标而共同奋斗。领导的工作成效，不只是由领导者个人，而是由被领导者的群体活动的成效如何而表现出来的。因此，领导者的管理水平、业务能力、专业程度、领导方法等素质，以及合理用人、正确处理人际关系、科学利用时间的艺术，影响着整个组织的工作成效。

（2）激励

激励是指人类活动的一种内心状态，它具有加强和激发动机，推动并引导行为使之朝向预定目标的作用。激励有利于激发和调动职工的积极性，有助于增强组织的凝聚力，有助于将职工的个人目标与组织目标统一起来，促进个人目标与组织整体目标的共同实现。

（3）协调

协调是指正确处理组织内外各种关系，为组织正常运转提供良好的条件和环境，促进组织目标的实现。通常包括组织内部协调、组织外部协调、冲突协调等。

第一，组织内部协调。

各部门和生产要素的协调。在组织的运转过程中，应根据组织总目标的要求，对组织各要素进行统筹安排和合理配置，并使各环节互相衔接和配合。医院医保工作涉及医院的医疗、医技、护理、财务、信息等众多科室，医保科应发挥好沟通桥梁作用，从完善医疗质量体系、规范医疗行为入手，要赢得院内各相关部门的全力支持和配合。完善、科学的规章制度是协调工作能够顺利进行的基本保证和依据，例如工作流程、职责范围、协作机制等。会议是协调的重要方式，例如联席会、调度会等。

组织内部人际关系的协调。组织内部人际关系一般分为两个层次，即正式组织人际关系和非正式组织人际关系。正式组织是具有一定结构、同一目标和特定功能的行为系统，它有明确的目标和相应的机构、职能和成员的权责关系以及成员活动的规范，具有正统性、合法性、层级性和稳定性等特点，其信息沟通渠道是由组织规章提供的；非正式组织是指人们在共同劳动、共同生活中，以共同的价值观为基础，由于相互之间的联系而产生的共同感情自然形成的一种无名集体，并产生一种不成文的非正式的行为准则或惯例。两者具有较大的区别，又具有相当密切的关系，非正式组织对正式组织有一定的影响作用，如果管理者能够善于利用非正式组织，那么它具有正式组织无法实现的正面功能。

在卫生管理活动中，所有的人员都处在一定的社会关系中，人与人之间有纵向的上下级关系，也有横向的同事关系，大家的事业是共同的，必须依靠合作才能完成，需要气氛上的和谐一致。协调组织内部人际关系应坚持相互尊重、平等待人、互助互利、诚实守信等原则；了解职工并承认和尊重职工的个人价值；在组织领导基层群众间建立体制化的联系渠道；对职工进行多种能力培训，开发潜力资源；组织各种联谊、福利活动，以联络感情，调节精神。

第二，组织外部协调。

协调组织与客户的关系。虽然外部顾客多种多样，但最为重要的外部顾客还是病人，所以医院最优先的质量原则还是为病人提供满意的医疗服务，最大限度地满足病人的合理要求。以病人为中心，医院内所有的工作流程要以病人的需要进行设计，让病人满意。同时，随着医学模式的转变，医院的功能不仅仅是治疗疾病，更重要的是保障人民健康，为社区民众提供预防、医疗、保健一体的服务。医院医保工作者应分析不同类型的医疗保险参保人员的就医需求，体现对参保人员的关切，充分考虑他们的意见，认真答疑解惑，及时解决就医中的各种问题，为参保人员提供最佳的服务。

协调组织与其他组织的关系。作为社会大系统中的卫生组织，承担着社会赋予的责任和义务，维持和推动着社会组织的正常运转。卫生事业人员要面对的组织机构可分为卫生组织和其他社会组织。卫生组织包括卫生行政主管部门（原卫生部、厅、局等）、各级医疗机构、基层卫生组织、医学教育院校和科研机构、卫生群众组织（指学会、研究会、协会等）等；其他组织包括政府、人力资源和社会保障行政部门、教育行政部门及与医院提供服务相关的企业（例如药品和医疗器械供应商等）。对于医院医保工作人员来说，主要是协调与卫生部门下属的新农合管理机构、人力资源和社会保障部门下属的医保经办机构以及各种行业保险机构、商业保险机构等组织的关系，做好沟通协调工作，发挥医保行业协会等组织的专业优势，建立合理的谈判机制，促进医疗保险与医疗卫生的健康发展。把握好组织间的人际关系应注意明确职能、规范程序、公平竞争、合作共赢等原则。

第三，冲突协调。

从管理学的角度看，冲突可以理解为，两个以上的行为主体在特定问题上目标不一致、看法不相同或意见分歧而产生的相互矛盾、排斥、对抗的一种姿态。现代冲突理论认为，冲突具有正面和反面、建设性和破坏性两种性质；管理好冲突，可以促进组织变革、从而提高绩效水平。根据冲突的不同情况，协调组织冲突的对策有回避或拖延、裁决或强制解决、调解或妥协、树立更高目标、合作与互助等不同的方式。医院医保科是落实国家医保政策的前沿，其职能和工作性质决定了容易发生矛盾和冲突，需要医保工作者提高管理和服务水平，在医院、医保经办机构、参保患者之间进行有效的沟通和协调，确保三方的合理权益得到保障。

（4）沟通

沟通是指人与人之间传达思想或交换信息的过程，这个过程由发信者、接受者、信息、渠道、反馈、噪声和环境七大要素组成。沟通的作用主要是提高管理者决策能力、解决冲突和协调组织行动、促进组织效率提高和组织变革及创新。

根据不同的标准，沟通有多种分类方法。

①语言沟通与非语言沟通。根据信息载体的性质划分，沟通可分为语言沟通和非语言沟通。

语言沟通是以语言文字为载体的沟通，有口头沟通和书面沟通两种形式。口头沟通包括倾听、述说、交谈、演讲、讨论或小道消息传播等，具有亲切、反馈快、弹性大、双向性和不可备查性等特点。书面沟通包括阅读、写作、备忘录、信件、合同、协议、通知、布告、内部期刊、公告栏等一切传递和接收书面文字或符号的手段，比较正式、准确、具权威性、有备查功能。

非语言沟通指通过某些方式而不是讲话或文字来传递信息，常常体现在人的潜意识下的非语言方式中，例如面部表情、形体姿态、手势等身体语言，语音、语调、语气、语速等非语言声音等。

②正式沟通与非正式沟通。根据沟通渠道产生的方式不同，沟通可分为正式沟通和非正式沟通。

正式沟通指在组织系统中，依据一定的组织原则所进行的信息传递与交流。例如公函、文件、会议、参观访问、技术交流等。特点是信息可靠，具严肃性、权威性和约束力。非正式沟通指正式沟通以外的信息交流和传递。例如团体成员私下交换看法、小道消息的传播、朋友聚会等，是正式沟通的有效补充。特点是沟通形式灵活，信息传递快。

③纵向沟通与横向沟通。根据沟通的流向划分，可以将沟通划分为纵向沟通与横向沟通。

纵向沟通有上行沟通和下行沟通。上行沟通主要指团体成员和基层管理人员通过一定的渠道与管理决策层所进行的自下而上的信息交流，表达形式有层层传递和越级反映。下

现代医院管理理论与实践

行沟通指自上而下的信息传递，主要应用于组织的管理沟通系统，例如工作指示、规章制度、绩效反馈等。纵向沟通可协调组织内部各个层次的活动，使组织正常运转，缺点是传递层级过多时容易使信息失真。

横向沟通指组织系统中层次相当的个人及团体之间所进行的信息传递和交流。优点是它可以简化办事流程、提高工作效率、增进了解、有助于培养合作精神；缺点是信息量大，易于造成混乱。

④单向沟通与双向沟通。根据沟通方向是否可逆，可以将沟通划分为单向沟通和双向沟通。

单向沟通指在沟通过程中，只是发送者将信息传递给接受者的单一方向的沟通方式。例如做报告、下指示、做演讲等。具有传播速度快、秩序好、干扰少、条理清的特点，以及无反馈、无逆向沟通的缺点。双向沟通指在沟通过程中，发送者和接受者角色不断变换，信息发送和反馈往返多次的双边信息交流活动。例如讨论、交谈、协商等。可调动沟通双方的积极性、增加沟通容量、提高信息沟通的准确性。

⑤告知型沟通、征询型沟通和说服型沟通。根据沟通的目的不同，可以将沟通分为告知型沟通、征询型沟通和说服型沟通三种类型。

告知型沟通是以告知对方自己的意见为目标的沟通，通常采取言语沟通方式进行，须沟通信息准确，以免产生歧义。征询型沟通是以获得期待的信息为目标的沟通，一般采取提问方式进行，须态度真诚、谦虚和有礼貌。说服型沟通是以改变他人的观点、思想、情感和态度为目标的沟通，主要采取说理的方式进行，主要方式有规劝、调解和批评等。

⑥思想沟通、信息沟通与心理沟通。根据沟通内容不同，可以将沟通划分为思想沟通、信息沟通与心理沟通三种类型。

思想沟通指意识形态包括哲学观点、政治观点、法律观点以及道德伦理等方面的沟通。信息沟通指信息的传递和交流。信息资源和自然资源、人力资源在当今被列为三大资源，信息交流已成为一种常态。心理沟通指人的心理活动信息的传递和交流，包括情感沟通、意志沟通、兴趣沟通、性格沟通等。

⑦其他辅助工具沟通。人际沟通还可以借助其他辅助工具，主要是指采用电话、传真、广播、电视、互联网、电子邮件等形式的沟通。这些沟通工具有传递迅速、信息量大、传递范围广、传递成本低等优势，随着时代的发展，越来越被人们所广泛使用。

⑧医患沟通和医保沟通。医患沟通是指在医疗活动中，医务人员与患者之间进行的关于疾病诊疗等各种信息的传递活动，也是双方的情感、思想、愿望和要求的交流过程，医患沟通水平直接影响到医疗质量、医患关系和医院的声誉。医患沟通的内容主要有信息沟通、感情沟通和意见沟通。信息沟通是针对疾病的诊疗信息进行的沟通，患者到医院就诊

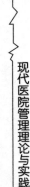
后，须了解疾病的检查、诊断、治疗、护理、预后及医疗费用等信息，医务人员应及时、认真地与患者沟通，把有关信息传递给患者，以取得患者的理解和配合。感情沟通指患者除了须了解与自己疾病的有关信息外，也需要理解和尊重，通过沟通，使患者获得理解和关爱，医务人员获得信任和尊重。意见沟通客观反映了社会、患者对医务人员的认识、看法、期望，积极的意见对医务人员可产生促进作用，建设性意见有利于改进工作，批评性意见可以从中发现问题，吸取教训。

医院医保管理工作纷繁复杂，须在医、保、患三者之间进行沟通、协调。面对医院职工政策培训、病人咨询解答，与医保经办机构的汇报、建议等，都需要很好的沟通技巧。医保管理中语言的技巧与艺术体现在说与写之中，蕴含于沟通与协调之内，语言艺术运用得如何，对医保管理效果有着举足轻重的作用。医院医保管理工作者的语言，主要是管理语言、服务语言、沟通语言和协调语言。对医院医保运行中出现的问题，要协商解决；对患者不懂医保政策的询问，必须耐心；对医保政策及管理制度不尽合理之处，应该建议、探讨。生动的宣传、恰当的解释、准确的回答、合理的建议，能够收到事半功倍的显著效果，掌握医保管理的语言艺术对医保工作是大有裨益的。

卫生管理活动的各个方面都需要信息的沟通。对于组织内部来说，人们越来越强调建立学习型组织和团队合作精神，因此有效沟通是成功的关键；对组织外部而言，为了实现组织之间的强强联合与优势互补，人们需要掌握谈判与合作、组织协调等沟通技巧；对组织自身而言，为了更好地在现有政策条件下，实现组织的发展并服务于社会，也需要处理好组织与政府、组织与公众、组织与媒体等各方面的关系。因此，在从事卫生管理活动中，选择适宜的沟通方式，掌握倾听、表达、观察等方面的沟通技巧，提高沟通效果，对于促进组织人际关系、提高卫生管理绩效有着积极的意义。

第二节　医院医疗保险就医管理

定点医疗机构是医疗保险系统中医疗服务的提供者，是落实医疗保险政策的场所，也是医疗保险服务功能的延伸。医疗保险在医院的运行涉及多个环节，医院医保工作者须掌握医疗保险政策，科学制定操作流程并规范实施，处理好来自医保经办机构和参保人员的各种事务，为各类医疗保障人群就医提供良好的服务。本节讲述了医保经办机构和医院的医疗管理职能，并分别以经办机构、医院、参保人角度对常见的就医流程进行介绍。

一、医保经办机构医疗管理

我国的医疗保险经办机构是劳动和社会保障行政部门下属的公共管理机构，通常内设医疗管理部门来实现其管理和服务职能。医院医保工作者首先须熟悉各医保经办机构的医疗管理制度，才能更好地落实医保政策，建立协调机制，做好医疗保障服务。

（一）医保经办机构医疗管理职能

医保经办机构履行医疗管理的部门主要为医疗管理科，此外，居民医保、离休干部、生育保险、工伤保险等由于参保类别或支付渠道不同，一般也须分别管理。

1. 医疗管理科一般有以下职能

①负责城镇职工医疗保险政策的调研、培训、宣传、咨询工作。

②负责与定点医院、定点药店的协议签订，制定管理和考核办法。

③负责对定点医院、定点药店进行日常管理。

④负责医疗保险药品和诊疗目录的管理和维护。

⑤负责参保人员正常就医和特殊就医的管理。

⑥负责大病医疗保险的综合协调和管理工作。

⑦负责对委托管理单位和县（区）的业务指导工作。

2. 居民医保科一般有以下职能

①负责城镇居民医疗保险政策的调研、培训、宣传、咨询工作。

②负责全市参加城镇居民医疗保险方案的调整测算、扩面和基金征收。

③负责办理参保居民门诊慢性病认定、转诊转院审批备案工作。

④负责城镇居民医疗保险费用审核、审批、报销工作。

⑤协助监督科做好居民医疗保险的检查、监督工作。

3. 离休科一般有以下职能

①负责制定离休人员医疗保障工作各项业务的操作办法。

②组织协调、综合管理离休人员的医疗保障工作。

③负责办理离休人员正常就医和特殊就医的相关事宜。

④负责审核定点医院上传的离休人员的医疗信息和费用。

⑤负责离休人员门诊、住院费用的审核和费用的结算等工作。

⑥定期对离休人员医疗保障情况进行汇总、综合分析上报。

4. 生育保险科一般有以下职能

①负责综合协调和管理生育保险业务。

②负责参加生育保险职工的备案、医疗费审核、报销及生育津贴核定工作。

③负责对抽调的定点医疗机构生育病历的审核工作。

④负责提供生育保险有关统计资料和信息。

⑤负责生育保险的宣传、教育和咨询。

5. 工伤保险科一般有以下职能

①负责综合协调和管理工伤保险业务。

②负责对工伤定点医疗机构、辅助器具配置机构和康复机构进行协议管理。

③配合劳动保障部门进行工伤调查和取证，确定工伤补偿。

④确定参保单位浮动缴费费率，管理工伤保险待遇、费用、支出审核。

⑤负责提供工伤保险有关统计资料和信息。

⑥负责工伤保险的宣传、教育和咨询。

（二）医保经办机构医疗管理内容

1. 就医管理

为保障医疗保险参保人员基本医疗，医保经办机构医疗管理科须制定医保政策的具体落实办法，并在实践中持续改进。例如医疗机构管理办法、参保人员就医管理办法、医保门诊大病管理办法等，以加强就医管理，规范定点医疗机构行为，引导参保人员合理就医，保障参保人员基本医疗。

2. 协议管理

医疗服务是一个具有高度专业性、不确定性等特征的复杂过程，医保经办机构通过与定点医院定期签订医疗服务协议的方式，为医疗保险的平稳运行提供必要的前提，并按年度对定点医院进行考核。

3. 目录管理

为规范医疗服务和加强医保基金支出管理，政府有关部门通过制定药品和诊疗项目报销范围进行管理，医保经办机构医疗管理科须对药品和诊疗目录进行维护，为定点医院和药店进行目录对应提供基础字典库，并根据医保政策和物价文件进行动态调整。

（三）医保经办机构医疗管理流程

医保经办机构医疗管理范畴较广，本节仅列出与定点医院和参保人员有关的流程示例。

1. 新准入医疗机构、药店签订协议

持单位基本情况说明等相关材料，到市人社局医保处申请定点资格→获批后持定点资

格证书（或文件）与医保中心医疗管理科和信息科联系→按照管理要求完成计算机联网、医疗保险政策宣传栏制作等事宜→验收合格后，签订服务协议。

2. 增加药品和诊疗目录流程

定点医院医保科填写《医保目录修改申请表》并加盖医院公章→携带药品或一次性材料说明书、物价文件等相关材料→报医保中心医管科审核→医保中心分管领导签字→中心系统中增加相应的药品或诊疗项目→定点医院进行目录对应。

3. 门诊特定病审批程序

一般为定期组织鉴定。在定点医院医保科领取《门诊特定病鉴定表》→医师填写相关项目→定点医院医保科初审→医保科主任签字盖章→医保中心医管科窗口初审→专家鉴定组复审→医管科科长签字→发放门诊特定病就医手册→到选定的定点医院就诊并直接报销费用→定期年审。

4. 家庭病床审批流程

患者在定点医院医保科领取《家庭病床审批表》并填写相关项目→携带定点医院主治医师开具的家庭病床诊断建议书及相关材料→医院医保科主任签字盖章→医保中心医管科窗口初审→医管科科长复审→到定点医院办理家庭病床住院手续→在规定期限内按家庭病床诊疗→办理出院结算。

5. 异地就医审批流程

（1）转诊转院审批流程

在定点医院（三甲医院）医保科领取《转诊申请表》→主管医师填写转诊意见→医院医保科主任签字盖章→报医保中心医管科窗口初审→医管科科长复审→同意后转往上一级医院就诊并备齐相关材料→医保中心结算科录入费用明细→结算科报销统筹费用。

（2）异地安置审批流程

由单位专管员或参保人员到医保中心申请异地安置备案→在异地选定医院的门（急）诊、住院就医→持相关材料到医保中心进行费用录入与审核→打印结算单→审批并由财务科支付。

（3）异地急诊住院审批流程

异地急诊住院→医保中心电话备案→出院→持相关材料到医保中心进行费用录入与审核→打印结算单→审批并由财务科支付。

6. 生育保险费用报销流程

参保单位持本单位职工生育费用报销有关材料到医保中心→生育科审核录入→打印生

育保险待遇支付结算单→参保单位盖章→结算科审核→财务科审核→通过网银支付到参保单位账户→参保单位为职工个人发放生育费用。

7. 工伤保险报销流程

参保单位持本单位职工工伤费用报销有关材料到医保中心→工伤科对用人单位申报资料进行审核录入→打印工伤保险待遇支付结算单→参保单位盖章结算科审核→财务科审核→通过网银支付到参保单位账户→参保单位为职工个人报销工伤费用。

二、医院医保科医疗管理

定点医疗机构是医疗保险系统中卫生服务的提供者，也是落实医疗保险政策的场所，与医院、医保经办机构、参保人员有关的大量事务需医院医保科来完成。医疗保险在医院的运行涉及多个环节，医院医保管理人员须掌握医疗保险政策，科学制定操作流程并规范实施，处理好来自医保经办机构和参保人员的各种事务。

（一）医院医保门（急）诊管理

1. 门诊就医管理

（1）挂号

在我国当前的医疗机构运行模式下，挂号是患者门诊就医的第一个环节。随着医药卫生体制改革的不断深入，许多医院在传统的窗口挂号、即时就诊门诊模式的基础上开展了不同形式的预约就诊服务，如电话预约、网上预约、手工预约、院内自助机预约、手机短信预约以及转诊预约等。同时，为了使预约诊疗与医疗保障制度有效衔接，一些省份在以全省或城市为单位的预约平台上建立了与医疗保险卡（包含银行卡功能）互通互联的挂号收费服务，患者可以使用医保卡完成挂号、就诊、交费等整个流程，实现信息互通，资源共享。医院应根据已联网的医保类型，设立不同的窗口，提高就诊效率，方便患者就医。

（2）就诊

定点医院的门诊通常有专科门诊、方便门诊、医保门诊、特需门诊等，参保人员可根据情况选择。门诊医保患者可分为门诊普通医保、门诊大病（或门诊慢性病、门诊特殊病、门诊统筹）医保、门诊公费医疗（包括离休）、门诊异地医保或新农合等患者类型。医务人员应认真核对患者身份，对于行动不便的特殊患者确需他人代诊时，应做好相关记录。接诊医师须将患者的病情、检查、治疗、用药等情况完整记录在医保手册上，并查阅以往记录，避免重复检查、重复用药。开药时使用医保专用处方，注意药量及适应证不能超限，超价处方或检查须经有关人员审批。提示异地医保或新农合患者的门诊费用报销规定须咨询当地医保或新农合管理机构。

（3）化验、检查、取药

定点医院医务人员应坚持"以病人为中心"的服务准则，按照因病施治的原则，合理检查、合理治疗、合理用药，严格掌握各项化验检查的适应证，执行当地卫生部门规定的检查化验结果互认制度和门诊处方外配制度。医保处方应分类保存，有条件的医院药房应实行进、销、存的数字化管理，杜绝以药换药等行为。参保人员要求到定点药店购药时，医院应按规定提供外配处方。优化就医流程，减少各个环节的排队等候时间，及时回报检查化验结果，为参保人员提供优质高效的服务。

2. 急诊就医管理

定点医院医保科和急诊科工作人员须了解医保患者急诊就医的管理规定，核实患者身份。通常参保人员患危、急、重病时可就近急诊抢救治疗，也有的医保经办机构规定须选择医保定点医院。参保人员在外地或本地非定点医疗机构救治，一般需要在规定时间内向相应的医保经办机构备案，并保存相应的就医资料和收费单据以备报销。

定点医院经治医师应当按照卫生行政部门规定规范书写急诊病历，做到用药处方、检查单与急诊病历记录相符，并在医保手册上记录本次就医内容。采用电子病历的医院，应保存电子信息，以备医保管理部门监督检查。参保人员病情稳定后应及时转到普通病房治疗。

3. 门诊统筹就医管理

门诊统筹是门诊医疗保险的一种实现形式，将参保人员的部分门诊费用纳入医保报销，由统筹基金和个人共同负担。门诊统筹的保障方式主要有门诊通道式统筹和门诊特定病（或称门诊慢性病、门诊大病）两种模式。此外，由财政或企事业单位筹资的公费医疗（保健干部）、离休干部门诊费用通常都由相应的管理机构统筹支付，无个人账户和封顶线限制，也是各级医保管理机构和医院须加强管理的内容。

承担门诊特定病初审的医务人员应提供真实、可靠、准确的疾病证明材料，鉴定专家要严格遵守医疗保险的有关规定，秉公办事，严格审批。医保科工作人员要严把初审关，准确执行医保政策，确保所送达材料的真实性和完整性，公开、公平、公正，做好政策宣传，热情为参保人员服务。

定点医院可为病情稳定的医保门诊特定病、离休干部、公费医疗患者提供一站式便捷服务通道。接诊医生应规范书写门诊大病诊疗手册，定时对患者治疗情况做阶段小结，所开的化验、检查、药品、治疗应符合医疗保险的有关规定，并记录在医疗手册内，不得超量、超病种、超范围用药。医保科应设立相应的门诊大病处方、诊疗审批和监督管理制度。医院对门诊大病处方和单据应单独保存备查。

4. 医保窗口管理

与医保患者有关的大量事务需要医保科来处理，设置医保窗口可方便参保人员，完成接待咨询、医保慢病门诊、医保审批、出入院审核等业务。

医保窗口人员应熟悉窗口服务内容和流程，注意沟通技巧，加强服务理念，提高解决纠纷和与相关部门协调工作的能力。

医保窗口可为参保人员现场答疑解惑，并提供多种形式的医保知识宣传渠道，例如宣传栏、电子滚动屏、自助查询机、宣传单等，使各类医保患者了解就医流程，解决其就医中遇到的问题和困难。

医保窗口可建立医保大病门诊绿色通道，派全科医师（或内科医师）出诊，出诊人员可相对固定，方便为门诊大病（或门诊慢性病、门诊特殊病）、公费医疗、离休干部开药和检查、治疗。患者也可持专用手册在各专科门诊就医，然后到医保窗口审核后计费。

医保窗口可完成各种医保审批和审核功能。例如门诊慢病、公费医疗、离休干部等患者门诊大额处方和检查的审批；异地安置、工伤、生育患者的备案与门诊治疗审核；急诊报销、外转报销、门诊慢病申请鉴定等申报材料的接收；住院患者植入材料、血制品、人血白蛋白等特殊治疗和用药的审批等。

医保窗口可进行出入院审核。医保入院审核应根据病种和入院原因区别医保、生育、工伤、普通患者等不同的患者类别和费用支付渠道，按病种付费的还应注意是否走该病种的费用支付方式，在入院证和信息系统中做出相应标识。出院审核应根据出院诊断再次鉴别患者类别和费用支付方式，并审核费用情况，发现问题及时协调处理，在出院前解决。对未联网结算的参保患者相关资料进行审核盖章，方便患者回当地报销医疗费用。

（二）医院医保住院管理

1. 医保入院管理

（1）入院审核

医保窗口应根据患者就医凭证和相关政策，进行入院前审核，确认参保人员身份与医保类型。入院审核的主要内容有两方面。

①接诊医师开入院证时，须核实医保（新农合）手册与患者本人是否相符，在诊疗手册上记录入院原因，应有明确的须住院治疗指征。对于外伤患者，应记录受伤时间、地点、原因等。

②医保窗口工作人员根据身份证、医保（新农合）手册等证件，再次核实患者身份，

并审核病种，在入院证上加盖相应的标识章。

（2）入院审核注意事项

①医保患者未带相关证件或证明的，可先按普通患者入院（告知科室按医疗保险患者管理），待证件齐全后尽快到医保窗口办理手续，转换成相应的医保类别。

②因入院时不易判断或入院后病情有变化、出院前须重新界定支付类别的（例如生育与病理产科的界定、因出入院诊断不同须判断是否按单病种结算等），应能从信息系统中更改患者类别，并冲销和重新上传费用。

③发现冒名住院或提供虚假外伤证明等违规情况时，应将其医保转成普通患者类别，必要时通知医保经办机构。

④对于二次返院（即同一患者出院后再次入院）的间隔时间，一些经办机构有限制条件和审批流程，例如须大于10天，若未超过而再次入院则须符合一定的条件（例如出院后病情有变化，急、危、重症等），经医保经办机构或医院审批后方可办理或转成医保手续。

⑤医疗费用依法应当由第三人负担，第三人不支付或者无法确定第三人的，由基本医疗保险基金先行支付。基本医疗保险基金先行支付后，有权向第三人追偿。但在目前的医保运行实践中，政府和各医保经办机构尚未制定具体的实施办法，如果由医保基金先行支付，医院则有违规的风险，所以须和相关的医保经办机构协商解决。

2. 医保在院管理

（1）严格出入院标准

按照卫生部门的《病种质量控制标准》，掌握出入院标准，不得挂床住院、轻病住院；对于在短时期内二次返院的医保患者病历应在入院记录中说明原因，不可人为地分解住院；参保人员住院后应将医保手册放在护理站保管，临床科室核对人、本一致后方可入住，出院时归还，严禁冒名住院；科室应在病人一览卡、床头卡上加盖分类标识章以方便管理；外伤患者的医保手册、证明材料、住院病历中记载的致伤原因应一致，若发现异常应及时核实解决。

（2）病历与计费管理

病历是患者就医过程中的重要记录，在一定程度上反映出医院的技术水平和服务质量，也是医保经办机构进行监督检查的主要途径之一，医院在医疗收费中执行卫生、物价部门《医疗服务项目价格》的情况，是监督考核和返还医疗费用的重要依据。因此，医疗保险对病历书写的准确性、全面性、完整性，以及医疗收费的合理性等方面提出了更高的要求。一些医院设置有"出院患者费用审核处""医保费用审核处"等机构，或医保科有专人进行病历和费用的审核或抽查。

医保病历的检查重点有：是否符合出入院标准；费用、医嘱、报告单是否一致；使用药品和植入材料是否规范、限定用药是否符合要求等，即合理检查、合理治疗、合理用药、合理收费。医保患者住院病历中，主诉、现病史、既往史及病程记录，应详细描述病情转归、治疗方案的调整，转院治疗的病人应将前期用药情况详细记录在现病史中，以体现后续治疗的连续性及用药依据的完整性。因病情需要使用基本医疗保险目录范围以外的药品和诊疗项目时，医务人员应履行告知义务，向患者说明自费项目使用的原因、用量和金额，患者或家属同意后在《自费项目同意书》签字后方可使用。

（3）医保审批

根据不同的业务项目，医保经办机构通常设定医院医保科审批和初审两种权限。由医院医保科负责审批的项目一般有大额处方、血液制品、植入材料、特殊检查及治疗等；由医院医保科初审、医保经办机构审核的项目一般有门诊慢性病的鉴定和年审、异地外转就医的审核和费用报销；由单位医保专管员初审、医保经办机构审核的项目一般有异地安置、异地急诊、生育、工伤人员的就医审核和费用报销。医院医保科应根据各个经办机构对不同业务项目的政策规定，结合医保信息系统的操作流程以及医院内部的业务流程，制定出科学、合理的审批制度，各级审批人员应认真审核把关，各业务经办人应将审批材料定期整理、归档备查。

（4）几种住院类型的管理

第一，家庭病床管理：家庭病床是指符合住院条件的参保人员，因本人生活不能自理或行动不便，住院确有困难而在其家庭或社区定点医疗机构设立的病床，一般由社区定点医疗机构提供管理服务。可以申请家庭病床的情况通常有：一是治疗型，诊断明确，可在家庭进行治疗、护理的患者；二是康复型，在出院后恢复期仍须进行康复治疗的患者；三是照顾型，包括疾病晚期、需要姑息治疗和减轻痛苦的患者，自然衰老、主要脏器衰竭、生活不能自理者；四是等待入院型，择期手术的患者可以先进行术前检查或治疗，等到病床空出，就可以直接进行治疗及手术，减少住院的时间，提高床位周转率，减少部分住院费用（例如床位费、护理费、空调费等）的支出。

家庭病床服务是我国初级卫生保健的一种重要组织形式，在许多省市已纳入基本医疗保险支付范围。医保经办机构对家庭病床每一建床周期一般规定在 2~6 个月之内，确须继续治疗的，须重办登记手续。定点医疗机构对家庭病床应建立规范化管理要求，包括家庭病床建床、撤床条件，会诊、转诊条件，病案文书，查房内容和程序，医务人员工作职责，医疗风险防范措施，医保管理规定等。

第二，日间病房管理：日间病房是根据常见病、多发病经简短观察治疗即可出院的特点，专为该类患者设计的短、平、快式医疗服务。日间病房是目前国外比较流行的新型治疗模式，在国内一些医院也已经开展，常见的有日间手术病房、日间化疗病房等。这种新模式能够缩短患者无效住院时间，减轻患者经济负担，提高床位使用率，有效缓解"住院难"的问题，提高医疗资源的有效利用率。

推行日间住院模式有利于医改的顺利进行，深入开展日间病房更需医保的支持。目前一些省市的医保经办机构已将日间病房费用纳入医疗保险支付范围，定点医院须协调并明确各类医保政策以确保日间模式的顺利开展。在支付方式上，有的地区按"门诊统筹"或"特殊门诊"类别报销医疗费用，有的地区按普通住院对日间病房费用进行结算。定点医院对日间病房应实行病房化管理，建立日间病房管理制度，积极探索与日间病房管理相适应的新机制。例如建立以临床路径为指南的标准化诊治流程、病人准入制度、离院评估制度、医保报销办法等管理制度，全面保障医疗质量和医疗安全。

第三，单病种管理：单病种付费是指医院对单纯性疾病按照疾病分类确定支付额度的医疗费用支付方式，其理论基础和方法学是循证医学和临床路径。单病种付费方式降低了患者的医疗费用，主要针对诊断明确、技术成熟、治疗流程和效果可控性强的外科常见病和多发病，疾病复杂多变、病种价格测算复杂等原因影响到单病种限价的持续推行。医院医保科须与医务科协作，健全落实诊断、治疗、护理各项制度，通过对患者入院诊断、手术、治疗、费用、住院日等信息的跟踪监控，根据临床路径的实施情况，为临床科室及时反馈相关信息，结合医保按病种付费制度，在确保医疗质量的前提下，合理控制医疗费用。

第四，专科疾病管理：为合理使用医保基金，一些医疗保险经办机构对专科医院中的专科疾病实行按床日付费结算管理，例如精神专科疾病。床日费医保基金支付标准按专科定点医疗机构级别或病种制定，根据物价变动等因素做适当调整。专科医院医保科应制定相应的管理办法，例如防止虚记床日天数等违规现象；对因患躯体性疾病等原因造成医疗费用过高的特殊病例，应向医保经办机构特殊申报审核；向医保经办机构争取合理的床日费支付标准。

第五，生育保险管理：在社会医疗保险制度中，生育保险与医疗保险属不同的险种，而在新农合制度中则通常为统一管理。因此，医院应根据不同的生育保险医疗费用结算有关文件，制定相应的管理办法，进行出入院流程设计和实施相应的临床路径，各级医师应严格执行相关规定，患者出院时执行相应的支付方式。

第六，工伤保险管理：医院工伤管理涉及的科室有医务科、医保科、外科、康复科等。与医疗保险、生育保险类似，工伤保险管理也须根据不同的工伤保险管理机构的政策制度，制定相应的管理办法。例如：入院时注意区分医疗保险与工伤保险；是否属联网结算；提示工伤保险参保人员到相应的省、市医保工伤科履行鉴定和备案手续，确保患者正常享受工伤待遇；患者住院后，各级医师应严格执行相关规定，合理检查、合理用药。

3. 医保出院管理

医保患者出院前，临床科室应注意出院带药不可超范围超量、核对医疗费用清单和医保支付方式等事项；对于未联网结算的异地医保、新农合患者，应提示其备齐费用报销材料并到医保窗口审核盖章；参保患者符合申请门诊大额疾病的，出院后复印住院病历到医保科审核申报。也可将注意事项印刷在出院证或专用宣传单上，方便患者及时查阅。

（三）医院医保转院管理

1. 双向转诊

双向转诊是指在城乡基层医疗卫生机构（即病人所在地的城市社区卫生服务中心和农村乡镇卫生院）首诊的危重和疑难病症病人，及时转到具备相应条件的医院（包括城市的大医院和农村的县级医院），并将在医院经治疗病情已稳定需要康复的病人和被确诊需要长期治疗的慢性病病人及时转基层；双向转诊有时也可包括城市的大医院和农村的县级医院之间的互转。建立双向转诊制度的出发点是让一般常见病、多发病在基层卫生服务机构就可以得到解决，大病等疑难杂症在大中型医院或专科医院进行诊治，实现病人的合理分流，真正实现"小病在基层，大病在医院"的合理格局。

基本医疗保险的可持续发展也面临人口老龄化和慢性病带来的挑战，影响医保基金的安全，因此促进基本医疗保险与双向转诊有机结合，在优化卫生资源配置、促进病人合理分流、降低医疗费用、节约医保资金等方面具有重要意义，有利于医疗保障制度的改革。卫生和人社部门通过在不同级别医疗机构就诊实行不同的收费标准、起付线、报销比例等方式来引导患者，还有的地区通过确定首诊和转诊医院的方式来分流参保人员就医。在目前的实际操作中，即使在同一统筹地区内转诊转院，也须在不同的医疗机构间重新办理出入院手续。基层医疗机构和医院应根据双向转诊的标准和流程，制定相应的管理办法。

2. 异地转诊

异地转诊是指当地医疗机构无能力、无设备诊治的疾病，经医保经办机构批准，转往异地更高级别医疗机构诊治的一种行为。随着社会经济水平的发展，人们对医疗服务质量和技术水平的要求也越来越高，转院已成为临床中的常见现象。目前，参保人员向统筹地区以外的医院转诊，很多无法实现联网结算，需要患者先按自费结算，出院后回当地报销医疗费用。对于省会城市大中型医院特别是三甲医院来说，既有来自本省各市县的上转病人，也有转往异地（特别是北京、上海、天津、广州等地）的本省患者，因此医院医保科应根据不同医保经办机构的转诊管理制度，制定相应的管理办法。

参保人需要转诊到外地就医，一般须由主管医生提供病历摘要，提出转诊理由，填写转诊申请表，经科主任签署意见，送医保科审核并加盖公章，到医疗保险经办机构核准。转诊转院就医管理的关键是把好转诊条件关、转诊资格关和费用审核关。要求严格掌握转诊的条件：一是经当地最高水平的会诊仍未确诊的疑难病症；二是当地无设备或技术诊治抢救的危重伤病人。转诊资格必须严格控制，原则上只有统筹地区最高级别的综合和专科定点医疗机构才有提出转诊的资格。费用审核主要是要求参保人提供较齐全的材料，包括住院病历复印件、疾病诊断证明书、费用明细清单、有效收费收据和医疗保险证件等，对属于基本医疗保险统筹基金支付范围内的住院医疗费用，按当地有关规定审核报销。

三、参保人员就医管理

　　医疗保障能够在人们因疾病、工伤、患职业病、生育需要医疗服务和经济补偿时，向其提供必需的医疗或经济补偿，因此它不仅关系到千家万户，而且关系到社会安定和经济发展。定点医疗机构是医疗保险系统中卫生服务的提供者，也是落实医疗保险政策的场所。医院医保管理者须制定各种医保流程并规范实施，为各类医疗保障人群就医提供良好的服务。

（一）参保人员门（急）诊就医

　　从医院医保部门管辖的医疗保障人群看，归属人力资源与社会保障部门管理的省、市医保大部分实现了属地内的联网结算，方便了参保人员，对医院的制约性也较大；而行业医保、异地医保、新农合等联网率则较低，参保人员就医报销不便，医院的相应管理也较难规范。基本医疗保险和新农合都实行属地管理，医保经办机构的多重性带来了医疗保险政策的复杂性，各类参保人员的管理办法、享受待遇和结算方式各不尽相同，使医院的管理难度加大。在全民医保的形势下，发展趋势应是构建一体化社会医疗保险体系，整合基本医疗保险和新农合医疗基金，实现跨区域统一结算。建议政府对医疗保险统筹安排、合理规划、加快信息化建设，以更有利于参保人群就医和医疗机构管理。

　　无论是医保还是新农合患者，对于定点医院来讲，基本上都可以分为信息系统联网和未联网两大类型。已联网的多为属地内的医保和新农合经办机构，例如省、市医保中心和市新农合管理中心，医院与其建立了各自的信息接口系统，签订了医疗服务协议，在就医和结算等方面都极大地方便了参保人员，对医院的监督管理制约性也较强；未联网的主要为行业或单位（如电力、铁路系统）医保、异地医保、异地新农合等，参保人员就医和费用报销不便，医院的相应管理也较难规范，一般只能通过提供就医凭证和转诊表审核、病历复印、费用清单打印等方式来做好医保相关服务。

对于各类参保人员来说，到医院就诊须最先了解的是就医流程和支付政策。医院医保科可应用简单明了的流程图、通俗易懂的文字描述等进行医保宣传。

（二）参保人员异地就医

参保人员异地就医主要有因病情需要转外地治疗，长期在外地工作、生活的异地安置，以及因出差、探亲、旅游等在异地急诊住院三种形式。如果两地之间已实现实时结算，则可以在履行有关手续后在出院时同参保本地人员一样只支付自付费用；在未实现异地联网结算的情况下，医疗费用须先全自费垫付，出院后按各医疗保险经办机构规定的结算办法和标准执行，凭单位证明、诊疗手册、住院病历复印件、诊断证明书、费用明细清单和出院发票，给所在单位医保专管员审核后统一到医保经办机构按规定报销。

第九章　医院档案管理信息化建设

第一节　医院档案共享服务信息化建设

一、医疗档案的信息特点与共享服务策略

（一）医疗档案信息的基本特点

1. 医疗档案的信息真实性

众所周知，患者个人的医疗档案信息不仅是司法鉴定的重要凭证，而且是医保取证的基础性材料，所以其真实性是医疗档案最重要的特点。

医疗档案在形成的过程中，如果存在任何与事实不符的信息，其也就失去了应有的法律效力。医疗档案信息是指医务人员亲自书写并签名的关于患者各方面的检查、化验、影像信息以及临床诊疗方案。

初诊时根据患者自身的情况记录患者近期或长期的身体各方面的状态，医务人员采取我们通常所说的"望、闻、问、切"进行记录，该原始记录如实地反映了医务人员为病人诊治的全过程，保证了日后对医疗档案信息的借鉴与利用。

2. 医疗档案信息的准确性

医疗档案在形成的过程中，不仅要具有真实性还要具有准确性。如果说，医疗档案信息的真实性是第一性的话，那其信息的准确性就是第二性。医疗档案信息的准确性包括两个方面。一是内容的准确性。患者在就医的过程中似乎都有这样的经历，医务人员书写的信息无法辨识，即使是其他的医务人员也很难辨识，这就容易引起不必要的问题，甚至会引起医疗纠纷。因此，医务人员在书写医疗档案信息时，一定要注意内容的准确性，字迹工整，文笔通顺，不得涂改。二是医疗档案书写内容的准确性，诊断结果要依据多方面的检查结果。医务人员在书写患者医疗档案时，要根据患者各方面化验结果、影像报告、物理诊断等多方面综合信息确定执行医嘱，以保证医疗档案信息的准确性。

3. 医疗档案的信息集成性

医疗档案的信息是具有集成性的，所谓集成性就是强调患者医疗档案的形成是需要一段时间的，甚至需要一生的时间。患者到医疗机构就医，初始挂号，就在医疗机构信息系统自动生成专属患者自己的账号，初步形成医疗档案，接下来的一切检查报告、化验报告、医务人员的诊治过程都连续地记录到患者的医疗档案中，整个过程直到患者出院才会初步中止。患者出院后定期的复查，或者再次住院的信息都要记录在患者的医疗档案中。这就是医疗档案的集成性特点，该特点决定医疗档案在归档过程中，工作人员不遗漏，不归错，保证医疗档案信息的完整性特点。

4. 医疗档案的信息完整性

医疗档案信息的集成性要求医疗档案信息的完整性。恰恰因为一个完整的医疗档案的形成在时间上是无法确定的，医疗机构才要确定医疗档案信息是否完整连续，是否有遗漏，是否记录患者就医期间所有的报告、诊断、治疗方案，甚至家族病史、基础疾病史等。医疗档案某一方面内容的不完整直接影响到整个医疗档案，在医疗资料的利用过程中作用的体现，会使医疗档案的作用受到限制，给该医疗档案的利用、评价带来困难，所以说，医疗档案信息的完整性是极其重要的。

5. 医疗档案的对象专属性

医疗档案是一种以一个医疗机构为单位集中保存的档案信息类型，这种专属性在形成和利用过程中都有不同程度的体现。每一份独立的医疗档案只有唯一的一个主体，绝不能含有其他任何患者的信息，同一患者不同时期的医疗档案信息应当集中保管。医疗档案的对象专属性利于查找患者专属信息以及医保取证、伤残鉴定。

此外，医疗档案还具有依附载体形式的多样性与来源的广域性特点。第一，医疗档案信息依附载体形式多样性。患者医疗档案信息包括多方面的信息：化验报告——肝功能、血细胞分析、甲状腺功能、肾功能等，影像报告—— X 线、磁共振、CT、心电报告等，还有临床诊断。第二，医疗档案来源广域性特点。目前，各大医疗机构的患者来源渠道主要分两种。一是患者自主到医疗机构就医。二是其他医疗机构转诊。此种形式患者主体的医疗档案信息的完整性更应得到医疗机构的注意。

(二) 建立三级甲等医院医疗档案信息共享服务策略分析

1. 三级甲等医院医疗档案信息共享服务策略的可行性

医疗档案信息在医、教、研上具有重要的价值与意义，不仅是记载患者病情的医疗文书，医疗教学的基本资料还是医疗机构管理与决策的重要依据。同时，医疗档案还是医务人员科学研究的基础性材料。因此医疗档案信息已经受到各大医疗机构和医疗卫生高等院校的重视。三级甲等医院医疗档案信息共享服务在现行社会对信息共享的需求、国家政策的支持、现代化信息技术的支撑以及经济发展的推动下具有一定的可行性。

（1）国家政策给予二级甲等医院医疗档案信息共享服务策略的支持

随着经济的快速发展、社会的不断进步，人们的生活水平日益提高，饮食与作息越来越不规律，人们患病的概率显著提高，高血压、糖尿病、心脑血管病已经成为普遍疾病。目前，国家对医疗卫生事业高度重视，提出建设现代医疗机构信息化体制。党和国家全面支持医疗机构数字化建设。

作为社会主义文化建设和精神文明建设重要内容的档案管理工作必须顺应现代科学发展日新月异的潮流，按照《中华人民共和国档案法》提出的采用先进的技术，实现档案管理现代化的要求，积极稳定地开展档案现代化管理工作，为更好地弘扬社会主义先进文化和全面提高档案管理服务能力和水平做出应有的贡献。这些在政策上给予医疗档案信息资源网络化共享很大支持。

（2）现代信息技术对三级甲等医院医疗档案信息共享服务策略的支撑

计算机技术和网络技术的迅速发展，引起了信息产业的变革。计算机技术改变了信息处理、信息存贮的方式，网络实现了信息的快速传递。当今社会一个国家的信息技术水平已成为衡量其综合国力和现代化程度的主要标志。医疗卫生事业的快速发展也要求医疗机构实现医疗档案信息管理手段的现代化、科技化、网络化。实现医疗档案信息资源的网络化共享与计算机和网络技术的发展密不可分。

（3）经济的发展为三级甲等医院医疗档案信息共享服务策略提供物质支撑

经济基础决定上层建筑。当今社会任何方面的发展与进步和物质基础是分不开的。目前，党和国家越来越关注人们的身心健康。目前我国医疗卫生体系最严重的问题就是，医疗机构与医疗机构之间信息闭塞，无法实现医疗档案信息互通、医疗档案信息共享，"信息烟囱""信息孤岛"等现象极其严重，这些问题已经严重制约了我国医疗卫生事业的健康发展，党和国家以及各大医疗机构为了改变此现状，加快医疗档案信息共享建设，投入大量人力、物力，构建数字化程序，推广建设城乡医疗档案信息共享、远程会诊的医疗卫生体系。

（4）社会对三级甲等医院医疗档案信息共享的需求

随着医学事业的发展，医疗机构与医疗机构之间的学术交流在现行社会是尤为常见的，如果医疗机构能够分享到其他医疗机构医疗档案信息资源，那么医务人员职业生涯中的诊断、治疗实践，诊疗技术以及诊疗水平将会极大地提高。

同时，人们的健康理念也发生了质的变化，自我保护意识增强，患者有权知道自己的健康状态，有权详细了解相关的医疗档案内容。人们希望借助医疗档案信息来增加健康透明度，通过使用医疗档案信息来维护自身的合法权益。

2. 三级甲等医院医疗档案信息共享服务策略的必要性

（1）提高国民身体素质的需要

改革开放以后，人民生活水平日益提高，社会节奏不断加快，亚健康日益严重。人们越来越关注自己的身体健康状况，急于知道自己身体状况的具体信息。实施医疗档案信息共享，无论患者到任何医疗机构就诊，医务人员根据医疗档案信息共享平台，可以及时掌握患者的医疗档案，更好地进行诊治，提高患者的身体素质，使国民的整体身体素质提高。

（2）实现优质医疗资源共享

现今社会医疗资源分布不合理，优质医疗资源集中在大城市中的大型医疗机构，地方医疗卫生资源、诊疗和服务能力严重欠缺；不同地域、不同医疗机构之间条块分割现象严重、信息沟通渠道不畅、缺乏组织协调机制，甚至处于无序竞争状态；各医疗区域间、医疗机构间的医疗服务能力差距悬殊，不仅在医疗规范化建设方面相对落后，在医疗服务质量方面也差强人意；目前我国医疗卫生体系最严重的问题就是，医疗机构与医疗机构之间信息闭塞，无法实现医疗档案信息互通、医疗档案信息共享。建立医疗档案信息共享服务，可以实现优质医疗资源共享。医务人员根据信息平台的信息，借鉴科学、先进的诊疗方案，提高疾病的治愈率，减少术后并发症。

3. 对症施治，化解疑难杂症

环境污染日益严重，食品安全不断出现问题，国民饮食结构不均衡、作息不规律的影响，国民罹患疾病的概率提高，疑难杂症明显增多。而各个医疗机构诊治疾病的数目是有限的，遇到疑难杂症通常无任何经验，从而影响疾病的治愈率。实施医疗档案信息共享服务，可以使医疗机构的医务人员及时地利用数据平台、借鉴相关治疗方案，与国内、外有经验的医务人员进行技术交流，查阅先进医学资料，总结医务工作经验，交流工作心得，促进医务工作人员的医疗技术水平。

4. 三级甲等医院医疗档案信息共享服务策略的作用

（1）有利于发挥医疗档案的凭证作用

档案的凭证价值是档案不同于其他各种资料的最基本的特点。档案是确凿的原始材料和历史记录，它可以成为考查、研究和处理问题的依凭，认定法律权利、义务与责任的依据。

由此可知，医疗档案对于医、教、研各个方面具有凭证价值。医务人员根据患者以往医疗档案信息即既往史——过敏史、外伤史、手术史，以往基础疾病——高血压、糖尿病、心脑血管病，遗传病史——传染病史、家族史来进行医务处理。在医学教学方面，根据以往医疗档案信息总结疾病规律，应用于临床治疗。相关科研人员根据大量共享的医疗档案信息，根据大量数据与实验结果，总结病情转归规律，应用于临床治疗与教学活动中。

（2）有利于促进医疗技术交流提高

社会整体角度考察，档案不仅是人类社会实践活动的记录者、承载者；作为凭证与信物，档案之中还积淀、凝聚着丰富的文化内涵，是人类社会发展所必需的精神文化财富，也是人类文明进步的阶梯。大量医疗档案信息存储于信息共享平台，由专业的档案工作人员定期地进行信息处理与维护，从而有利于医疗事业文化积累。传统的纸质病历因为数量众多，而医疗机构医务科的病历储藏空间有限，大量医疗档案无法安置在指定位置，不利于相关人员的查找。目前众多医疗机构已经实施院内信息共享，然而各个医疗机构诊疗患者是有限的，医疗档案信息也是有限的，建立医疗档案信息共享平台，可以把尽可能多的信息由专业医务人员从医学角度编辑、整理、分类，作为医疗事业的文化积累实现医疗机构医疗档案信息共享，可以实现各级医疗机构医务工作人员互通有无，加强交流，提高医疗水平，扩大各级医疗机构的诊疗范围，节省医务人员流动，提高诊疗效率，真正实现了医疗服务均等化。有利于博采众长，促进中西医的发展与交流，实行医院档案信息共享，可以使医务人员及时地利用数据平台、数字化图书室，与国内外优秀的医务工作者进行技术交流，查阅先进医学资料，总结医务工作经验，交流工作心得，促进医务工作人员的医疗技术和诊疗手段。

（3）有利于实现优质医疗资源共享

优质医疗资源集中在大城市中的大型医疗机构，地方医疗卫生资源、诊疗和服务能力严重欠缺；不同地域、不同医疗机构之间条块分割现象严重、信息沟通渠道不畅、缺乏组织协调机制，甚至处于无序竞争状态；各医疗区域间、医疗机构间的医疗服务能力差距悬殊，不仅在医疗规范化建设方面相对落后，在医疗服务质量方面也差强人意；建立医疗档案信息共享服务，可以实现优质医疗资源共享。医务人员根据信息平台的信息，借鉴科学、先进的诊疗方案，提高疾病的治愈率，减少术后并发症，有利于实现优质医疗资源共享。

（4）有利于准确判定医疗责任（医患纠纷）

档案所特有的原始记录属性使其成为令人信服的、系统完整的真凭实据。医疗档案信息产生于医务人员工作实践之中，具有真实可靠、系统翔实的特点。医疗档案信息包含着所有医务人员在治疗过程中用的治疗方案与病情变化，记载着医患双方应承担的法律、经济等权利与义务，一旦就此产生疑问、争执甚至出现矛盾纠纷时，医疗档案信息都具有无可辩驳的证据作用，可以有效地平息矛盾冲突、解决相关的利益归属问题，是确保国家整体利益以及所有医患双方正当、合法权益不受侵犯的真凭实据。

二、医疗档案信息共享服务策略的基础与保障

（一）三级甲等医院医疗档案信息共享服务策略的系统基础

1. 临床信息系统（HIS）

该系统是保障医疗卫生服务机构正常运转的重要保障系统，是实现医疗机构医疗信息系统的最原始的组件。其主要模块为在门诊工作中的挂号系统、收费系统、医生工作界面、护士工作界面、入院缴费系统、出院结算系统、药局输液室管理系统等。

2. 图像存储与传输系统（PACS）

在医疗行为的实施过程中，通过各种数字化辅助检查设备，如 MRI、CT、X 线等，其产生的检查结果为大信息量的数字化影像信息，这样就要求对其采集、存储、诊断、输出等大量信息处理等，必须有专门高效的信息处理系统。

3. 检验信息系统（LIS）

在对临床采集的各种样本进行检验分析的过程中，为保证各步骤间的顺利进行和完美契合，必须有一整套完整的、能够对各个步骤的平均处理时间做深入分析的系统，进而找出各检验步骤间的合理而又协调的规律，合理增加样本在处理环节上的运行效率。

4. 电子病历系统（EMR）

医生可以通过该系统应用数字化手段记录患者在医疗过程中病情变化以及医疗过程，数字化病历管理可以使医生方便快捷地进行信息查询和既往病历数据统计。这既实现了病历管理形式的革命，更重要的是实现了医学信息的交流的变革，为医疗档案价值的充分实现提供了一个高效的转化平台。

5. 临床数据分析系统

这是集临床数据采集、储存、分析整合、管理统计于一体的迎合复杂临床工作需要的系统。其先进性为包含大量专业的临床数据，还积累了大量一线临床医学专家的时间经验共识。通过标准医学数据和临床专家的经验共识，系统能够为医护人员在医疗过程中提供病人和数据之间准确的关联信息提示，为患者提供及时合理的治疗，并能够满足临床数据统计分析的需求，为临床实践的科学研究提供高效平台。

6. 临床医疗与科研信息共享系统

医疗档案信息共享服务为医护人员及患者都提供了无尽的方便快捷，它还有一个更有意义的价值在于把临床数据转化为科研数据。临床医疗与科研信息共享系统确保了医疗工作以及科研工作的高效进行，确保了研究信息采集的及时完整性以及数据信息处理的速度、深度和广度。

（二）三级甲等医院医疗档案信息共享服务策略的现实基础

1. 已经建立层次分明、相互联系的医疗体系

为解决社会医疗资源配置不合理，优质医疗资源多向大城市、大医院集中，基层卫生资源、医疗和服务能力严重不足等问题，医疗卫生体系之间已经加强联系。优秀的医疗技术人员集中分布在大城市的三级甲等医疗机构，导致其他低级别医疗机构很难实施较难、较复杂的高级别手术，遇到此类情况，一般邀请经验丰富的医生来做手术。偏远城市的低级别医疗机构遇到复杂的病情，一般通过远程会诊，与经验丰富的优秀医生建立联系，共同确定治疗方案。

2. 比较完善的网络环境

随着经济的快速发展、科技的迅速进步，医疗卫生体系网络日趋完善。全国三级甲等医疗机构普遍实行远程会诊系统。远程会诊，就是利用电子邮件、网站、信件、电话、传真等现代化通信工具，为患者完成病历分析、病情诊断，进一步确定治疗方案的治疗方式，它是极其方便、诊断极其可靠的新型就诊方式，它与邮件的紧密配合，有力地带动了传统治疗方式的改革和进步，为医疗走向区域扩大化、服务国际化提供了坚实的基础和有利的条件，也为规范医疗市场、评价医疗质量标准、完善医疗服务体系、交流医疗服务经验提供了新的准则和工具。

3. 社会公众健康意识提高

随着社会公众健康意识提高，实施医疗档案信息共享，人们可以比较系统地掌握自己的健康状况，无论患者到任何医疗机构就诊，医务人员根据医疗档案信息共享平台，可以及时掌握患者的既往史、基础疾病史以及家族遗传史，从而更好地进行诊治，提高患者的身体素质。

4. 医疗档案信息共享服务实施中医务人员素质明显提高

（1）医务人员个人职业道德的进步

众所周知，医疗机构的病案室长期处在封闭与隔离的环境中，医务人员的工作通常容

易被忽视。鉴于此问题，我们要强化医务人员的理想建设，树立坚定的职业信念与优秀的职业道德。医疗机构要以强烈的事业心和高度的责任感，认真负责的工作态度和一心一意的服务思想开展医疗档案信息共享管理工作。在医务人员的工作中，要有爱岗敬业精神，坚守岗位，认真负责，任劳任怨，全心全意为医疗机构和患者服务。

（2）提高了思想政治素质

医疗档案管理工作的政治机要性很强，所以医疗机构的医疗档案管理人员要讲政治。医疗机构医疗档案管理的医务人员一定要具有较高的政治素质和强烈的责任感。医疗机构医疗档案管理的医务人员的首要政治目标就是要做好医疗档案的保密工作。一旦造成医疗档案的丢失、泄露，将会给社会、医疗机构以及患者带来无法估量的损失和影响。

（3）提高了医务人员的专业技能

医疗机构医疗档案管理人员必须不断学习、不断进步，掌握医疗档案信息管理的新方向，因为医疗档案工作的业务性很强。在社会主义市场经济条件下，医疗档案管理人员必须更新和掌握新知识，因为医疗档案信息管理工作面临许多新情况、新问题。实现医疗机构医疗档案信息化管理是时代发展的必然趋势，在现代医疗卫生信息的掌握和医疗机构的日常管理中有着重要的作用。长期以来，我国医疗机构一直在积极推动医疗档案信息化的管理工作，并初步取得了一些成效，但是医疗机构医疗档案信息化管理的道路依然任重而道远。

（三）三级甲等医院医疗档案信息共享服务策略的保障要素

1. 三级甲等医院医疗档案信息共享服务过程中体制逐渐创新

三级甲等医院医疗档案信息共享服务过程中体制逐渐创新，指的是二级甲等医院在医疗档案信息共享服务过程中的机构设置与权限划分。在此之前，各地三级甲等医院医疗档案管理缺乏统一的管理模式，机构设置混乱，权限划分不明确。现今，三级甲等医院拥有完善的机构设置，拥有医疗档案信息存储部门，医疗档案信息安全维护部门以及医疗档案信息临床与科研相结合部门，各部门权限划分明确，不得干预其他部门的相关工作。

2. 三级甲等医院医疗档案信息共享服务过程中制度日趋完善

医疗档案信息共享服务过程中制度日趋完善，各三级甲等医院规范了医疗档案信息共享服务的范围，建立严格的医疗档案信息共享服务归档制度确保医疗档案信息完整性，规范医疗档案信息共享服务信息录入的有效性（时效性），建立医疗档案信息共享服务备份系统，保障医疗档案信息的安全性，确定医疗档案信息共享服务过程中的个人隐私安全。实现三级甲等医院医疗档案信息服务，完善的共享制度是具有约束作用的，是必不可少的前提条件。

3. 医疗卫生体系加强投入

为了促进医疗卫生体系的健康发展，实现优质医疗资源共享，目前不止医疗体系加大了投入，各大医疗机构也不断加大经济投入，聘请专业技术人员，专门负责软件的开发，建立数字化医疗机构，研发医疗档案信息共享系统。

三、医疗档案信息共享服务策略的实践

（一）三级甲等医院医疗档案信息共享服务网络

1. 建立三级甲等医院医疗档案信息共享网络

实现医疗机构医疗档案信息共享，关键是建立医疗档案信息共享网络以及如何维护医疗档案信息共享网络信息安全。笔者初步构建了医疗机构内部以及医疗机构之间的医疗档案信息共享服务策略，该服务策略构建的过程中最重要的就是建立信息中转平台，防止大量医疗档案信息直接读取产生的信息拥堵问题。

（1）医疗机构内部

要想实现医疗档案信息共享，首先必须完成医疗机构内部医疗档案信息的充分共享。

第一，科室层次。

医疗行为的展开是通过各临床科室的具体工作实现的，根据各临床科室的工作特点配备专用的医疗信息记录系统，进行医疗工作的数据采集、归档、通信、辅助诊断和工作流管理。其中包括病案管理系统、检验信息系统、检查信息系统、生命体征信息系统、病理信息系统、麻醉监护信息系统、重症监护信息系统、急诊急救信息系统、病房管理信息系统等。

第二，科际层次。

各临床科室专用的医疗信息系统经过电子病历系统对于各临床科室专用的医疗信息的有机配置，把全院所有医疗数据进行统一的拆分与整合，把整合后的信息分配到全院各个职能科室的工作账户终端，进而完成病历的数字化采集、查询和管理。

多种智能化的配套专用软件可以对医嘱和处方录入与医疗规定及常规经验进行全面比对，极大地降低了误诊及错误处置的发生概率。将整合所有这些在科际层面和科室层面信息系统上的全部临床数据，互联至与责任医院管理和财务的 HIS 系统，信息化医院所有业务的过程就将水到渠成。这将为不同医疗机构之间实现医疗档案信息共享以及区域医疗信息共享网络的实现奠定平台。各类专门医疗信息系统的建立是信息化医疗机构的具体实施

方案的基础。其设计和实现彼此之间数字化信息的良好拆分整合，是大数据时代数字化医疗体系落实成败的关键。医疗机构内部各医务人员随时随地输入患者的专属账号，即可查看患者所有医疗档案信息，从而减少了以往众多流程，节约了时间，提高了工作效率。

（2）不同医疗机构之间

医疗机构之间的医疗档案信息的共享由于技术水平、资金投入、法律约束力的欠缺，还处于启蒙阶段，在以往专家研究的基础上，初步建立了一种共享模式。该模式具有如下三个层次。

第一，同城不同医疗机构医疗档案的共享。

由于地域的原因，患者一般在所居住的城市就诊的概率最大。依据患者病情的不同，医疗机构专长领域的不同，患者在几年的时间里，很可能去不同的医疗机构就医，就医期间所形成的医疗档案信息也相应地处于分散的保管。医务人员无法掌握患者以往的病史信息，从而加大治疗的难度。建立同一城市医疗档案的共享会解决这一问题。

第二，省内城市间医疗档案的共享。

从目前来看，我国医疗体系存在很多问题，医疗资源分布不合理，优质医疗资源集中在大城市中的大型医疗机构。由于当地医疗水平的限制，一些患者不得不到省内大医疗机构就诊，如何获得患者真实、准确、完整的病史信息是亟须解决的问题。省级医疗共享平台在实施起来比较复杂，需要患者、相关医务人员以及市级医疗档案信息共享服务平台相关工作人员的配合。此共享过程需要如下步骤：①患者向当地市级医疗机构共享平台提出申请（电子邮件、电话、网络平台留言均可）；②当地市级医疗机构相关工作人员将该患者的病史信息传递到省级医疗档案信息共享平台；③患者医疗机构就医；④相关医务人员在省级医疗档案信息共享服务平台输入患者在该市级医疗档案信息账号，查询相关病史信息；⑤医疗机构医疗档案信息平台将新形成的医疗信息储存并传送至省级信息平台，省级信息平台备份后，传送至所在城市的信息共享平台。

该程序是有些复杂，但总的来说还是利大于弊的，以省级医疗共享平台为媒介传递患者病史信息，而不是直接进入患者之前所处的市级医疗共享平台，从而避免全国大量信息交流的拥堵，信息平台出现故障导致该市级信息平台的所有信息无法获取，做到了保护信息的安全。

第三，全国范围内各省间医疗档案的共享。

基于同一城市与省内医疗档案信息共享服务平台的建设，全国范围内各省间三甲医院医疗档案信息的共享模式就比较简单，但是过程比较复杂。具体步骤如下：①患者向当地市级医疗机构共享平台提出申请（电子邮件、电话、网络平台留言均可）并提供自己所去医疗机构的省份；②当地市级医疗机构相关工作人员将该患者的病史信息传递到省级医疗档案信息共享平台；③当地省级医疗档案信息共享平台与患者即将前往的省级医疗档案信息共享平台取得联系，将患者的病史信息传递到该信息平台；④患者医疗机构就医；⑤相关医务人员在省级医疗档案信息共享服务平台输入患者医疗档案信息账号查询相关病史信息；⑥省级医疗机构医疗档案信息平台将新形成的医疗信息储存并传送至患者所在省份信息平台，省级信息平台备份后，传送至患者所在城市的信息共享平台。

从全国范围来看优质医疗资源多向北京、上海等医疗机构集中，因此应加大资金和技术投入，完善该地区医疗信息平台建设，以防由于大量信息传递，造成信息拥堵。

2. 维护三级甲等医院医疗档案信息共享网络信息安全

（1）影响三级甲等医院医疗档案信息共享网络信息安全的因素

一方面，威胁与攻击是三级甲等医院医疗档案信息共享网络所面临的最主要问题。从一定程度上来说，医疗档案信息共享网络是一个相对开放的网络，相关医务人员可以在任何时间和任何地点登录信息平台获取医疗档案信息。医疗档案信息平台数据资源的共享性与开放性使医疗档案信息共享平台面临着多种威胁和攻击。医疗档案信息共享网络所面临的威胁，不仅表现在网络安全威胁方面，也表现在管理、人员及系统自身的缺陷等方面。另一方面，影响医疗档案信息共享网络信息安全的主要因素。医疗档案信息共享网络信息安全与很多因素有关。不仅包括医疗档案信息共享本身系统技术的因素、管理因素外，还包括人为因素和环境因素。如地震、火灾、水灾、风暴、洪水、雷击等自然灾害都可以引起对医疗档案信息共享网络实体的破坏。当然医疗档案信息共享网络还受周边环境的影响，如电磁干扰、电压不稳、辐射、潮湿、高低温等。目前医疗档案信息共享网络安全威胁的主要因素是人为因素。例如，人为对医疗档案信息系统、数据、系统基础设施的破坏，由操作不规范引发的医疗档案共享信息、数据的破坏以及管理制度不健全引起的医疗档案信息系统的损坏与信息的丢失。

（2）建立三级甲等医院医疗档案信息，共享网络安全管理体系

现实生活中，医疗档案信息安全管理体系是建立在通信系统、信息系统以及信息安全基础上的。医疗档案信息系统管理、医疗档案信息安全法律法规以及医疗档案信息系统安全保障技术这三个层面构成医疗档案信息共享网络安全管理体系，再加上医务人员的专业教育与技术培训体系。

医疗档案信息系统安全保障技术，可以分为五个方面，分别是应用领域、应用环境、安全管理、密码管理、网络和电信传输等。医疗档案信息安全已成为一整套的安全策略和解决方案。对医疗档案信息系统的关键性信息综合运用防火墙技术、虚拟网技术、入侵疾控技术、网络防病毒技术、安全漏洞扫描技术、加密技术、认证和数据签名技术等多种安全技术，形成多层次的信息安全解决方案。

医疗档案信息共享网络安全管理体系，就是要建立安全组织机构和安全管理制度，以维护信息系统的安全。也可称为"四有"：有专门的安全管理机构；有专门的安全管理人员；有逐步完善的安全管理规章制度；有逐步满足要求的安全技术设施。从机构和部门的角度看待行政管理，信息系统安全管理包括：人事管理、设备管理、场地管理、媒体管理、软件管理、网络管理、密码管理、审计管理。上述管理都需要建立健全安全管理规章制度。正如美国著名的前黑人专家凯文所言，计算机安全问题最薄弱的环节不是机器本身，而是人。医疗档案信息系统安全保障技术主要通过法律技术和规范两个方面进行保障医疗档案信息安全的各种法律制度和法律原则。法律规范就是利用与信息活动有关的国家颁布的法律法规规范和调节人与人之间在信息活动之间的社会关系。

医疗档案信息安全法律法规明确医务人员和医疗档案管理人员应履行的权利与义务，依法保护医疗档案信息，惩处违法行为。为实现医疗档案信息共享安全，必须加快立法建设，建立完全适应计算机信息技术发展的安全法制体系，确定医疗机构各部门以及社会各方面在医疗档案信息安全保障中的职责，建立和完善信息安全的监控制度、有害信息的防治制度、信息安全应急保障制度等。医疗档案信息技术标准和医疗档案信息技术规程是医疗档案信息技术规范的两个方面，如计算机安全标准、操作系统安全标准、网络安全标准、数据和信息安全标准等。

医疗档案信息共享管理人员的再教育与培训体系，就是对相关人员进行有关安全教育、职业道德教育、信息保密教育和法律教育。人既是系统的建设者和管理者，也是系统的使用者和维护者。医疗档案信息共享网络信息安全是一个极为复杂的问题，安全是由技术来支持、法律来规范、管理来实现的一项社会系统工程。目前关于信息立法的研究和制定，信息安全技术的发展，信息系统管理的研究正在快速发展中。

（二）规范三级甲等医院医疗档案信息共享服务的范围

医疗档案信息包含了种类繁多、构成繁杂的数字信息。因此，患者入院治疗过程绝对不可能作为确定其范围的唯一标准。以医疗档案共享为基础，从而规划医疗档案共享的范围成为另一必要条件。所有数据信息的共享基础，都是要建立一个平台——大型的共享数据库，而医疗档案共享数据库应该结合医疗文书的特殊性，规范数据的保存构架，落实信息存储的立体化、完整性和独立性。主要从以下几个方面切入。

1. 患者基本信息

患者基本信息包括五个方面。①人口学信息：包括姓名、性别、出生年月日、籍贯、国籍、民族、身份证件、受教育程度、婚姻状况等。②社会经济学信息：包括户籍性质、联系人、联系地址、联系方式、邮政编码、职业、性质、工作单位等。③亲属信息：包括子女健康信息、父母健康信息等。④社会保障信息：包括医疗保险类别、自费与否、医疗保险号码、残疾证号码等。⑤基本健康信息：如外伤史、手术史、过敏史、预防接种史、既往疾病史、家族遗传病史健康危险因素、戒烟戒酒史、亲属健康情况等。这些基本信息是社会个体的特有属性，贯穿患者生存经历，内涵稳定，客观，识别性强。

2. 各类医疗检查信息

随着循证医学的发展，患者住院治疗过程中的检验、检查的数据信息，在医疗档案信息共享过程中变得尤为重要。实现医疗机构间互信的检验检查数据信息的共享有益之处显而易见，不仅可以大幅度地减免重复检查带来的沉重经济与精力负担，还可以减少随身携带检验检查报告及影像资料穿梭于不同的医疗机构之间的不便。同样地，医生可以很方便地应用专属的工作终端，查看患者在其他科室或医院所进行的检验和检查以及相关病历的数据信息。但是目前，由于广域宽带网的发展还存在诸多瓶颈，许多数据信息较大的影像、视频的检查结果很难通过网络快速交换，这成为多类型、大范围内医疗信息共享服务的障碍之一。

3. 疾病防控信息

各社区对婴儿及适龄儿童根据国家规定的免疫程序进行疫苗接种，例如，乙肝疫苗、卡介苗、脊髓灰质炎疫苗、百白破、A群流脑疫苗、麻疹疫苗等建立预防接种医疗档案，及时做好信息登记和更新，上传至国家信息管理平台，实施医疗档案信息共享。同时，对一些患有传染病的患者，进行隔离性治疗，服用与注射相关药物，并把该诊治过程输入至该患者的医疗档案，利于之后的共享。

4. 病人病史数据信息

因为全国各个医疗机构的性质不同，各大医疗机构主要诊治的方向和重点也不尽相同，这就造成了全国三级甲等医院在医疗档案内容确定上产生了差异，而这些差异间接造成了病人病史无法在一个统一的、共享的系统平台下体现。我国医疗卫生部门对三级甲等医院医疗档案共享服务信息所包含的主要要素做出过规定，但在现在社会，各个三级甲等医院之间还是有很多不尽相同的地方，很难有完全适合各三级甲等医院的格式内容。病人病史数据信息是医疗机构对患者进行诊疗的重要参考数据，是规范三级甲等医院医疗档案共享信息内容的主要环节。卫生部门应该将患者的基本信息、病人病史数据信息和各类医疗检查信息进行有效的统一。

（三）依法规范三级甲等医院医疗档案信息共享服务的实施

三级甲等医院医疗档案信息共享网络由于自身的特殊性，在某些程度上很难承认其法律价值。实现三级甲等医院医疗档案信息共享的有力保障是医疗档案信息的法律价值得到真正的体现。只有加强三级甲等医院医疗档案信息的管理，才能解决三级甲等医院医疗档案信息共享的法律价值问题，使其规范化、科学化和制度化。主要应做到以下四点。

1. 规范三级甲等医院医疗档案信息共享服务信息录入的有效性（时效性）

患者从初诊到出院的所有诊疗活动所生成的所有数据和文字由于某些缘故会有些变动，在规定的时间内，有些信息在规定的时间内允许进行合理的修改。而对于修改过的信息，也必须在系统内做出特殊标记，用来记录这一修改行为。但是对于医务人员医嘱类的信息，则在任何时间内都不能进行修改，因为这类医疗档案信息是医疗纠纷的凭证信息，决定着医疗纠纷的责任者。

2. 设计三级甲等医院医疗档案信息共享服务的标准电子签名保障真实性

电子签名，是指数据电文中以电子形式所含、所附用于识别签名人身份并表明签名人认可其中内容的数据。三级甲等医院医疗档案中的电子签名至关重要。三级甲等医院医疗档案中的电子签名与传统意义上的亲笔签名所产生的作用应该是一致的，它能识别医务人员与患者的身份，准确地判定医疗纠纷中的责任方。换个角度来说，要想实现三级甲等医院医疗档案的法律价值，必须实现三级甲等医院医疗档案电子签名的合法性。因此，我国医疗卫生体系必须规范地设计医疗档案中的电子签名来确保三级甲等医院医疗档案中的电子签名的法律地位。

3. 建立三级甲等医院严格的医疗档案信息共享服务归档制度确保完整性

三级甲等医院医疗档案信息归档分为逻辑归档和物理归档两种方式。"逻辑归档是只将患者医疗档案的物理地址或链接贮存在医疗机构 HIS 系统控制的服务器中，使相关医务人员和政府部门通过计算机网络可对三级甲等医院医疗档案信息进行有效查阅和调用。"由于现代信息技术逐渐完善，大型医疗机构和政府部门都拥有了稳定可靠的网络环境和严密安全管理措施，所以这种归档方式已普遍适用。但是，三级甲等医疗机构相关医疗档案信息共享人员一定要及时做好备份，防止信息平台各种数据信息由于各种因素的丢失，没有数据副本可供使用。

物理归档则是要求三级甲等医院医疗档案信息经计算机设备刻录、拷贝到只读光盘载体上，以便于医疗档案信息的长期保存。三级甲等医院所生成的所有患者医疗档案信息只有在两种情况下才能自动锁定，即：患者出院和患者经诊疗无效死亡。与此同时，将该患者的医疗档案信息自动转移到数据库中进行保存。成熟稳定的三级甲等医院医疗档案归档系统，应满足以下两方面的要求。一是医疗档案信息的完整性。医疗档案信息的集成性要求医疗档案信息的完整性。恰恰因为一个完整的医疗档案的形成在时间上是无法确定的，医疗机构才要确定医疗档案信息是否完整连续，是否有遗漏，是否记录患者就医期间所有的报告、诊断、治疗方案，甚至家族病史、基础疾病史等。医疗档案某一方面内容的不完整直接影响到整个医疗档案，在医疗资料的利用过程中作用的体现，会使医疗档案的作用受到限制，给该医疗档案的利用、评价带来困难，所以说，医疗档案信息的完整性是极其重要的。二是医疗档案信息的安全性。医疗档案信息系统管理、医疗档案信息安全法律法规以及医疗档案信息系统安全保障技术这三个层面构成医疗档案信息共享网络安全管理体系，再加上医务人员的专业教育与技术培训体系。

4. 建立三级甲等医院医疗档案信息共享服务备份系统保障安全性

三级甲等医院医疗档案信息共享得到法律认可的关键性因素是其医疗档案信息数据安全，这也是三级甲等医院医疗档案信息共享在我国尚未得到很好发展的主要原因。为了保障三级甲等医院医疗档案信息安全，我国政府可以采取第三方保管的方式。这种管理模式主要以政府为主导，建立第三方的三级甲等医院医疗档案管理中心，使患者的医疗档案信息脱离医疗机构来进行管理。

第二节　信息化建设在医院档案中的管理与创新

一、档案收集管理与创新

（一）档案收集的立卷归档

立卷归档是档案工作的第一个环节，立卷归档工作做不好，直接影响档案管理的其他环节。立卷是将单份文件组合成案卷的工作。各单位在工作活动中形成的具有保存价值的文件材料，由单位的文书部门或业务部门整理立卷，定期移交给档案室或负责管理档案的人员集中保存，这项工作称为"归档"。

对国家规定的应当立卷归档的材料，必须按照规定，定期向本单位档案机构或者档案工作人员移交，集中管理，任何个人不得据为己有。国家规定不得归档的材料，禁止擅自归档。机关应建立健全文件材料的归档制度。凡机关工作活动中形成的具有保存价值的文件材料（包括党、政、工、团以及人事、保卫、财会等工作中形成的文件材料），均由文书部门或业务部门进行整理、立卷，并定期向档案部门归档。机关领导人和承办人员办理完毕的文件材料应及时交有关部门整理、立卷。

文件归档是指各单位处理完毕的具有保存价值的文件，经文书部门或承办部门整理立卷后，定期向档案室或档案人员移交的过程。在一个具体的单位中，文件归档是一项涉及文书部门和档案部门两个部门的工作。文书部门在文件归档中主要做的工作是对处理完毕的文件进行鉴定和整理；档案部门在文件归档中要做的则是接收文书部门移交的案卷。

1. 归档制度分析

在我国归档工作已成为一项制度。对国家规定的应当立卷归档的材料，必须按照规定，定期向本单位档案机构或者档案工作人员移交，集中管理，任何个人不得据为己有。收集工作主要是依靠建立健全归档制度来完成的，主要包括明确归档范围、确定归档时间、制定归档份数、履行归档手续和满足归档文件要求。

2. 归档文件范围

（1）上级来文

上级来文包括：需要贯彻执行的上级重要会议文件；上级业务主管部门的法规性文件；上级视察工作形成的文件资料；代上级草拟并被采用的文件；上级单位转发本单位的文件等。

（2）本单位形成的各种文件

本单位形成的各种文件包括：本单位代表性会议、工作会议和专业会议的文件资料；本单位颁发的各种正式文件的签发稿、修改稿、印制本等；本单位的请示与上级的批复；反映本单位业务活动和科学技术的专业文件材料；本单位或本单位汇总的统计报表和统计分析资料及财务资料；本单位领导人公务活动中形成的重要信件、电报、电话记录；本单位成立、合并、撤销、更改名称、启用印信及其组织简则、人员编制等文件材料；本单位（本行业）的历史沿革、大事记、年鉴、反映本单位（本行业）重要活动事件的简报、荣誉奖励证书、有纪念意义和凭证性的实物和展览照片、录音、录像等文件材料；本单位（包括上报和下批）干部任免（包括备案）、调配、培训、专业技术职务评定、聘任等文件材料；本单位财产、物资、档案等的交接凭证、清册；本单位与有关单位签订的各种合同、协议书等文件材料；本单位外事活动中形成的材料等。

（3）下级报送的文件

下级报送的文件包括：下级单位报送的重要的工作计划、报告、总结、典型材料、统计报表、财务预算、决算等文件；直属单位报送的重要的科技文件材料；下级单位报送的法规性备案文件等。

（4）相关文件

各种普查工作中形成的文件材料；按有关规定应该归档的死亡干部的文件材料；同级单位和非隶属单位颁发的非本单位主管业务但需要执行的法规性文件；有关业务单位对本

单位工作检查形成的重要文件；同级机关和非隶属单位与本单位联系、协商工作的文件材料等。

3. 归档时间确定

归档时间是指文书处理部门或有关业务部门将需要归档的文件向档案部门移交的时间。应该根据各种文件的形成特点和规律，具体规定其归档时间。

管理文件，一般在形成的第二年上半年内向档案部门移交归档。科技文件，根据文件形成的具体情况有不同的要求。一般有以下五种情况。一是按项目结束时间归档。二是按工作阶段归档。三是按子项结束时间归档。大型项目或研究课题，通常由若干子项组成，这些子项相对独立，工作进程也不尽相同。当一个子项工程结束后，所形成的文件可先行归档。四是按年度归档。对活动和形成周期长的科技文件或作为科技案保存的科技管理性文件，一般按年度归档。五是随时归档。对于科技文件复制部门和科技档案部门合一的设计单位的施工图、机密性强的科技文件、外购设备的随机材料以及委托外单位设计的科技文件等，应随时归档。

会计文件，在会计年度终了后，暂由企业财务会计部门保管一年，期满后移交给档案部门保管。人事文件，一般应在办理完毕后的 10 天或半个月内向档案部门归档。对于一些专业性强、特殊载体形式的或机密性强的文件，驻地分散的下属单位的文件，形成规律较为特殊的文件及新时期涌现出来的企业文件，为了便于实际的利用和管理，经过一段时间的实践和总结，可适当地调整归档时间，既要便于企业工作人员在文件形成后一定时间内就近利用，也要便于有保存价值的文件及时归档。

4. 归档份数管理

归档份数是指企业文件归档数量。总的来说，凡是需要归档的文件一般归档一份，重要的、使用频繁的则需要归档若干份。关于归档份数的管理规定不宜过于笼统，也不能过于简单划一。

5. 归档手续管理

编制移交清单一式两份，交接双方按移交清单清点案卷。移交清单清点无误后，双方在移交清单时填写有关项目并签字，各留一份，以备查考。科技档案还须编写归档文件简要说明，由归档人员编写。一般包括以下内容：项目的名称和代号，项目的任务来源、工作依据和实施过程，项目的科技水平、质量评价和技术经济效益，科技档案质量情况，项目主持人及参与者姓名和分工，文件整理者和说明书撰写人姓名、日期等。

6. 电子文件的归档管理

电子文件归档，是将经过初步整理登记的具有保存价值的电子文件，从计算机或网络的存储器上拷贝或刻录到可移动的磁、光介质上并移交至档案室（馆）以便长期保存的工作过程。

（1）电子档案的特点

在单位的计算机信息处理系统中，电子档案是作为管理或经营信息而被保存起来的。它的作用主要表现为两个方面：其一，对于管理或经营活动来说，它是重要的原始凭证，是单位工作目标实现情况的记录，是单位历史面貌的一个组成部分；其二，对于单位的信息系统来说，电子档案是这个系统信息资源的组成部分，它可以直接转化为数据库、资料库中的信息，它是各种信息补充、更新或再生产的重要来源，是系统正常运行的信息保障。

电子档案是电子文件的转化物，具有电子文件的所有技术特性。因此，在管理上它与传统档案有很大差别。电子档案的特点如下所述。

①保管位置较分散。传统档案实行实体集中统一管理形式，单位的档案集中于本单位档案室，国家档案集中于各级各类档案馆。而电子档案则不可能按照上述方式集中管理，它的相当一部分是通过档案部门掌握其逻辑地址而进行控制；有些部分是通过下载将信息转移到保存介质上而集中于档案部门；还有一些电子档案是采用在线集中，即将信息转移到档案部门指定的地址中进行管理。电子档案管理相对分散且形式多样的特点，加大了管理的复杂程度。

②保管技术程度高。电子档案的生命是由载体、信息和系统三个部分所构成的。这三个部分的存在和影响因素不一致，也不同步。它们之所以能够构成完整的电子文件或电子档案，是人们通过一定的技术手段将其联结在一起的。电子档案的载体磁盘是化工制品，老化、污损等都会影响它的质量，从而破坏信息记录；电子档案信息易受误操作、恶意更改或病毒的侵害；计算机软、硬件系统的升级换代会造成原有环境下生成的文件无法识读和利用。对上述三个方面因素进行管理和控制的难度远远超过了对传统档案的管理，是信息化环境下原始记录保管的重大课题。

③信息再利用即时性强。电子档案信息在计算机网络系统中再循环的即时性强。传统档案信息在现行活动中的转化方式有两种：一种是在单位使用档案的过程中将有关信息提取出来，融入现行文件当中；另一种是档案部门编辑一些档案参考资料，提供给单位使用。前一种方式的信息使用过程具有一次性；后一种方式的信息量专题性、系统性强，但转化过程慢，时效性较低。在计算机网络系统中，电子档案信息可以同时以不同的形态分流，即电子档案归档的同时，那些具有数据价值的信息被数据库采集，有价值的资料进入资料库，又成为新的电子文件的来源。

④可以在线利用。电子档案的利用可以采用非在线方式，但是更多情况下是采用在线

方式。电子档案在线利用的方式对于用户来说基本上摆脱地域和时间限制，调阅文件主动性强、批量大和表现方式多，使文件查找速度快，可以实现信息或数据的共享，因此这种方式能够充分发挥信息系统的优越性。由于在线利用是一种信息管理者与用户非接触式利用方式，所以，利用过程中的信息真实性证实方式、信息复制和公布的权限、信息拥有者及内容涉及者权益的保护等问题，都需要在管理中加以解决。

（2）电子档案的归档方式

①物理归档方式。物理归档包括介质归档和网络归档两种方式。介质归档是指文书部门将电子文件下载到存储介质上移交给档案部门；网络归档是指将电子文件通过网络直接传输给档案部门进行存储。物理归档可以实现档案的集中管理。

②逻辑归档方式。逻辑归档是指文件形成部门将归档文件电子档案的逻辑地址通知档案部门，从而使档案部门实施在网络上控制与管理电子档案的归档方式。经逻辑归档后，电子档案的物理存在位置不会改变，也杜绝了文件形成部门对电子档案进行修改和删除等情况的发生。

③"双套制"归档。"双套制"归档是指采取物理归档或逻辑归档的电子档案，同时制成纸质档案予以归档的方式。目前，采取"双套制"归档主要是为了在计算机或网络系统出现意外事故时能够确保电子档案信息的完整性和真实性。实行"双套制"归档并非要求单位将所有的电子档案都输出成为纸质档案，主要是对那些具有法律凭证作用的，需要确保其安全、秘密和真实性的电子档案采取"双套制"的归档办法。

（3）确定电子文件的归档范围

电子文件的归档范围参照国家关于纸质文件材料归档的有关规定执行，并应包括相应的背景信息和原始数据。电子档案的特性和表现的功能不同于纸质档案，因此造成其收集范围也有所不同：对起辅助作用或正式作用的电子文件；对不同信息类型的电子文件；电子文件在读取、还原时生成的技术设备条件、相关软件和元数据。

（4）电子档案的归档时间与手续

电子档案的归档时间分为实时归档和定期归档两种情况。实时归档是指电子文件形成后即时归档；定期归档是指按规定的归档周期归档。一般情况下，通过计算机网络归档的电子档案应采取实时归档；介质档案可以采取定期归档。

（5）确定归档份数

一般拷贝两套，保存一套，借阅一套。如在网上进行，也要保存一套。必要时应保存两套，其中一套异地保存，以提高安全性和可靠性。

（6）选用归档方法

选用归档方法一是磁盘归档，是将经过整理最终版本的应归档的电子文件存入磁、光载体介质上；二是网络归档，一般在局域网或其他网络环境下采用。

（7）电子档案的归档要求

①齐全完整。电子档案归档的齐全完整是指除了文件内容之外的软、硬件环境信息的收集须齐全完整，如电子档案的设备、支持软件、版本、说明资料等均记录清晰。

②真实有效。真实有效是指归档的电子档案应该是经签发生效的定稿，图形文件如果经过更改，则应将最新的版本连同更改记录一并归档。

③整理编目。在电子档案归档前，文件形成部门应对文件载体进行整理，并在其包装和表面粘贴说明性标签；对文件的形式和内容进行著录、登记等。归档时，应将有关的目录和登记表同时移交给档案部门。

④双套备份。物理归档的电子档案要求复制双套备份脱机文件，其中一套保存，另一套提供利用。重要部门或有条件的单位，最好对电子档案实行双套异地保存，以便在突发灾难性事故发生时确保单位核心文件的完整与安全。

（8）电子档案的收集要求

电子档案收集是一项经常性的按有关规定和标准进行的工作。为保证归档的电子文件的真实性，电子档案的收集积累工作必须从电子文件形成阶段就开始，贯穿于公文处理和科技工作的整个过程，而且还必须了解和掌握电子文件的形成规律和形成过程。

在计算机网络系统上运转的电子文件，可用记录系统来记载电子文件的形成、修改、删除、责任者、入数据库时间等。用载体传递的电子文件，要按规定进行登记、签署，对于更改处，要填写更改单，按更改审批手续进行，并存有备份件，防止出现差错。电子文件的收集积累应由形成部门集中管理，不得由个人分散保管。对于网络系统，应建立文件数据库，并将对应的电子文件注明标识。

（二）档案收集的装订管理

1. 归档文件整理

归档文件以"件"为整理单位。一般以每份文件为一件，文件正本与定稿为一件，正文与附件为一件，原件与复制件为一件，转发文与被转发文为一件，报表、名册、图册等一册（本）为一件，来文与复文可为一件。

分类方案的"最低一级类目"是指分类时所确定的类目体系中设在最低一级的类目，例如，按照"年度机构-保管期限"分类中，"保管期限"即为最低一级类目。在最低一级目录内，按事由结合时间、重要程度等排列。会议文件、统计报表等成套性文件可集中排列。

2. 归档文件修整

（1）修裱破坏文件

修裱是指使用黏合剂和选定的纸张对破损文件进行"修补"或"托裱"，以恢复文件的原有面貌，增加强度，延长寿命。其中，修补主要针对一些有孔洞、残缺或折叠处已被磨损的文件，包括补缺的托补；托裱则是在文件的一面或两面托上一张纸以加固文件。

（2）复制字迹模糊或易褪变的文件

对字迹模糊或易褪变的文件，一般采用复印的方式进行复制。如传真件字迹耐久性差，须复制后才能归案。但复印件本身也存在耐久性方面的问题，如易粘连等，需要采取一定措施加以防范。为减少复印件粘连的概率，复印时墨粉浓度不宜太大，颜色不宜太深，并且最好采用单面复印。

（3）超大纸张折叠

实际工作中，某些特殊形式的文件，如报表、图样等，纸张幅面大于 A4 或 16 开型，而档案盒尺寸是按照 A4 纸张的大小设计的，这就需要对超大纸张加以折叠。折叠的操作要求比较简单，但要注意减小折叠次数，同时折痕处应尽量位于文件、图表字迹之外。文件页数较多时，宜单张折叠，以方便归档后的查阅利用。

3. 归档文件装订

（1）常用装订方法

①线装式。从档案保护的角度看，线装无疑是最好的选择。但除了较厚的文件，"三孔一线"的装订方法已不再适用于文件档案管理。现在的常见做法是使用缝纫机在文件左上角或左侧轧边，但这种方式存在针脚过密、易造成纸页从装订处折断的问题，且设备成本也相对较高。如在文件左上角或左侧穿针打结，操作比较烦琐。

②变形材料。使用变形材料装订方法简单，但对材质必须有较高的要求。金属制品如不锈钢夹、燕尾夹等，必须采用质地优良的不锈钢制品，而且必须考虑所在地区气候条件以及库房保管条件，谨慎使用；制品则必须同时有足够强度，以免年久断裂。要注意使用金属装订的归档文件材料不能使用微波设备进行消毒，否则可能引起火灾。

③粘接式。一般采用糨糊及脱水粘贴的办法，成本较低。但这种方式存在可逆性差、复印及扫描时不能拆除的缺点，材料的可靠性也有待进一步论证。还有热熔胶封装的办法，但由于成本较高不易推广。另外，穿孔式的铆接式方法对档案破坏较大，因此不宜用于归档文件的装订。

（2）装订具体做法和要求

确定装订位置，从左到右横写文书左侧装订。除去金属物，以防锈蚀文件。修正裱糊破损文件，用白纸加边托裱未留装订线位置或装订线上有字迹文件。折叠理齐大小不一的纸张和长短不齐的文件。案卷采用三孔一线的方法装订，结头打在背面。复制字迹已扩散的文件，并与原件一起装订。

二、档案管理的具体流程与创新

（一）档案分类管理中的流程创新

1. 档案分类方法

档案分类，是指全宗内归档文件的实体分类，即将归档文件按其来源、时间、内容和形式等方面的异同，分成若干层次和类别，构成有机体系的过程。档案分类方法主要有以下几种。

职能分类法，职能是一个机构或组织在社会生活中的作用和功能，即按档案内容所反映的管理职能分工来划分档案的类目。在中国档案实体分类和信息分类中，职能分类占据着十分重要的位置。

问题分类法，即按档案内容所反映的问题性质来划分档案的类目，又称"事由分类法"。如企业的技术研发问题、职工的保险问题等。其优点：能够集中立档单位具有共同内容的档案，较好地保持文件之间的联系，便于反映立档单位各项工作的情况。缺点：问题分类法在类别设置上需要档案人员根据档案的具体情况归纳、拟定，操作上比年度、机构分类法有更大的困难。

组织机构分类法，即按单位内容设置的组织机构来划分档案的类目。如人事处、办公室等。优点：能较好保持档案在来源上的联系，完整地反映各个内部组织机构活动的情况；内部机构为分类标志，概念明确、客观，有助于文件的准确归类；有共同内容的文件相对集中，便于查找。该方法适用于立档单位内部机构比较稳定，内部机构之间的档案界限清楚，便于识别和区分。

年度分类法，即按文件形成或处理的所属时间阶段来划分档案的类目，一般是将文件按其形成年度或内容针对的年度分开，同一年度的文件排列在一起。其优点是：分类标志客观、明确，操作简单易行；符合立档单位按年度归档的制度，文件归类时界限明确；可以较好地体现立档单位工作活动的历史发展进程。

型号分类法，即按产品或设备的种类与型号来划分单位的产品档案或设备档案的类目。企业档案，尤其是产品或设备档案较多时采用此法，例如按照产品的不同型号与种类划分。

现代医院管理理论与实践

课题分类法，即按独立的研究课题（或称专题）来划分科研档案的类目。

工程项目分类法，即按独立的基建工程来划分基建档案的类目。相对独立的科技项目是指一项工程、一种产品、一台设备仪器、一个科研课题等。项目较多时还要按项目性质加以归类。

专业性质分类法，即按档案内容所涉及和反映的专业性质来划分档案的类目。

档案形式分类法，即按档案文件的外形、名称及制作载体等来划分档案的类目。

2. 分类方案的制订

分类方案是档案分类的表现形式，是以文字或图表形式表示一个全宗内档案分类方案体系的一种文件。制订分类方案时，注意方案要具有统一性，类目要具有排斥性，不能你中有我、我中有你，同时类目要有伸缩性，能随着客观变化而增加或减少。

在单位档案部门的实际工作中，当归档文件数量较多时，分类工作需要分层进行，单纯采用一种分类方法的情况是比较少见的，较多的是将几种分类方法结合使用，称为复式分类法。下面列举几种常用的复式分类法，并对相应的分类方案加以说明。

年度-机构-保管期限分类法，即先将归档文件按年度分类，每个年度下按机构分类，再在组织机构下面按保管期限分类。这种分类方法适用于内部机构虽有变化但不复杂的立档单位。

该方法的优点是不受历年机构变动的影响，每年归档的案卷依次上架，便于接收和保管，是现行机关分类中使用较多的一种归档方法。

年度-保管期限-机构分类法，就是把一个单位的档案先按年度分开，每个年度内分为永久、长期、短期三种保管期限，然后再按组织机构分开。这种分类方式是年度-组织机构的扩大使用。这种方式的优点是简便易行，与文书处理制度相吻合，标准客观，便于归类，多数单位采用此法。缺点是一个组织机构的档案被年度隔成许多部分，较分散，不便查阅。

保管期限-年度-机构分类法，即首先按保管期限分类，然后在保管期限下再分年度、组织机构。这种方式按照保管期限分类，有利于区别重点，便于保护重要档案，为档案鉴定、保管和利用工作创造有利条件。

机构-年度-保管期限分类法，即首先按组织机构分类，然后在组织机构下再分年度、保管期限。此法适用于内部组织机构分工明确、基本稳定且具有一定数量档案的立档单位。

机构-保管期限-年度分类法，先按组织机构分，再按保管期限、年度分。此法适用于机构设置比较稳定的立档单位。采用组织机构为首级类符合档案形成特点，按组织机构分能客观地反映立档单位各个组织机构工作活动的面貌和状况，能比较好地保持档案在来源上的联系，但不能保持档案内容上的一致性。

问题-年度-保管期限分类法，先按问题分，再按年度、保管期限分。此法适用于立档单位内部机构分工不明确、变动频繁，或文件已经混淆，多用于撤销机关和历史档案的分类。优点是便于保持文件内容上的联系，同一问题的文件较集中，但类目设置与文件归类难以把握。

年度-保管期限分类法，先按年度分，再按保管期限分类。

保管期限-年度分类法，先按保管期限分，再按年度分类。在分类时应针对不同单位的档案的具体情况，灵活地采用适合本单位具体情况的分类方案。分类方案是进行分类工作的依据，无论采用哪种分类方案进行分类，一个单位的档案分类方法应该一致，并应保持相对稳定，使分类体系具有科学性，以便于查找利用。

3. 电子档案分类管理

随着电子计算机及网络信息技术的迅速发展和广泛应用，机关团体、企事业单位在社会活动中形成的电子文件日益增多，电子文件的处理和电子档案的管理已经成为档案工作者一项新的任务。电子档案是指具有保存价值且已归档的电子文件及相应的支持文件。而电子文件是以代码形式记录于磁盘、磁带、光盘等载体中，依赖计算机系统存取并可在网络上传输的文件。完整的电子文件包括内容、背景和结构三要素。电子档案与传统的纸质档案不同，电子档案的种类有不同的划分标准，目前，主要有以下几种划分法。

（1）按电子档案的住处存在形式分类

文本文件（Text），或称为字（表）处理文件，是指使用文字处理软件生成的文字文件、表格文件以及各种管理活动中形成的公文、报表和软件说明等，由字、词、数字或符号表达的文件。其电子文件类别代码为 T。文本文件应分门别类地加以管理，各机关应根据本机关电子文件形成机构的实际情况建立文件分类体系。

数据文件（Data），亦称数据库电子文件，是指在事务处理系统中单独承担文件职责，或者作为文件的重要组成部分出现的数据库数据对象，也可以说是以数据库形式存在的具有文件属性的记录，即各种类型的分析、计算、测试、设计参数以及管理等数据文件。其电子文件类别代码为 D。在实际工作中，机关、企事业单位形成的各类信息都要建成数据库，因此数据文件是很多单位处理的常见文件。

图形文件（Graphic），是指根据一定算法绘制的图表、曲线图，包括几何图形和物理量如强度等用图标表示的图形等，是由 CAD 系统生成的二维或三维图形文件。其电子文件类别代码为 G。

图像文件（Linage），是指使用数字设备采集或制作的画面，如用扫描仪扫描的各种原件画面，用数码相机拍摄的照片等。其电子文件类别代码为 L。

影像文件（Video），是指使用视频捕获设备录入的数字影像或使用动画软件生成的二维、三维动画等各种动态画面，如数字影视片、动画片等。其电子文件类别代码为 V。

声音文件（Audio），是指用音频设备录入或用编曲软件生成的文件。其电子文件类别代码为 A。

命令文件（Program），是指为处理各种事务而用计算机语言编写的程序，是一种计算机软件。其电子文件类别代码为 P。软件是计算机的灵魂，没有计算机软件，计算机就什么也做不了。软件是指挥和控制计算机工作的程序和程序运行所需的数据。计算机软件包括系统软件和应用软件两种。

（2）按文件的功能分类

按文件的功能分类可分为主文件和支持性文件，辅助性、工具性文件。主文件是指表达作者意图、行使职能的文件，是文件内容的依附，是保护的重点。支持性文件，是指生成和运行主文件的软件，如文字处理软件、表格处理软件、图形软件、多媒体软件等。辅助性、工具性文件主要是指在制作、查找主文件过程中起辅助、工具作用的文件，如计算机程序类文件通常附带若干辅助设计文件、图形文件，数据库通常附带若干辅助数据库和相应的索引文件、备注文件等。

（3）按文件的生成方式分类

计算机系统中直接生成的原始文件和将纸质或其他载体（如胶片）文件重新录入生成的交换文件。

归档的电子文件由形成部门负责分类整理，档案部门协助指导，总的来讲，产品研制或工程设计过程中形成的电子档案应以产品型号、研究课题或建设项目为单元按电子档案类别分类。图形、图像类文件按产品隶属或分类编号排列，如建设项目可以按设计、施工、结构、维护管理等先分，再结合电子档案类别分类。

（二）档案检索管理中的流程创新

检索是把档案材料的内容和形式特征著录下来，存储在各种检索工作中，根据利用者的要求，及时把档案查找出来，为各项工作服务，是提供利用的先期工作。编制完美的检索工具体系，主要包括以下几个方面。

1. 档案检索工具的编制

档案检索工具，是用以揭示档案的内容和成分，报道和查找档案材料的工具。检索工具有两个基本功能：存储和查找。两者是互相协调、互相制约的统一体。检索工具将"藏"与"用"这两者连接在一起，架起档案和利用者之间的"桥梁"，沟通利用者和管理者之间的关系。为了适应利用者对档案的多种类、多角度的需求，通常需要编制多种类型的检索工具。理想的档案检索工具，必须符合存储档案信息量丰富、检索迅速准确和方便实用的要求。一般来讲，单位根据自己的实际情况，编制检索工具包括以下几种。

（1）归档文件目录

归档文件是由不同条目按照一定的体系和方法排列而成的，条目则是通过对归档文件内容和形式方面的特征进行分析、记录后获得的。归档文件目录以"件"为单位，系统全面地反映了全宗内归档文件的体系结构，包括件号、责任者、文号、题名、日期、页数和备注等项目。

件号就是文件在卷内的顺序号；责任者就是文件作者；文号就是文件的发文字号；题名就是文件标题，一般文件都有标题，如果没有，自拟标题加方括号以示区别。

（2）分类目录

分类目录是按照体系分类法的基本原理，将档案主题按《中国档案分类法》的逻辑体系组织而成的目录。它的主要特点是系统性、集中性强，打破了全宗界限，把内容性质相同的档案信息内容组织到一起，便于检索，使利用者从不同的问题、专业查找利用档案，获得有关某个专题的系统、全面的档案材料；灵活性和适用性强，能根据利用档案的不同要求，变换组合成多种性质的专题卡片。分类目录一般采用卡片式，一文一卡或一卷一卡。卡片排列时应按分类号的顺序逐级集中。分类目录是档案室的一种综合性、主导性的检索工具，反映全部馆藏档案内容和成分，具有较强的族性检索功能，在档案检索体系中占有非常重要的地位。

分类目录最重要的问题是对条目的类分。对于一个档案馆来说，档案数量极其丰富，以案卷级或文件级为著录单位，可能著录成几十甚至几百张卡片，数量相当庞大。如何合理准确地对每张卡片进行类分，并不是容易的事情，这就必须参照国家档案局颁布的《中国档案分类法》，因为它是类分条目的依据。

（3）人名索引

人名索引是提示档案中所涉及的人物并指明其档案出处的检索工具。人名索引一般由人名和档号两部分组成。人名索引，一般按姓氏笔画、汉语拼音字母顺序或四角号码等方法排列。人名索引可以解决查人头材料的困难，利用者借助人名索引，能迅速地查出本馆（室）档案中记载某一人物的材料。其具有迅速、准确、系统的特点，是其他检索工具无法代替的。编制人名索引，排列时可以把同一个人的卡片集中在一起，但要注意区分同姓同名，避免张冠李戴，造成漏检或误检。此外由于历史原因，我国姓氏组成多种多样，姓有单姓和复姓，人名有名、字、别名、艺名、笔名、小名、字号、谥号等，在编制人名索引时，应进行必要的考证，凡有别名时，均按照原文著录，但应将其真实姓名附后，并加"（）"，如"鲁迅（周树人）"。

（4）全宗指南

全宗指南是以文章叙述形式介绍和提示档案室所保存的某一个全宗档案的内容和成分及其利用价值的一种书本检索工具，又称"全宗介绍"。其作用是介绍和报道某一全宗的历史、档案内容和成分，为利用者提供立档单位和有关档案的线索，便于档案人员掌握全宗的情况，更好地对档案进行科学管理和开展利用工作。档案人员要通过全宗指南更好地熟悉档案和开展档案利用工作，提高档案的科学管理水平。

（5）主题目录

主题目录是根据主题法的原理，按照主题词的字顺，打破全宗界限和库藏排架顺序编制的目录。主题目录不受全宗、年度的限制，扩大了信息的存储范围，符合按主题利用档案的特点，查找迅速，检准率较高。它能够集中揭示有关同一事物的档案的内容，具有良好的特性检索功能。

（6）底图目录

编制底图目录，是企业对底图管理的特殊需要。由于底图不能组卷，需要单独平放或卷放，因此必须建立一套与此相适应的检索目录，以便于科学保管和查询利用。底图目录的项目有：序号、归档时间、底图号、底图名称、幅面张数、编制单位、编制日期、备注等。

（7）新型载体档案目录

随着科学技术的发展，特别是网络和多媒体技术的广泛应用，档案中非纸质载体材料的档案数量不断增加。在企业的各种生产经营和社会实践活动中，直接形成了许多有保存价值的录音、录像、照片、影片和磁盘等历史记录。声像档案是企业全宗的重要组成部分，必须由档案管理机构统一管理。不少单位编制的软盘目录、电子文件目录就属于此类。

盘号是以盘为单位编制的顺序号；保管单位名称就是简要表示该盘的内容，如某某部门某年文件；序号是盘中文件的顺序号，用于核对每盘中文件的数量；文件名是指电子文件的全名，即系统文件加扩展名，如"档案管理.doc"；题名是指盘中每一个文件的题名；档号是指双套保管的纸质档案的档号。

2. 档案检索的内容、意义与体系构建

（1）档案检索工作的内容

档案检索工作是指对档案信息进行加工和存储，并根据需要进行查找的工作。它是档案提供利用工作的基础和先前条件，是开发档案信息资源的必要条件。档案检索包括档案信息存储和查检两方面工作内容。存储是将档案中具有检索意义的特征标示出来，按照一定的顺序加以编排形成信息库；查检是指利用检索工具查找所需档案。这两个内容是密切联系的，存储是查检的前提和基础，查检则是存储的目的。

（2）档案检索工作的意义

档案检索工作的意义主要表现在：首先，档案检索工具在档案和用户之间架设了一道"桥梁"，沟通了两者的供需关系，用户借助检索工作便可以较为迅速准确地获取所需档案；其次，档案检索工具中存储了大量的档案信息，它不仅可以提供查询，同时可以成为档案机构与用户之间的交流工具；最后，档案检索工具记录了档案的主要内容和特征，集中、浓缩地揭示了库藏档案情况。

总之，档案能否及时、准确地提供给用户，充分发挥其作用，在很大程度上取决于检索工作。检索工作是衡量档案工作水平的一个很重要的尺度，有经验的文秘、档案工作者总会不惜时间和精力，认真编制各种档案检索工具。

（3）档案检索体系

档案检索体系是档案管理部门为满足不同需要而编制的各种类型的在功能上相互联系、相互补充的检索工具的集合体。

第一，建立档案检索体系的必要性。

档案检索工具的种类很多，但其特点各异，功能也有所不同。为了满足管理、交流和各种用户的不同需求，就需要编制一些既各具特色，又能互相联系和补充的检索工具。

第二，建立档案检索体系是提高检索效率的需要。

长期以来，在一些档案部门中，存在着检索工具单一、检索方式落后的情况。比如，有的部门只重视卡片式检索工具的编制，而忽视了其他载体类型检索工具的编制；有的只重视编制手工式检索工具，而忽视了建立机读式检索工具。这样，必然影响检索效率。在今天全社会都讲效率的时代，如果档案部门不想方设法提高检索效率，就会落后于时代。因此，档案部门应该建立起门类齐全、能满足不同用户需求的检索体系，从而提高检索效率，使档案发挥出更大的效益。

第三，建立档案检索体系是扩大档案部门影响、宣传报道馆（室）藏的需要。

检索工具不只有检索的作用，其实也可以向外宣传报道馆（室）藏。通过它可以让社会了解某一个档案部门保管有哪些类型、哪些内容的档案。这样，既方便了社会需求人士的查找，又扩大了档案部门的影响，还能给档案部门带来一定的经济效益。当然，作为宣传报道性的检索工具应以书本式或光盘式为主，仅靠常规的卡片式是不行的，因此，建立检索体系是非常必要的。

第四，建立档案检索体系是实现资源共享、扩大对外交流的需要。

我国加入世贸组织以后，就要遵循国际惯例，在一些行业实现资源共享，档案资源即是其中一种。而像档案馆指南、全宗介绍之类的检索工具就可以充当对外交流、宣传的工具，尤其是电子档案检索工具更便于外界了解档案信息。因此，建立档案检索体系也是实现资源共享、扩大对外交流的需要。

（4）档案检索体系的要求

①科学、合理。档案检索体系从总体设计上要注意科学、合理。第一，要根据单位的实际情况和用户的不同需求，编制出既能突出馆（室）藏又能满足用户需求的检索工具；第二，检索工具的类型要多元化，既能满足不同用户的需求，又能满足宣传、交流的需要；第三，各种检索工具既要各具特色又能互相补充，但要避免重复交叉。

②立足提高检索效率。提高检索效率是建立检索体系的根本目的。为此，检索工具要简便易行，检索途径要多元化，另外还要大力建设计算机检索系统。这样，会从根本上解决目前在一些地方存在的检索效率低的问题。

③规范、标准。检索体系的建设要符合国家的各种规范，必须和国家文献管理的标准相一致。这样，既便于提高管理水平，又便于对外交流，实现资源共享。

3. 电子档案检索步骤分析

电子档案检索是指利用计算机和网络对档案进行分工和存储，并向用户提供档案文献资料。电子档案与纸质档案检索不同，随着计算机技术的发展，很多单位都建立了电子档案检索系统，为用户提供利用，大大地提高了档案检索效率。

电子检索在检索方法和检索性能上与以往的手工检索大不相同，电子检索速度快，检索效率高，只要检索软件设计合理，查准率和查全率都高于手工检索；而且不仅可按著录项目进行单项检索，也可把若干项目组合起来检索，还可以对电子文件进行全文检索。而且检索形式灵活方便，既可在档案室和办公室检索，也可异地查询检索，不过它对系统的依赖性较强。建立电子档案检索系统流程具体有以下步骤。

（1）建立网站

若要提供电子文件网络检索，建网站是第一步。在我国，只须到相关部门注册域名，购买服务器与相关网络设备，确定与互联网的连接方式，网站即告成立。

（2）加工检索信息，组织检索数据库

第一步，收集数字形式的检索工具和著录条目，对它们之间的联系进行分析，每一种联系都可能成为检索的一条路径。

第二步，在分析的基础上，着手设计站点体系结构和导航方案，实际上就是设计检索的路径，包括按机构、主题、责任者、保管期限等多条途径。导航方案一般为网状结构，各个节点之间的关系包括层次结构、时间关系、水平关系、内容关系等，可以借鉴一些用户网站的经验，提供直接检索（键入主题词、分类号、关键词等）和间接检索（在目录间浏览）两种检索方式。

第三步，根据导航方案，设计数据库。检索数据库一般可分为两种形式：第一，原文数据库，存储的主要内容是电子档案原文，原来是纸质载体的档案，借助于一定的设备和软件通过图像扫描和光学识别转化为电子档案；第二，目录数据库，一般有多个，以表达文件之间的多种联系，如全总数据库、分类目录数据库、主题目录数据库等，应在各个数据库之间建立联系。

（3）实现文件信息的共享

在完成内部检索信息加工后，还应将内部的住处与外部的住处相连，实现馆级联网检索，即链接相关站点，提供通向其他信息资源的途径，使档案信息系统成为通过网络利用电子档案的中心。同时，还可以通过各种途径，将档案站点人为地设成一个链接点，放到其他信息服务机构或政府机构的主页上。

三、病案管理在医院档案管理中的创新

（一）实现病案管理的现代化

要牢固树立以人为本的理念，用现代化的医院建设为指导，用现代通信技术等先进的病案管理设备装备病案室，用科学、先进的技术和方法管理病案，建立与现代化医院建设相适应的体制和制度，实现病案管理工作的自动化、程序化。要把病案管理工作的全部环节都考虑进去，专心做好病案的信息管理和开发。加强对病案管理工作实施前端控制，在病案形成之初就介入管理，实施全程跟踪控制，实现病案管理电子化。加强组织管理。随着医疗纠纷举证责任倒置和我国新医疗事故处理条例的颁布实施，病案在现代社会生活中的地位和作用不断提高。医院中除病案管理委员会、病案科对病案实施管理外，医疗缺陷管理委员会等职能单位必须共同承担对病案的管理和监控。有关委员会和职能科在制定各自对病案的管理目标，共同组成医院全面系统的病案管理网络，以相互监督、相互制约、相互促进，实现对病案管理多角度、全方位的监控和指导。通过制定严格的病案管理质量标准，实现对病案的主动控制，对病案实施不间断的质量管理，从而经得起实践的检验。搞好人才培养。病案管理现代化，对病案管理人员的素质要求很高。病案管理人员必须具备基础医学知识、国际疾病分类知识、手术分类知识、档案管理知识、卫生统计学知识、计算机应用技术，具备与现代医院相适应的技术创新能力。病案科应该配备相应职称要求的中级以上的专业人才，病案管理人员应该具备本科以上学历，学科带头人必须具有副高级以上职称。

（二）实现病案资源的数字化

病案资源数字化是病案管理现代化的前提和基础。要集中力量把纸质档案转换成数字

文件。要重视和加强对诸如 OA 等各业务办公系统产生的现行电子文件的捕获、转化、转换方面的研究和利用，把这些数字文件直接转换为数字档案，解决"增量"档案的数字化问题，丰富、完善档案数字资源。档案工作要适应时代发展的需要，由原来单纯的档案管理模式转为以信息管理为主的信息化管理模式，实现档案工作以及档案管理的信息化。要注重借鉴国外的先进经验，重视通用软件开发应用和标准化工作，通过软件提供灵活扩充功能和自编软件接口。电子病案在国际上已经进入实用阶段，成为新世纪的新的病案管理方式。电子病案可以使医院实现从"管病"到"管人"，从"管医疗"到"管健康"的转变，真正体现一切以病人为中心的服务宗旨。要应用计算机技术进行病案管理。通过计算机建立适用于自身发展的病案编号系统、科学的病案分类排列系统、完善的病案归档系统、完整的病案索引系统、科学的病案借阅系统以及严格的病案追踪系统，以极大地降低病案管理人员的劳动强度，促进病案管理的科学化和高效率。要应用条形码自动识别技术。现在较之更快速、更准确的条形码自动信息识别技术，克服电脑键盘输入容易出错和速度慢的缺点，从而使上述各项工作效率大大提高。要应用录音听打系统。医生可应用该系统口述录音各种记录，所得录音经病案科专人打印或输入计算机，或经声音转为文字的新技术转入计算机存储。

（三）实现病案服务的网络化

档案服务的网络化能够最大限度地方便使用者，确保使用者最大限度地获取服务。医院可以建立病案信息系统外部利用平台，用户可以通过互联网访问病案信息系统获取所需的病案信息，实现病案信息的远程利用。对于现行电子病案，可以设立相应的自助电子阅览室，用户可以根据授权通过电子阅览专用计算机，自助获得相关领域的现行电子文件查阅。引入 ISO 9000 管理体系。实现管理程序文件化。定期接受本院内部评审和外部评审，使医院档案管理逐步走上正规化、科学化、现代化轨道。切实改变传统的纸质档案的管理方式，加强电子档案的统一管理，利用计算机和网络进行档案收集、整理、鉴定、保管和统计等日常工作。实行文档一体化管理。通过构建网上档案服务平台，把已有的档案目录数字化，建成目录查询系统，为更多的用户提供服务。把部分纸质档案转化为数字档案信息，实现档案实体和档案信息分离；通过建立各类全文数据库和多媒体数据库，设置管理权限，在保证数据安全保密的前提下实行统一管理、资源共享，实现档案信息资源的数字化、网络化进程；实现计算机的检索、查询和网上传输，变实物档案室为虚拟电子档案室，从而提高档案的规范化和网络化。

（四）实现病案控制的法制化

病案管理是一个系统管理过程，必须遵守有关法律法规的要求。制定与病历的记录、保存、传递等利益相对应的可行性规章制度和有关提供服务的具体程序，做到有法可依、有章可循。要建立合理、科学的病案管理制度，以便更好地发挥制度的指导和规范作用。落实制度要赏罚分明，保障制度的权威性。严格源头管理。医院要建立完善的质控体系，严格实施病案考核和奖惩制度。临床医务人员不仅要做好检查、诊断和治疗，而且要及时、准确、全面、规范地书写病案。科主任和质控员必须严格审核检查每一份病案，保证甲级病案率在95%以上，坚决杜绝丙级病案，确保每一份移交到病案室的病案资料质量。采用国际疾病、手术分类方法，建立完善科学的检索体系。要按照国际疾病分类的具体结构、编码原则及方法的要求，确保编码资料的准确性、科学性和实用性。建立健全医院病案的动态管理制度，使医院的病案管理部有足够的职权，将投诉管理、信息中心和宣教工作并入质量管理部，让质量管理部具备质量控制和培训职能，不但能够进行有效的质量控制，并且能对显现出的问题有针对性地制定和实施培训，这样才能使医院的质量安全工作得到持续有效的提高；在现阶段，医院质量管理部门权责应高于其他职能部门（或者以医院质量安全委员会形式出现，由主要院领导担任委员会主任），这样才能督促各职能部门保证所负责工作的质量，避免出现职能交叉多头管理的局面，由质量管理部统一构建医院质量控制和安全保障体系，全方位地监控医院质量安全工作。

参考文献

[1] 闫婷. 医院医疗服务监管制度改革研究——评《现代医院管理·理论、方法与实践》 [J]. 中国油脂，2022（8）：167.

[2] 刘怡华，周雅婷，马显赫. "科学管理理论"在医院办公室管理的实践与创新 [J]. 现代医院，2022（4）：559-561.

[3] 郭鹏，赵欢. 医院人力资源人性化管理的理论与实践——评《医院人力资源价值升华：医院人性化管理实践》 [J]. 科技管理研究，2022（12）：235.

[4] 封雪，栾纪梅，王丰，等. 基于风险理论的公立医院舆情分级管理模型构建 [J]. 中国医院管理，2022（5）：94-96.

[5] 龚国丽，干峰，王钦. 医院医疗设备运维管理系统的应用实践 [J]. 现代医院，2022（4）：586-589.

[6] 寻莎莎，刘祥，姜向聪，等. 基层医院人力资源管理现状及应对策略 [J]. 济宁医学院学报，2022（4）：298-300.

[7] 高琦. 医院绩效管理工作对降低医院运营成本的影响研究 [J]. 黑龙江人力资源和社会保障，2022（10）：52-54.

[8] 张侃，耿捷. 现代医院管理软件学 [M]. 西安：西北大学出版社，2021.

[9] 沈红玲. 现代医院管理理论与实践 [M]. 北京：科学技术文献出版社，2020.

[10] 李连成，莫大鹏，付应明. 现代医院管理制度全集上 [M]. 北京：中国言实出版社，2020.

[11] 赵丽昆. 现代医院经济学理论与实践 [M]. 北京：中国商业出版社，2020.

[12] 王晓锋. 现代医院管理模式与实用操作 [M]. 北京：科学技术文献出版社，2020.

[13] 李为民. 现代医院管理理论、方法与实践 [M]. 北京：人民卫生出版社，2019.

[14] 王兴鹏. 现代医院 SPD 管理实践 [M]. 上海：上海科学技术出版社，2019.

[15] 莫求，王永莲. 医院行政管理 [M]. 上海：上海交通大学出版社，2019.

[16] 阚瑞宏. 现代医院人力资源管理探析 [M]. 北京：航空工业出版社，2019.

[17] 蒋飞. 现代医院管理精要 [M]. 北京：科学技术文献出版社，2019.

[18] 薛维娜. 医疗机构人力资源管理理论与实践 [M]. 延吉：延边大学出版社，2019.

[19] 李峰，牛江平，张英. 现代医院管理制度建设实践 [M]. 北京：清华大学出版

社，2019.

［20］任文杰. 医院精益管理理论与实践［M］. 北京：科学出版社，2019.

［21］李建军. 医院后勤管理［M］. 北京：经济管理出版社，2019.

［22］孙良仁. 现代医院管理实践［M］. 北京：科学技术文献出版社，2019.

［23］曾昭宇. 现代医院管理模式运用精要［M］. 北京：科学技术文献出版社，2019.

［24］李军. 现代医院医疗保险管理指南［M］. 天津：天津科技翻译出版公司，2019.

［25］吕志勇. 新编现代医院管理学［M］. 上海：上海交通大学出版社，2019.

［26］臧培毅. 现代医院管理理论与实践［M］. 长春：吉林科学技术出版社，2018.

［27］黄俊谦，喻允奎，高杰，等. 现代医院综合管理实践［M］. 哈尔滨：黑龙江科学技术出版社，2018.

［28］张幸国. 医院药房流程重组［M］. 杭州：浙江大学出版社，2018.

［29］张择瑞. 智慧医院门急诊管理实务［M］. 合肥：合肥工业大学出版社，2018.

［30］李冰. 现代医院管理理论与实践［M］. 北京：科学技术文献出版社，2017.

［31］丁朝霞，杨涛. 医院运营精细化管理理论与实战［M］. 广州：中山大学出版社，2017.

［32］施雁，朱晓萍. 现代医院护理管理制度与执行流程［M］. 上海：同济大学出版社，2016.

［33］李敏，葛斌. 公立医院护理人员人力资源开发研究基于胜任力的战略人力资源管理［M］. 北京：中国经济出版社，2016.